失控的肾上腺：
肾上腺功能 90 天复原方案

Adrenal Transformation Protocol

（美）伊莎贝拉·温兹（Izabella Wentz） 著

陈西金燕 译

北京科学技术出版社

读者须知

医学是随着科技的进步与临床经验的积累而不断发展的。本书中的所有建议均是作者结合自身临床经验审慎提出的，虽然如此，在采纳之前还是应考虑自身情况与医生的建议。此外，如果你想获得更为详尽的医学建议，请向有资质的医生咨询。因本书相关内容造成的直接或间接不良影响，出版社和作者概不负责。

著作权合同登记号　图字：01-2024-2119

图书在版编目（CIP）数据

失控的肾上腺：肾上腺功能 90 天复原方案 /（美）伊莎贝拉·温兹著；陈西金燕译 .—— 北京：北京科学技术出版社 , 2025. ——ISBN 978-7-5714-4107-4

Ⅰ . R586

中国国家版本馆 CIP 数据核字第 2024Z69C25 号

责任编辑：安致君		电　　话：0086-10-66135495（总编室）	
责任校对：贾　荣		0086-10-66113227（发行部）	
图文制作：北京麦莫瑞文化传媒有限公司		网　　址：www.bkydw.cn	
责任印制：吕　越		印　　刷：北京顶佳世纪印刷有限公司	
出 版 人：曾庆宇		开　　本：700 mm × 1000 mm 1/16	
出版发行：北京科学技术出版社		字　　数：320 千字	
社　　址：北京西直门南大街 16 号		印　　张：22.5	
邮政编码：100035		版　　次：2025 年 1 月第 1 版	
ISBN 978-7-5714-4107-4		印　　次：2025 年 1 月第 1 次印刷	

定价：89.00 元

引言

你的症状都是真实存在的，也是可逆转的

在生病之前，你的生活状态是什么样的？我喜欢向来寻求功能医学帮助的客户提出这个问题，帮助他们确定当前症状的根本原因，制订有效的治疗计划。功能医学以患者为中心，专注于解决疾病的根本原因，而不仅仅是缓解症状。

许多人的答案都是"我那时承受着巨大的压力"。

无论是日常生活中值得庆祝的正面压力，比如要去读研究生、开始创业、生了可爱的宝宝，还是令人悲痛的负面压力，比如离婚、家人去世，或者成为犯罪行为的受害者，都会引起（或加剧）疾病。

有人说，"杀不死你的东西会让你变得更强大"，但根据我和客户看到的情况，对我们中的许多人来说，更准确的说法可能是"杀不死你的东西会留在身体里，破坏你的应激反应"，导致一大堆慢性压力症状，从而影响健康。

如果你正在读这本书，很有可能是因为你觉得自己的状态不够好。也许你经常感到疲惫，醒来也总是迷迷糊糊。也许你记不住日常琐事，迷失在脑雾中。也许你过于情绪化，或经常被日常琐事搞得不堪重负。你还可能有体重增加、失眠、激素失衡、慢性疼痛甚至性欲低下等问题。

然而，如果你像我一样，或者像我在过去10年里帮助过的数千人一样，临床医学并不能给你带来什么希望。你可能听到过医生说这些症状是"正常的"或"你没生病"，但我想澄清一下：它们不是"正常的"。虽然它们很常见，但是并不意味着它们是正常的，也不意味着你无法摆脱这些症状了。我向你保证，你的感觉是对的，这些症状是真实存在的。你找对了地方，我会

在这里带着你走出不堪重负的感觉，帮助你摆脱不属于你的感觉，让你再次闪耀。

我刚才描述的一系列令人沮丧的症状，包括白天感到疲倦，晚上很亢奋又很疲惫，焦虑、失眠，睡醒了还是困倦，情绪波动、记忆力差、性欲下降、想吃甜食、疼痛、脑雾，不堪重负、精疲力竭等，都属于典型的某类综合征。替代医学从业者都非常熟悉，这通常被称为肾上腺疲劳。根据替代医学理论，这些症状是慢性压力的结果，解决方案就是要改善肾上腺功能。肾上腺是一种小型激素分泌腺体，位于我们的肾脏之上，负责释放压力激素。

我在 2009 年进入了替代医学和研究肾上腺疲劳的世界。我是一名药剂师，近 10 年来一直在与许多令人沮丧的症状做斗争，这些症状用传统的治疗方法无法解决。当医生第一次建议我接受肾上腺疲劳检查时，我在网络上搜索了这个术语，找到了一个"可靠的信息来源"，说肾上腺疲劳是一种捏造的疾病，实际并不存在。

作为一名保持怀疑态度的药剂师，我被告知的是"自然疗法不起作用"，所以我推迟了做肾上腺疲劳检查的时间。那时，我刚刚进入了替代医学的世界，总是害怕有人企图利用我，想"骗我的钱"，所以当时并没有意识到虽然这个世界上总是有怀揣恶意的人，但在很大程度上，我接触的从业者都只是想要帮助我。

我对他们的建议不屑一顾，以为我自己了解的东西更多。我拥有药剂学博士学位，我受到的教育告诉我替代疗法是没用的。然而，尽管多年来一直在研究健康，但我还是疲惫不堪，易怒，容易受到惊吓，经常出现惊恐发作，甚至在我 20 多岁的时候表现出卵巢早衰的迹象。我的血糖水平波动很大，经常感到头晕目眩，而且血压很低，低到医生都很好奇我怎么还能正常走动。

最终，尽管我之前的信念很坚定，但我开始感到绝望。不过那时我完全不知道接下来会有巨大的惊喜等着我。在做了肾上腺唾液检查后，我发现我确实患上了肾上腺疲劳，医生推荐的治疗方法在短时间内让我感觉好多了。我的焦虑几乎完全消失了，惊恐发作已经有 10 多年没有出现了。我的其他症状，如疲劳、易怒、脑雾和低血压，一直在改善。

我们现在知道，从生理学角度来说，"肾上腺疲劳"一词并不能准确地描述这种常见症候群背后的原因，更准确的术语是"下丘脑－垂体－肾上腺轴（HPA 轴）功能障碍"或者（我更倾向使用的）"应激反应受损"。但肾上腺疲劳的一系列症状确实存在，而且有可靠的治疗方法。我将在后面的章节中详细介绍肾上腺功能障碍的原因和研究者对术语的争议。为了简单起见，我将使用被广泛接受的术语——"肾上腺功能障碍"来解释这些症状。

在我自己的康复之旅和帮助他人康复的过程中，我发现一些干预措施可以显著减少甚至完全解决许多令人沮丧的症状，同时增强身体的力量和恢复力。我还发现，虽然医生强调的生活习惯的改变确实有帮助，但要想真正恢复应激反应，往往还需要做更深层次的努力，而且许多建议只是在适当的情况下有用，并不是对所有人都能奏效。

当你阅读这本书时，我想让你知道，你正在经历的症状是百分之百真实且可逆的，我需要你保持开放的心态，全身心地投入到治疗中（因为你值得拥有健康）。这本书中介绍的方法基于帮助了数千位参与者显著改善健康的项目，目的是让你很容易地找到产生症状的根本原因，并从各个角度解决你的健康问题，与你分享一些简单的生活方式的改变，让你感觉更快乐、更平静、精力更充沛、头脑更清醒，每天都充满活力。

每做出一点改变，症状也会发生一点转变。每一天你都会感觉越来越好，一旦摆脱了那些像锁链一样拖累你的症状，你就能够走出不堪重负的状态。然后，你会发现美丽、平静、精力充沛和敏锐的你才是真正的自己。

我很高兴你选择阅读本书，也很兴奋能为你提供这个经得起考验的指导方案，告诉你如何管理健康，让你重获新生。

你有肾上腺功能障碍吗

我将在第三章对你的症状做一个全面的评估。但现在，你可以先看看这些症状中是否有任何一个可以引起共鸣。肾上腺功能障碍可能出现的症状如下。

- 感到不堪重负。

- 尽管睡眠充足，但仍感到疲倦。

- 难以入睡，难以睡整觉。

- 早上很难起床。

- 对咖啡因依赖。

- 想吃咸味食物（又名"'我刚才不小心吃了一整袋薯片'综合征"）。

- 想吃甜食。

- 需要更多能量才能完成日常活动。

- 运动不耐受。

- 血压低。

- 起床时感到头晕。

- 很容易被吓到。

- 有脑雾或注意力不集中。

- 腹泻、便秘交替。

- 低血糖（通常表现为饥饿时感到愤怒，我习惯称其为"饿极成怒"）。

- 性欲下降。

- 应对压力的能力下降。

- 恢复体力的时间更长。

- 轻度抑郁。

- 生活中的快乐少了。

- 不按时吃饭时，身体会更不舒服。

- 经前期综合征（PMS）加重。

- 决策能力下降。

- 工作效率降低。

- 记忆力不佳。

上述这些情况看起来熟悉吗？

如果你有上述症状其中3种或3种以上，并且是在你经历了一段时间的急性或慢性压力、睡眠不足、感染或中毒后出现的，那么你很有可能患有肾上腺功能障碍。当你的 HPA 轴不能有效地管理应激反应时，通常会发生肾上腺功能障碍。HPA 轴指的是发生在中枢及产生激素的腺体之间的相互反馈循环。如果其间的交流中断，肾上腺及其产生重要激素的能力可能会受到威胁。

这些症状可能看起来很严重，我们需要处理的问题显得非常多。

好消息是，扭转这些局面的方法并不一定很复杂。当你开始调节肾上腺功能时，哪怕只是做一些小的饮食改变，服用正确的补充剂，也能显著改善症状。问问"肾上腺功能转变项目"的一些参与者就知道了，该项目是我在 2019 年设计的团体项目，也是本书中"肾上腺功能转变方案"（Adrenal Transformation Protocol，简称为 ATP）的基础。

在完成项目后，安吉（Angie）说："我感觉自己充满力量，已经准备好迎接此后的每一天了。醒来时不那么累了。我很快乐，也看到了希望。我很兴奋能把事情做好。曾经的焦虑现在几乎消失了。我不再为日常琐事感到不堪重负，我能够完成任务而不会花费很多时间。我想在生活中做更多的事情，还想像以前一样和朋友出去玩！"

康斯坦斯（Constance）也感到精力充沛，他分享道："我完全不累了。感觉头脑更清醒了。我似乎对压力有了更强的适应能力，也平静多了……整体而言，我对生活更加充满期待了。"

阿纳斯塔西娅（Anastasia）感觉现在是 10 多年来最好的状态，她说："我有更多精力来迎接每一天。我身体的许多疼痛都减轻了，而且整晚都有高质量的睡眠！"

你的症状能得到缓解吗

通过多年的调查、耐心的研究和对数千名客户的帮助，我发现肾上腺功能的转变可以带来更好的健康状态。虽然慢性压力症状的来源有很多,但身体崩溃的方式很好预测,我也发现了有效的方式来重建身体、改善健康。

不管产生压力的原因是什么,身体都会以同样的方式做出反应。在极端情况下,我们可能需要挖掘得更深才能找出压力的来源,但同时,我想分享一个可以减轻身体压力负担的有效方法。慢性压力症状是一类线索,表明维持我们健康的主要身体系统——肾上腺、肠道和肝脏——受到了损害。为了恢复身体的自然平衡,这三个系统需要恢复平衡。因为身体是一个大的系统,而肾上腺会影响全身的许多功能,比如身体会将资源转移到维护和修复身体上,所以支持肾上腺功能是我推荐的第一个方法。在大约 80% 的病例中,解决肾上腺的问题可以完全缓解慢性应激症状,同时使另外两个系统也获得了自我平衡。在其余 20% 的病例中,可能还需要解决个体的根源问题、肠道或肝脏问题,才能缓解症状。

我的肾上腺功能转变方案不断演变,超越了传统的替代肾上腺方案,创建了一个更全面、更有效的方案,这个方案对大多数人来说更容易实现并且更加可持续。ATP 的设计目的是使神经系统平静下来,滋养肾上腺并重新平衡其功能,帮助减少或消除许多令人沮丧的症状,并将身体从生存状态转变为健康状态。在开始遵循饮食方案和摄入补充剂的几周内,有时甚至是几天内,你就会看到一些非常明显的改善,包括以下情况。

- 血糖失衡减少,"饿极成怒"的情况减少。
- 可以更好地控制自己的情绪。
- 焦虑减轻,更加镇定。
- 更容易入睡并获得高质量的睡眠,醒来时会感觉精神焕发。
- 感到更加快乐和幸福!
- 处理难题和应对压力的能力增强。
- 血压健康而稳定。
- 激素平衡得到改善。

- 头脑更加清晰敏锐……脑雾，慢走，不送啦！

- 精力充沛！

- 你生活中的人会神奇地变得不那么烦人了（其实不是真的不烦人了，只不过当肾上腺功能恢复平衡时，你会有这种感觉）。

在这个项目进行的过程中，你会注意到更多的症状消失了。

此外，ATP 会开始将你的身体转变为恢复模式，帮助平衡应激反应，并逐渐增强你的力量和恢复力，以帮助防止过量的压力在未来摧毁你的肾上腺。你会了解自己的肾上腺功能障碍的导火索是什么，并学会避免引爆导火索，以及建立更坚实的基础，可以在压力（不可避免地）来袭时抵挡住压力。

你可能会觉得压力是生活中的常态，你无法改变或让事情变好，但如果有适当的关照和支持，你就可以重获健康。当你毫无能量地疲于奔命时，每一天都很艰难，你感觉自己把全世界的重量都扛在了自己的肩上。但要知道这一切是有解决方法的，我很荣幸能在这段旅程中成为你的向导。虽然开始一条新的治愈之路可能会让人担心，但这绝对是值得的，我会在这里为你的每一步提供希望和鼓励。

之所以这样做，是因为我想帮助尽可能多的人改善他们的健康，帮助他们理解生活中可能发生的事情。我希望对你来说一切都是可能的。我希望你追求你所热爱的东西，实现梦想。我希望你生活中的幸福可以"盆满钵满"，还可以与他人分享。我希望你的人生是愉悦的，而不是你的负担。我希望你可以去做那些为你带来动力、为生活增添幸福的事情。我想告诉你的，以及我全心全意相信的是：你是强大的，真正的治愈是可能实现的。

选择本书的你已经迈出了实现健康目标的第一步，即将摆脱那些阻碍你实现目标的压力症状。翻到下一页，让我们一起迈出下一步吧！

如何使用这本书

对于那些想要了解症状背后原因的读者，本书的第一部分解释了ATP背后的科学原理，并提供了鼓舞人心的案例和实用的策略，帮助大家尽可能地用好方案。如果你是那种想要立刻开始采取行动的人，可以翻到第二部分直接阅读方案的内容。但为了达到最好的效果，我希望你不要跳过第一部分，因为这样才可以更全面地了解自己的身体，并知道如何在康复之旅中为身体提供更好的支持。

目录

了解肾上腺，了解如何调节肾上腺功能

第一章

我的肾上腺功能障碍治愈的经历：
数千人重获健康，你也可以做到！

别人看到现在的我会说，他们不相信我曾经得过重病。事实上，大多数人不知道现在笑容满面的我曾经被多个原因不明的症状所困扰。从我开始上大学起，这些症状就伴随着我，而且越来越严重。10多年来，我被一系列的长期症状困扰着：虚弱疲惫、肠易激综合征（IBS）、焦虑症、惊恐发作、心悸、胃酸反流、咳嗽、脱发、皮肤干燥、肤色暗沉、体重增加、畏寒、过敏、腕管综合征、脑雾、情绪失调，以及肌肉和关节疼痛。当然，我也看了很多医生，但是我得到的回答通常是一样的："你只是岁数大了。"第一次听到这个说法的时候，我才20几岁。

"你可能需要些抗抑郁药。"但是我并不抑郁，只是会莫名其妙地出现惊恐发作。

"你的检查结果一切正常。"这是因为医生所做的检查不对，那个时候我也不太了解情况。

终于在2009年，我找到了一位愿意为我做更全面检查的医生，我被诊断出患有桥本甲状腺炎。这是一种自身免疫性疾病，免疫系统将甲状腺当作入侵者，从而损伤甲状腺，导致甲状腺无法正常运作，无法产生足够多的甲状腺激素。

甲状腺激素有重要的作用，可以调节新陈代谢、心率、消化系统、血压、月经周期和体温等。我们身体中的每个细胞都以某种方式依赖于甲状腺激素，所以当甲状腺功能失去平衡时，我们全身都会有所变化。

作为药剂师，我对甲状腺有一定的了解。但我认为甲状腺功能减退症非常无聊，只要服用一种药（左旋甲状腺素）就可以治愈。如果你当时告诉我有一天我会成为甲状腺方面的药剂师，我肯定会笑出来的！不过，老天自有安排。自从确诊后，出于好意的医生只让我服用合成的甲状腺激素替代药物，这让我感到不满。当然，作为药剂师，我完全同意必要时需要服用药物来改善治疗结果的做法，但我在药学院也学到了调整生活方式的重要作用。

开始服用甲状腺药物时，我很兴奋。药物的确有一些作用，但我还是没有痊愈。我想尽我所能回到最好的状态。接下来我的目标很明确，就是找到一系列调整生活方式的方法，让我完全好起来。

我查看了最新的科学研究、逛了患者线上论坛、阅读了各种健康类的书籍。我咨询了很多领域的医学专家，他们提到了不同的治疗方式。我把自己变成实验品，研究不同干预措施的结果。经过多次试错，我显著改善了自己的健康状况。通过解决桥本病（慢性淋巴细胞性甲状腺炎）中存在的许多失衡问题，我的病情得到了缓解，而不是仅仅解决了甲状腺激素不足的问题。这些失衡问题包括食物过敏、血糖失衡、感染、肠道通透性增加、营养不良、处理毒素能力受损，以及应激反应能力受损（也被称为肾上腺功能障碍）。我知道解决这些问题就可以产生深远的治疗效果。我的目标是从最新的研究、功能医学理论和定期检查，以及我个人和客户的经验中提炼出信息，并将其转化为自主指南，希望可以帮到和我一样的自我治疗者。

现在，我能够帮助别人治病，是因为我治好了自己。但是在这个过程中，我不得不丢掉一些自我和疑虑，这些东西在初期耽误了我的治疗。

我的医生建议我去做肾上腺疲劳检查，我非常不信任这个建议。像大多数受过常规训练的医疗工作者一样，我只熟悉一种肾上腺问题，那就是艾迪生病，这是一种会危及生命的自身免疫性疾病，需要终身服用药物才能存活下去。

我在网络上搜索时，发现"肾上腺疲劳"被认为是一个虚假的、"江湖医生"才会给出的诊断。我以为我发现了真相，不想上当受骗，所以迟迟不肯检查自己的肾上腺。直到我与另一位药剂师卡特·布莱克（Carter Black）提到我挥之不去的症状，他是一名美国注册药剂师（后来成了我的好朋友和合作伙伴），他也建议我做肾上腺检查，我才决定试一试。我更愿意接受他的建议也许是因为我们受过相似的培训，而且他并没有试图说服我接受他的建议；或者也是因为时机刚刚好，我更愿意相信这是命运的安排。果不其然，肾上腺综合检查显示我的肾上腺功能障碍已经非常严重了。我接受了治疗，很快，我的精神状态、情绪、血糖问题和激素平衡都有了惊人的改善，我意识到这个治疗方法是有用的！

功能医学疗法

我想了解这个治疗背后的方法和原理，所以我更深入地研究了身体应激反应的生理学知识、阅读了大量相关书籍，并参加了我能找到的所有关于这个主题的课程。我参加了丹·卡利什（Dan Kalish）博士的为期 6 个月的导师指导式培训项目，卡利什博士是应激反应领域的领军人物。我研究了詹姆斯·L. 威尔森（James L. Wilson）博士的著作，是他提出了"肾上腺疲劳"的说法；托马斯·吉利亚姆（Thomas Guilliams）博士是压力和下丘脑－垂体－肾上腺轴（HPA 轴）方面的专家以及他著的《压力和 HPA 轴在慢性疾病管理中的作用》（*The Role of Stress and the HPA Axis in Chronic Disease Management*）一书；已故的威廉·G. 蒂明斯（William G. Timmins）博士是生物健康诊断公司的创始人，以及他写的《慢性压力危机》（*The Chronic Stress Crisis*）。

蒂明斯博士认为，慢性应激反应是身体适应任何类型压力的方式。在感受到慢性压力的早期阶段，大脑和激素系统会分泌大量的皮质醇。然而随着时间的推移，大脑和激素制造器官开始减少（或最小化）皮质醇的产生以自我保护，这导致体内的皮质醇水平较低。

我习惯把这个过程称为"狼来了"综合征。肾上腺可以对压力做出紧急反应，但最终会变得对压力不敏感，此时皮质醇的产生会保持在较低水平。

我知道了肾上腺如何与下丘脑和垂体相互作用，这就是所谓的下丘脑－垂体－肾上腺轴，即 HPA 轴。这三者之间的沟通障碍通常是长期压力造成的，这种障碍让身体无法以健康的方式应对压力，并使肾上腺产生的皮质醇、孕酮和雌激素等失衡。这就会造成我之前出现过的那些症状，原因并不是肾上腺疲劳。

我研究和了解的越多，就越喜欢用功能医学疗法帮助改善肾上腺状况，具体方法是改变生活方式，包括戒掉咖啡因、为了达到血糖平衡而调整饮食，以及保证充足的睡眠（10 ~ 12 小时／天）。

该治疗方法还使用了有针对性的补充剂，特别是调节肾上腺的 ABC 组合：适应原草药（adaptogens，可提高身体应对各种压力时的恢复力的草药）、B族维生素和维生素 C。此外，补充剂还可以用来调节脱氢表雄酮（DHEA）和皮质醇的水平，这是两种最重要的肾上腺激素。孕酮和／或氢化可的松可以直接提升 DHEA；通过镁制剂可以间接提升 DHEA；甘草可以提高皮质醇水平，磷脂酰丝氨酸可以降低皮质醇水平。

这种方法对我和许多患桥本病的患者来说都非常有效。作为一名热衷于帮助他人治病的药剂师，我觉得我真的需要把这些可以成功治病的方法传递给更多的人，所以我在《桥本甲状腺炎的自我治疗（2013）》[*Hashimoto's Thyroiditis: Lifestyle Interventions for Finding and Treating the Root Cause*（2013）] 和《桥本甲状腺炎 90 天治疗方案（2017）》[*Hashimoto's Protocol: A 90-Day Plan for Reversing Thyroid Symptoms and Getting Your Life Back*（2017）] 两本书中分享了基于这些基本原则的肾上腺功能障碍的治疗指南。我自己的痊愈之旅促成了来自世界各地的成千上万个案例的痊愈，这么多人能够用我写的指南来管理自己的健康，让我感到责任重大。

在我的书中，我主要关注的是生活方式和补充剂，因为我的能力有限，无法给出关于脱氢表雄酮、孕酮和氢化可的松激素补充剂的具体建议。

《桥本甲状腺炎 90 天治疗方案（2017）》中治疗肾上腺功能障碍的初始建议

以下是我最初设计的肾上腺功能障碍恢复方案的重要组成部分。

休息：每晚睡 10 ～ 12 小时，持续至少 2 周，并戒掉咖啡因，改善修复性睡眠的质量。

减压：使用减压技巧，如进行缓和的运动并保持积极的心态，使身体放松。

减少炎症反应：遵循原始饮食法（paleo diet），减少摄入促炎食物，增加摄入抗炎食物。

平衡血糖：控制碳水化合物的摄入，摄入更多的脂肪、蛋白质和纤维素，维持稳定的血糖水平。

补充营养物质并添加适应原草药：添加适应原草药、B 族维生素和维生素 C（即调节肾上腺的 ABC 组合），以及硒和镁。

这种方案在一般情况下可以产生令人满意的结果，但是当我积累了更多的治疗经验后，我意识到还有其他治疗方式更适合解决现代生活中出现的挑战，可以为更多人提供更好的治疗结果。《失控的肾上腺：肾上腺功能 90 天复原方案》这本书包括我最初提出改善肾上腺功能的建议以来学到的所有知识，希望可以帮助读者治愈疾病，重获健康。

我对用激素改善肾上腺功能的看法

我不建议用氢化可的松、孕酮和脱氢表雄酮等激素来解决皮质醇的分泌问题，除非这是由专业医生所建议的。这些激素如果使用得当，是能够帮到患者的；但需要注意的是，激素是有效药物，需要根据个人健康史、检查结果和基因特征进行相应调整。

若服用氢化可的松的剂量或时间有误，会导致垂体腺激素供应不足。

孕烯醇酮是许多其他肾上腺激素的前体形式，补充不当有可能会扰乱其他激素的正常运转，并导致水肿和四肢疼痛。

脱氢表雄酮可以转化为睾酮和雌激素，若补充不当，会扰乱这两种激素的平衡，过量的脱氢表雄酮还会过度转化为其他不那么受欢迎的激素，比如雄激素。

睾酮和雌激素失衡会导致易怒、囊肿性痤疮、月经不规律、情绪波动和疲劳等许多症状。

患有或有风险患上雌激素受体阳性癌症（与雌激素结合、并因雌激素刺激癌细胞生长）、雌激素引发的肿瘤，或对雌激素敏感的人应该避免服用脱氢表雄酮，因为它有可能转化为雌激素。

过量补充雄激素会导致粉刺、脱发、情绪波动，以及我亲身经历过的下颌长出"可爱的"胡须等症状。

相比服用激素和冒着误伤"无辜"的风险，我们将用温和的改变生活方式的办法帮你找回身体的平衡。

我知道这些激素有许多禁忌证，需要结合检查结果才能知道确切的用法和用量。因此，激素治疗法需要在受过训练的专业人士的指导下进行。幸运的是，我可以和大家分享的生活方式和自我护理策略，在适当的情况下还是取得了很好的效果。

自我制订了最初的治疗方案以来，作为一名治疗者，我成长了许多。我喜欢从每件事和每一个人身上学习。我总是在寻找新的研究方法、帮助具有独特挑战性的客户、参加课程、在自己身上尝试新的干预方法，并思考如何让更多的人恢复最佳的身体状态。同样重要的是，我成了一名母亲。不得不说，我的儿子真的是我最好的老师。自成为一名母亲以来，我为母亲的身份、世界各地的母亲及坚韧不拔的人类精神感到震撼。我学到了很多关于生存和健康生活的知识，感受到了催产素（"爱的激素"）的力量，以及生活中简单的乐趣。我也意识到，虽然有些人可以快速地改变生活方式，但也有些人需要通过其他的治疗方式和减缓节奏来改善健康。

最后的结果是我的肾上腺治疗方法发生了变化，我也发生了改变。我慢慢意识到，在适当的情况下，最初的功能医学方案真的很好地发挥了作用，但这些方法并不总是可行或每一次对每个人都是安全的。因此，我设计了附加方案，用不同的方法达到治疗效果（当我意识到新方案效果更好时，我非常兴奋）。

我的初始建议何时有用、何时效果有限

在 2017 年，也就是我第一次治愈了我的肾上腺功能障碍 4 年后，我出版了 2 本书，分享我的治愈经历。为此，我又一次把自己搞得精疲力尽，我身兼健康顾问、作家、企业家数职，工作量急剧增加。那时候还出了一部系列纪录片《甲状腺的秘密》（The Thyroid Secret），出版了我的第二本书《桥本甲状腺炎 90 天治疗方案（2017）》。如果这些还不算多的话，我还在为我的网站和其他平台写文章，在各个社交媒体平台与大家互动，参加电台、博客和各种媒体的节目，同时还管理着 60 多人的团队。我出差的次数更多了，所以我一直在倒时差，也就很难坚持瑜伽和其他缓解压力的习惯。我处于一种疲于奔命的状态。有一天下午，我妈妈打电话来跟我闲聊，我却为这样一个"不合理"的要求感到恼火，那时候我知道自己已出现肾上腺功能障碍了，我需要关注自己的身体了，所以我根据我对这方面的了解采取了对策。

我戒掉了咖啡因，每天晚上睡 12 个小时，用 ABC 组合改善我的肾上腺功能障碍。我休了 1 年假，从出差、演讲和工作中解脱出来，专注于放松和做我想做的事情。此外，我和丈夫迈克尔（Michael）计划缩减和重组我们的业务，以便更好地平衡工作和生活。这些对策奏效了！遵循这些我曾验证过的方法，大约在 1 个月内就取得了成效。

在那之后，我从同事特鲁迪·斯科特（Trudy Scott）那里学到了一些针对后期阶段症状的方法，以自然产生神经递质。在这之前这些神经递质无法自然产生，是因为社交焦虑、过重的情绪和因创作一部9集纪录片而不间断地工作，导致我缺乏能量。斯科特是一名营养学家、情绪专家，也是《抗焦虑食物解决方案》（*The Anti-anxiety Food Solution*）一书的作者。（我将在本书的第三部分分享这些方法。）

在经历了第二轮职业倦怠之后，我重获精力，再次开始工作，继续帮助别人，这种感觉很美妙。然而，这远不如不久后我发现自己怀孕了时的感受美妙，我和丈夫将迎来我们的第一个孩子。

怀孕是一段可以同时体会到愉悦、恐惧、责任重大又充满能量的经历。有时，我感觉自己像一个丰满的生育女神，毫不费力地创造着一个新的人类；有时，我又感觉自己像个圆乎乎的鸡蛋，在家得宝（Home Depot）家居建材店排队结账的时候摔倒。是不是魅力无限！

初为人母，我的心中充满惊奇、喜悦、创伤，放弃了昔日的自我。每个人都知道，生孩子是人生的重大变化节点。然而，除了迎接我甜蜜梦幻般的幸福，我还面临着其他不那么快乐的人生转折。在一次食物中毒后，我的丈夫出现了一些严重的健康问题，在我们的儿子2周大时，我丈夫被诊断出溃疡性结肠炎，几个月后确诊血色病（铁负荷过多），需要定期接受抽血治疗。我的丈夫是我一生挚爱和我心目中的英雄，他精力充沛，可以跑马拉松，有早起的好习惯。（谢天谢地，后来这两种病症都得到了缓解。我的下一本书将关注消化问题的治疗，血色病的问题则在我们搬到零海拔地区居住后得到了解决。）

血色病通常被认为是一种遗传疾病，但我从功能医学的角度出发，想知道环境是否也有所影响。经过几个小时的持续研究和对我丈夫的大量检查的分析，我了解到居住在高海拔地区可以增加红细胞的生成。此外，虽然我丈夫的基因报告没有显示常见的血色病基因，但报告确实显示了基因变异使他体内的铁无法有效地清除。从本质上来说，他的身体以更快的速度制造铁，但清除铁的速度却不够快。我看到一篇晦涩难懂的外国研究文章，称生活在高海拔地区的非遗传性血色病患者如果迁居到零海拔地区，就可以痊愈。在我的劝说下，仅1年左右的时间，我们就对零海拔地区生活进行了尝试。果然，他的症状开始迅速缓解，他铁过载的指标铁蛋白在4～6个月恢复了正常——这与红细胞的120天寿命不谋而合！有关优化铁水平的更多内容，请参考"针对后期压力症状的方案"的"铁中毒"部分内容。

除了对丈夫健康的担忧，我感觉我的支持体系消失了。在我们的儿子出生之前，我的丈夫经常在我醒来之前就起床去外面跑步或徒步。但我们的儿子出生后，他会一觉睡到下午，身体总是疲惫不堪，完全无法照顾新生儿。我感到很痛苦，因为我想帮助他恢复健康，但也需要照顾我们的儿子，还需要进行产后恢复（还要面临回到工作岗位和新手妈妈的所有其他挑战）。我没有找保姆，也完全没有考虑过送孩子去托儿所，因为我们本打算让我的父母从芝加哥搬到科罗拉多州，每周帮忙照顾孩子几天，但遗憾的是，我的父亲最后决定不搬过来了。最后是我伟大的母亲搬来和我们住在一起，帮助我照顾孩子。因为知道她住过来只是暂时的（当然还有对我的孩子和我母亲的爱），我想多花点时间和母亲及儿子相处，这让我无法专心做产后恢复。

我们可爱的孩子很讨人喜欢（而且可爱与日俱增），我每天都越来越爱他……像大多数婴儿一样，他每隔几个小时就醒一次。睡眠不足是导致肾上腺失衡的首要原因，随着我可爱的孩子慢慢长大（我的疲惫也随之增加），我发现我再次出现了肾上腺功能失常的迹象。

检查结果证实了我的怀疑。于是，我又一次，也是第三次患上了肾上腺功能障碍。但这时我遇到了一个巨大的阻碍——我曾经试过且成功了的方法在这个时刻似乎都没什么效果了。

戒掉咖啡因：哈哈，这个现在可做不到了。我需要咖啡因来撑过漫长的一天。我过去曾成功戒掉过咖啡因，但现在是不可能的了。虽然我知道长远来看，咖啡因会影响我的肾上腺，但它在我每天的生活中不可或缺。我想大多数初为人父母的人都能感同身受吧。

每晚睡10～12个小时，坚持2～4周：多睡觉的这个想法非常诱人，但并不实际。我的儿子整晚都需要照顾和喂养。我丈夫试图在夜间照看孩子，却因为睡眠不足而患上溃疡性结肠炎。我在怀孕时读过一本书，书中建议孩子在 12 周大的时候戒掉夜奶，但由于我儿子体重增加缓慢、喂养困难，哺乳专家和睡眠专家都建议保留夜间喂养。我连睡 6 个小时都不可能，更不用说连续睡 12 个小时了。我想再说一次，在有孩子之前，初始治疗方案对我来说很有用，但家里有了小孩子之后就不大有用了。

在训练有素的医生的指导下服用正确剂量的脱氢表雄酮（DHEA）和孕烯醇酮等肾上腺激素对一些人来说效果很好，但我不想服用这些激素，因为我还在哺乳期。

我该怎么办呢？如果这些方案对我来说是不适用的，那么还有多少人面临着同样的挑战？我总是尽最大努力指导人们恢复健康，当我思考自己的困境时，我想到了以前的一些客户，他们和我都尽了全力，但我还是无法帮助他们恢复健康。

我记得有一个叫希拉（Sheila）的女生，她人很好，她承认自己是"咖啡成瘾者"，经常在夜里醒来，与失眠、焦虑和疼痛做斗争。为了好起来，她试了很多办法，但似乎什么用都没有。即使戒掉了咖啡因，她的失眠和焦虑依然存在，而她的疲惫加剧了。她的情况让我意识到，我们中的大多数人不是因为焦虑、咖啡因依赖、睡眠不足而生病的。相反，焦虑、咖啡因依赖和失眠是我们应对压力时做出的反应。

我一直热衷于帮助更多的人。我突然意识到尽管我最初给出的应对肾上腺功能障碍方案在一般情况下是有效的，但并不适合所有人。

我知道一定还有其他方法，所以我开始寻找这些方法，这样就可以帮助自己和他人。我坚持不懈地研究和学习，从出色的同事那里获得启迪，当然也总结我个人和客户的经验，寻找探究其他病因和治疗方法。肾上腺功能转变方案（ATP）就是这样诞生的，我是 ATP 第一个成功救助的患者。尽管我睡眠不足、咖啡因依赖，生活中有许多压力，但我能够撑下来，能够痊愈且重获新生。现在，我的小家庭也越来越好了。

肾上腺功能障碍是否只影响那些有甲状腺问题的人

我是因为甲状腺健康问题才接触到肾上腺疲劳这个领域的，大多数有甲状腺问题的人都有肾上腺的问题，不过不一定患上甲状腺或自身免疫性疾病才会有肾上腺功能障碍。肾上腺问题可能经常与其他自身免疫性疾病同时发生，极端压力是许多慢性和自身免疫性疾病的公认的风险因素。

如果你正在经历与肾上腺负担过重相关的一系列令人费解的症状，包括焦虑、睡眠不佳、脑雾、疼痛、性欲低下和疲劳，你应该会从这本书中介绍的肾上腺功能转变方案中受益。我希望这本书能让人们认识到这些症状和肾上腺之间的联系，这些联系经常被人们忽视，并且希望能为更多的人提供帮助和支持。如果你身边有人正在与肾上腺功能障碍的症状做斗争，我希望你能向他分享这本书！

肾上腺功能转变试点项目和目前的结果

在我第三次（事不过三吧，是不是？）找到了治愈自己的方法后，我整理了整个过程，分享给大家。

我知道许多有肾上腺功能障碍症状的读者需要帮助，他们不一定都能认识知识渊博的医生。而我由于面临个人的生活挑战，不得不减少一对一的临床工作。我想继续我的人生使命，帮助人们痊愈，所以我充分利用有限的时间和精力专攻团体项目，以期让更多人重新掌控自己的健康。

早在 2011 年，我在担任公共卫生顾问的工作中就了解到如何设计和实施团体项目。我与诊所合作，设计有效和可持续的患者护理服务，包括一项特别的计划——为患者提供自我管理健康状况的培训。我的第一个自我管理项目的灵感来自糖尿病自我管理项目（Diabetes Self-Management Program），该项目经临床证明可以改善糖尿病患者的健康状况。糖尿病不是我的专长，我专攻的是桥本病，我的桥本病自我管理项目（Hashimoto's Self-Management Program, HSMP）已经教会了 7 600 多人如何在与桥本病共存的同时照顾好自己的身体。

作为这个项目的一部分，我以前会教人们如何选择肾上腺检查，以及如何解读检查结果。但是我很喜欢的一家能提供可靠的肾上腺检查结果的实验室倒闭了，因此，得到检查数据的机会变得更加有限了，找到根据可靠检查结果做出诊断的医生的机会也不多了。另外，在很多地区，如果没有处方，也无法购买到脱氢表雄酮、孕烯醇酮和氢化可的松这些肾上腺功能障碍的主要治疗激素。

我知道，这个项目需要为不能做肾上腺检查和采用标准治疗方法的患者进行调整。所以我分析了实验室的检查数据和以前客户的记录，设计了有帮助的方法，不用检查结果，根据客户的症状就可以帮助治疗。并且，我设计了一个完全根据症状找到治疗方法的项目。2020 年 1 月，我们推出了这个项目，开放给 213 个人，根据大家的症状分析了治疗结果。在 2020 年 6 月，我们改进了这个项目，开放给 867 个人，并再次分析了结果，持续进行了 2 年的研究和改善，最后这个项目就变成了你正在阅读的这本书。我想确保这个项目能够尽量帮到更多的人，且是安全有效的，所以我们每次更新这个项目时都添加了新的策略、解决方案和指导方法。截至 2022 年 3 月 1 日，该项目共进行了 6 批次，关注人数超过 2 600 人，共有 349 人填写了加入项目前后的调查问卷，我很高兴与大家分享他们报告的以下身体健康的改善情况。

- 92% 的人减少了脑雾的情况。
- 89% 的人感觉不那么疲惫了。
- 89% 的人减少了健忘的情况。

- 86% 的人缓解了焦虑。
- 85% 的人感觉不那么烦躁了。
- 83% 的人提高了耐寒性。
- 82% 的人改善了早晨的疲劳感。
- 81% 的人入睡困难减少了。
- 81% 的人性欲提高了。
- 80% 的人减少了紧张情绪。
- 78% 的人减少了抑郁症状。
- 77% 的人情绪更稳定了。
- 76% 的人关节疼痛减轻了。

我的肾上腺功能转变方案的指导原则

我们的身体不断地从环境中接收信息，并逐渐适应环境。有些信号代表身体遇到的一些问题，包括一些明显的预警，如感染或中毒；还有一些信号可能不会被当作预警，如睡眠不足、过度运动、血糖水平不稳定、营养不良、肠道通透性增加，以及精神和情绪压力（换言之，是我们现代生活的写照）。当健康受到威胁时，身体会做出反应，试图保护我们的安全，确保我们能生存下去。

面对这些威胁时，身体将抑制我们的新陈代谢和修复活动，以节省宝贵的资源，并允许我们的"直面或逃避"应激反应接管和释放更多抗炎、降低血糖的皮质醇。这种反应在应对眼前和短暂的威胁时可以帮助我们生存，但当威胁挥之不去、我们感到不安全时，这种反应可能会导致与压力有关的症状产生。

我们的身体已经进化了（或者说被设计得很巧妙），以适应所需并保持平衡。一个被称为"适应生理学"的概念表明，我们的身体患上慢性疾病，就是在适应环境或者是对所处环境产生了反应。我相信，肾上腺、免疫和甲状腺问题是一种适应性机制，可以在身体察觉到危险的时候保护我们。这些都能帮助我们生存下去，但为了活得更舒服，我们需要找出是什么触发了危险信号，这样我们才能关闭它们，让身体感到安全。

好消息是，你可以做很多事情来让身体感到安全——我称之为发送"安全信号"，而 ATP 的每一个方法都是为了帮助你做到这一点。通过吃某些食物（和不吃某些食物）、我们的行为方式、休息和增加催产素的方法，我们可以消除感知到的威胁，提升安全感和平静的感受。

肾上腺功能转变方案为什么与众不同，却如此有帮助

ATP 不是在追求完美的、遥不可及的生活方式，也不是从中观察结果；而是给身体发送安全信号，增强我们人性的一面，这样才能在现代世界中活得精彩。

这种方法承认现实生活中的挑战无法让我们坚持完美的饮食和生活方式，因为追求完美只会带来更多的压力。以下是这项新方案背后的基本理念。

- **不需要做检查**。为了尽可能完成这个项目，在为期 4 周的试验中，我们将跳过功能医学的肾上腺唾液和尿液检查。虽然这些检查在寻找治疗方法时可能会提供有用的指导，但对大多数人来说，检查并不是解决症状所必需的。我知道这些检查对许多人来说并不全面，我设计 ATP 的目标是分享易于实施的方案，这些方案不需要做检查就能让你看到改善。

- **多睡觉不是必需的，减少咖啡因摄入也不是必需的**。虽然大量睡眠和减少咖啡因摄入的好处是毋庸置疑的，但你不需要每晚都睡 10 ~ 12 个小时，也不需要戒掉咖啡因（咖啡爱好者可以松一口气了）。我现在意识到，睡眠不足和咖啡因成瘾是肾上腺功能障碍的症状，而不一定是根本原因。为了找出根本原因，我们将采取不同的方法，找到无法获得高质量睡眠的原因，以及如此依赖咖啡因的原因。我们将关注调节昼夜节律，让你白天精力充沛，晚上也能休息好。执行肾上腺治疗

方案几周后，你会发现自己对咖啡因的依赖程度降低了。如果你准备减少咖啡因的摄入，你可以选择这么做，但这只是方案中的选择之一。

- **补充激素是没有必要的。**我们不会使用孕烯醇酮、脱氢表雄酮和氢化可的松等激素。虽然孕烯醇酮和脱氢表雄酮等激素在许多国家都可以在没有处方的情况下购买，但它们需要一对一的专业指导才能安全使用，并不是每个人都适合。我们将自然地重新平衡这些激素，使用补充治疗方式，包括补充营养、调节昼夜节律、自我关怀、个人转变，以及针对根本原因的干预措施。

- **有针对性的有效补充治疗。**ATP 的补充方案不限于 ABC 组合，它们可以解决肾上腺功能障碍患者最常见的潜在失衡问题，并利用多用途的补充剂来针对常见的肾上腺功能障碍原因（如血糖失衡、睡眠不足、炎症反应和线粒体应激）。根据我的经验，使用补充剂会达到一定的效果，但同时还需要兼顾其他方法。

- **重点是让身体感到安全。**我坚信肾上腺功能障碍是因为我们在环境中感到不安全而产生的一种适应机制，所以 ATP 用能够带来安全和理想治疗效果的新习惯来取代无法帮助我们的危险信号和坏习惯，从而使肾上腺激素达到平衡。

- **转变思维方式。**最后，也是很重要的一点是，可持续的肾上腺激素平衡通常需要深入的、增强恢复力的转变，否则我们就有可能走上导致肾上腺功能障碍的老路，一次又一次地"燃烧"自己，就算我们能够保持让血糖平衡的饮食习惯，也还是会重蹈覆辙。摆脱过去的自己、放弃小时候相信的已过时的概念、不再接受对自己不起作用的方法，都是打破先治愈肾上腺功能障碍、再摧毁肾上腺的恶性循环的重要方法。学习如何让身体更强壮和精神更强大，拥有更具自我同情的心态，建立健康的边界感，处理创伤，以及其他能够带来转变的做法，都将改变你应对压力的方式，让你在现代世界中健康生活。这就是 ATP 中"T（transformation，转变）"的意思！

在用新方法治愈了我的肾上腺功能障碍后，我很兴奋地分享我学到的所有东西，以帮助有需要的人，让他们能够使用有效的、更容易的方法来解决他们的肾上腺功能障碍。

利用这本书中概述的方法，你可以减少甚至消除症状，并在未来许多年里让你自己走上一条更有力量和恢复力的道路。我的目标是让这些治愈策略的实施尽可能容易，在此过程中有许多久经考验的、真实有效的建议和技巧、支持和激励。

你可能像我一样，时间和精力非常有限，但事实情况是，你需要完成项目的要求才能看到成效。你的身体会变得更舒服，前提是你要改变生活方式和习惯。只有你，才能真的为自己带来改变。在过去的几年里，肾上腺功能转变在线课程帮助数千人恢复了健康，现在我希望它也能帮助你达到同样的效果。

ATP 成功案例

我感觉回到了 10 年前的状态了！我现在 57 岁，但却有着 47 岁时的活力！我可以在户外干很多活（比如修剪灌木丛和除草，以前我都做不了，因为关节会疼得很厉害），现在我感觉非常好！一点儿也不疼，也不会无精打采的。干完活也不需要睡一天来恢复身体！我丈夫一直跟孩子们说他完全跟不上我了！过去我们正好相反。

——娜塔莎（Natasha）

我喜欢这个项目……我按照这些方法做，感觉有了很大的改善。脑雾不见了，记忆力也更好了！我的肌肉疼痛缓解了，尤其是在运动之后。我的精力更加充沛，睡眠更好了。我可以更好地应对压力，也瘦了。最重要的是我自己感觉非常好！

——玛丽安娜（Mariana）

欢迎你们，《桥本甲状腺炎 90 天治疗方案（2017）》的读者

如果你读过我以前的书，我很荣幸并相信我有为你提供更具体的指导和方法的能力，来帮助你恢复健康。

疲劳、脑雾、性欲低下、体重问题、焦虑和关节疼痛等症状可能是甲状腺引起的。我的许多患有桥本甲状腺炎的患者都认为他们需要服用甲状腺激素。最初这类患者可能会说，在刚开始使用甲状腺激素时，会感觉更有活力，但随后通常会感觉越来越差……直到他们回到服用甲状腺激素之前的状态。这个时候他们很可能会回到医生那里抽血做检查，发现甲状腺指标都正常。

包括很多传统医学派医生在内的大多数人没有意识到，这些症状背后的原因，实际上它们可能是由肾上腺激素分泌失调造成的。肾上腺释放的几种激素，影响全身的多种功能，包括压力耐受性、炎症反应、血糖代谢、性欲和体脂代谢。肾上腺功能障碍会导致一连串的激素失衡，包括皮质醇失调。皮质醇是重要的压力激素，它与甲状腺之间的反馈机制非常复杂，包含许多互相关联的因素。在早期阶段，高皮质醇水平会增加抗体的产生，同时抑制甲状腺的非活性激素 T4 在外周向甲状腺的活性激素 T3 转化。

同时，皮质醇促进反 T3（rT3）的产生，这是一种不活跃的甲状腺分子，可以结合到 T3 激素的受体位点上，并阻止 T3 激素与该受体位点结合，从而阻止必要的反应发生，导致出现类似甲状腺功能减退的症状。尽管体内的甲状腺激素含量正常，甲状腺检查结果也"正常"，特别是如果只测量促甲状腺激素（TSH）的时候。皮质醇还可以阻止促甲状腺激素的释放，抑制更多甲状腺激素的产生。这种抑制部分是为了使皮质醇的产生不受干扰，因为甲状腺激素会促使皮质醇分解为不活跃的物质。

活跃的 T3 分子　　　　　　　　　　反 T3 分子

注意，有一个碘分子（I）的位置不对

如果肾上腺功能障碍持续下去，皮质醇水平最终会下降，但反 T3 升高的症状将增加。这其中的原因是，为了尽可能多地保留活跃的皮质醇，人体会放慢甲状腺运行的速度，从而导致甲状腺功能减退，以防止皮质醇分解。

对甲状腺功能减退症患者可通过补充甲状腺激素来解决这种失衡问题。然而，当只给予甲状腺激素，而没有肾上腺提供的支持时，由于体内的反馈机制，患者已经较低的皮质醇水平还会继续降低。

肾上腺问题未得到解决的患者经常表示，他们刚开始服用甲状腺激素时感觉好一些了，但用了一段时间后感觉就会越来越差。

然而，医生不会定期检查桥本病患者的肾上腺功能，而且大多数血液检查结果都看不出来这种甲状腺功能障碍，而这种障碍的背后是很常见但并不正常的压力症状。此外，大多数传统医学派的医生并不认为肾上腺功能障碍是"名正言顺"的疾病，因此他们不会进行相应的检查，如肾上腺唾液或尿液检查。

支持肾上腺是克服桥本病的重要组成部分，也是我给所有患者的第一个建议。据我所知，做功能性医学检查的机会是有限的。这个项目是根据具体症状而设计的，即便在没有肾上腺唾液和尿液检查结果的情况下也可以达到效果。客户在使用平衡肾上腺的方法后分享说，他们后来都感到精力越来越充沛，体重减轻了，感觉更强壮，心情更平静了，不那么情绪化了，性欲也恢复了。

这本书中的 ATP 基于我所学到的一切，包括我在写了《肾上腺恢复方案》[*Adrenal Recovery Protocol*，收录在《桥本甲状腺炎 90 天治疗方案（2017）》一书中] 之后做的更大范围的研究和积累的经验，更深层次地关注如何治愈肾上腺功能障碍。

如何充分利用这个项目并获得成功

在完成 ATP 的过程中，我将向你展示如何将生活方式的改变融入日常生活，从而重新平衡你的应激反应，并消除可能阻碍你恢复健康的障碍。准备好给自己很多爱和正能量吧！我鼓励你积极尝试以下方法，它们可以帮助你从项目中获益，也是我发现的通常可以带来成效的方法。

- **保持积极向上的态度**。抱有充满希望、乐观的心态，你更可能尝试新的办法，还可以增强自信和恢复力。如果你已经有一段时间感觉不太舒服了，那很自然地会经常感到沮丧，甚至因为害怕失败而放弃行动，但请记住，像改变想法这样微小的积极变化也能帮助你恢复健康。
- **愿意采取行动**。不要让过度分析成为你尝试不同的饮食法或其他方法的阻碍。
- **信任你的身体**。倾听并尊重你的身体正在传递的信息，相信它们会指导你的行动，比如当你需要休息的时候就立刻休息。
- **接受关爱你的伴侣、朋友、家人等的支持**。依赖那些希望你过得好的人，你不必孤军奋战。
- **对点滴的收获和进步心存感激，庆祝每一个微小的成功**。你的健康和获得健康的每一个积极改变都值得肯定，因为你为此付出了很多努力!

- **坚信你值得拥有这一切。** 你值得拥有健康，值得恢复健康。合理分配你的时间、精力和资源，满足你的需求。

- **不要停下脚步。** 尽情享受生活。在你感觉好一些之前，不要退出这个世界，也不要停下你实现梦想和抱负的脚步。如果因为你的症状，你曾经不敢展翅高飞，现在不要再害怕了! 我发现，那些不会因为健康状况而停止享受生活的人，会好得更快、更彻底。

- **摆脱控制欲。** 不当控制狂并不容易（我最清楚了），但如果不摆脱这种状态，就会增加压力负荷，影响你的康复效果。

- **有耐心，要坚持不懈。** 健康状况的改变不会在一夜之间发生，也不会因为某一项改变而发生。这本书将指导你通过不同的方法找到导致肾上腺失衡的根本原因，但只有通过坚持不懈的努力，你独一无二的身体才会重获平衡。

最重要的是，善待自己。治疗是一段旅程，你不需要达到完美的状态才叫有所改善。你每走一小步都是在朝着正确的方向前进。重要的是你在阅读这本书，你已经在做重要的事情了!

为什么我的医生不相信肾上腺疲劳的存在

如果你曾经上网搜索过身体不舒服的原因，你可能看到过"肾上腺疲劳"这个词，并对各种不同的信息感到很迷惑。

一方面，有一些专业医疗机构，如美国内分泌协会（Endocrine Society）表示："目前没有科学依据支持'肾上腺疲劳'是真实存在的医学病症。"在权威医学期刊上发表的研究系统回顾了近60个研究项目，认为

"无法证实'肾上腺疲劳'是真实存在的医学病症。因此，肾上腺疲劳是不存在的"。

　　另一方面，也有受人尊敬的知名功能医学派、自然疗法派、整合医学派专家认为肾上腺疲劳是存在的，他们阐释这个病症的产生过程并提供治疗方案。不过也有一些整合医学派从业者认为肾上腺疲劳是虚构的。这让事情变得更复杂了。

　　很有意思的是，我慢慢发现这些人有不同的看法很大一部分原因是他们用词有分歧，以及对这些真实且令人烦躁的症状背后的生理功能有不同看法。"肾上腺疲劳"这个词是由詹姆斯·L.威尔森博士在1998年首次提出的，用来描述压力导致的肾上腺功能障碍。威尔森博士认为，肾上腺受到压力的影响，消耗过多的皮质醇，导致无法产生充足的皮质醇和其他肾上腺激素。

　　威尔森博士提出的新术语可以很好地描述一系列症状，包括疲惫、失眠和想吃咸的或甜的食物。这个术语也有效地把这个疾病与艾迪生病（也称肾上腺皮质功能减退症）区分开来。艾迪生病是一种罕见的、会危及生命的疾病，患者的肾上腺无法产生充足的皮质醇。这种疾病是由于自身免疫性缺陷影响肾上腺，会带来与肾上腺疲劳相似但更严重的症状，如极度疲惫、体重减少、皮肤暗沉、低血压和低血糖。

　　我们对身体和身体对压力的反应了解得越多，就越会发现对肾上腺疲劳最初的描述并不准确。

　　大多数现代整合医学派从业者认为肾上腺不会因为长期的压力而变得"疲惫、困顿和懒惰"。相反，他们提出了新的原理，即各器官和HPA轴之间的交流中断，导致肾上腺激素失衡。肾上腺是健康的，可以产生肾上腺激素，但是因为交流中断了，它无法接收到产生激素的信号或者会在错误的时间产生激素。"HPA轴功能障碍"（HPA axis dysfunction，或肾上腺功能障碍）现在被用来描述这一系列压力症状，因为它可以更准确地描述身体所经历的变化。另外，"低皮质醇症"这个术语被用来描述皮质醇分泌量降低。但是医学界仍在争论定义较为局限的肾上腺疲劳是否存在，导致有人得出过于简单的结论，即这个病症不存在。

　　功能医学专家、执业护士玛塞勒·皮克（Marcelle Pick）解释得最为到位，她说："我关注的是'疲劳'这个术语，这通常是肾上腺疲劳中最严重的症状。通常，疲劳的确是由肾上腺功能障碍造成的，此种情况下皮质醇水平失衡。从这个角度看，这个术语是合理的。如果当初我们叫它'肾上腺功能障碍造成的疲劳'，对于它是否存在这件事，也许就不会有这么大的争议了。无论给它取什么名字，我们都无法否认这些都是由于肾上腺功能障碍所带来的真实存在的症状。"

　　传统医学和功能医学的从业者对是否使用检查进行诊断的意见不统一，对检查结果的解读也不同。

　　传统医学派的医生利用血液检查，偶尔用肾上腺影像来确诊肾上腺功能障碍，如艾迪生病、库欣综合征（由肾上腺分泌皮质醇过多引起），以及由于肾上腺或垂体上的结节或肿瘤而导致的肾上腺激素分泌过多或不足等病症。他们并不熟悉更广泛定义的肾上腺功能障碍，一般不会使用尿液和唾液检查来确诊，这些是功能医学派的医生所惯用的。许多有压力相关症状的人经常被告知其检查结果都是正常的，所有的症状也是正常的，甚至说他们的症状都是想象出来的。

传统医学派和功能医学派医生的记录过程对比

传统医学派对检查的使用、对肾上腺检查结果的解读	功能医学派对检查的使用、对肾上腺检查结果的解读
血液中钠、钾、皮质醇水平检查，促肾上腺皮质激素刺激检查、胰岛素依赖型低血糖、21种羟基酶抗体（肾上腺抗体）、肾上腺成像等检查，以诊断艾迪生病	每天多次检查唾液或尿液，以进行皮质醇、脱氢表雄酮和其他激素的症状评估和检查，以了解人体一天中皮质醇的释放模式

续表

传统医学派对检查的使用、对肾上腺检查结果的解读	功能医学派对检查的使用、对肾上腺检查结果的解读
如果检查发现艾迪生病，则用氢化可的松、强的松或甲基强的松龙代替皮质醇，用氟化可的松代替醛固酮。这些药物可以维持患者的生存需求，并且需要终身服用	如果检查结果显示皮质醇水平失调，则需要注意身体的应激反应。可以通过改变生活方式和服用补充剂来消除症状，帮助改善健康，效果可以持续3个月到2年

　　我非常感激传统医学的存在，因为诊断出艾迪生病，并为无法再制造类固醇的人群提供挽救其生命的治疗是如此重要。我对艾迪生病非常熟悉，因为我养的狗 Boomer 就患有艾迪生病，是传统派兽医救了它的命。我知道，医生及时为患者诊断出艾迪生病，挽救了许多人的生命。我也知道，要找到一位愿意倾听你的意见、愿意为你做肾上腺功能障碍相关检查的医护人员并不容易，除非这个人也接受过整合医学、生活方式或功能医学方面的培训。我设计 ATP 并写这本书的原因之一是让你了解为什么会出现那些症状，并获得相应的知识来重获健康。

　　你从以上内容中应该了解到什么呢？

- 你所经历的一切都是真实的。你的症状是真实存在的。

- 这种病症最好描述为 HPA 轴功能障碍、肾上腺功能障碍、应激反应受损或低皮质醇症（出现在症状较为严重的时期），而不是狭义的肾上腺疲劳。

- 改变生活方式，减轻压力，照顾好肾上腺和整个 HPA 轴，这些方法会让你感到更舒服。我将在这本书中分享各种可靠的方法。

你可以做到的

参加一项新项目是重新开始的绝佳机会！接下来的 4 周让你有时间放下过去和曾经的梦想，并开始规划未来。这是属于你的时间，一个让你放慢脚步、关注自己的机会。我看好你，也相信你即将要发生转变了！

你也许已经厌倦了整日感到劳累、疲于奔命、花了很多钱身体也没有起色的状态。我知道那种感觉，因为这些我都亲身经历过。尽管我是一名医护人员，但我一直饱受疲惫、肠易激综合征、胃酸反流、脱发、腕管综合征和焦虑等症状的折磨。我多次怀疑自己的身体能否变好。每天下班后我都坐在沙发上，因为太累了，除了坐着发呆之外，我什么也做不了。

起初，我的朋友和家人认为我尝试这些非常规的东西太疯狂了。但我坚持了下来，并利用我在药剂师培训时学到的知识消除了病情的诱因。我痊愈了。终于，从头痛、关节痛、疲劳、腹胀、情绪波动和体重问题中解脱出来之后，我过上了属于我的生活。这些你也可以做到！

ATP 将最有帮助、最容易实现、最可行的建议铺成一条实用的治愈之路，你可以很快恢复健康，感觉每天都更有活力、精神更加振奋并充满自信。

下列是关于如何调整面对压力的反应、治疗肾上腺功能障碍并休养肾上腺的精彩预告。

- **平衡血糖**。当你告别低血糖时，你会看到明显的改善。
- **减少炎症**。减少摄入促炎食物可以显著减轻症状（有时一夜之间就能看到成效）。
- **补充营养**。美味的食物会滋养身体并帮助身体恢复健康。我们认为补充剂不是必需的，但如果服用得当，你会看到更多症状得到缓解，治疗能够获得最佳的效果。
- **调节昼夜节律**。作息规律能够帮助你获得充分的休息，让身体进行修复。
- **支持线粒体的功能**。支持线粒体的功能可以帮助身体产生最佳的能量水平。

- **减压**。通过自我关怀，你可以找到减轻精神压力和情绪压力的方法，并创造可持续的方法来帮助身体恢复健康。
- **重塑恢复力**。你只有放下那些让你觉得疲惫的事情，才能更加通透，从而更快恢复健康。

无论你处在重获健康之旅的哪个阶段，我想让你知道，你可以做到的。这不是一件容易的事，但你值得拥有健康。能够有机会在你们创造自己的成功故事时，引导你们，为你们加油鼓劲，我感到非常兴奋和自豪。

第一章要点总结

- 如果你有与肾上腺负担过重有关的一系列令人费解的症状，包括焦虑、睡眠不佳、脑雾和偏食，你会从支持肾上腺功能的方法中受益。虽然肾上腺功能障碍经常与甲状腺和其他自身免疫性疾病同时发生，但肾上腺失衡也会单独出现。
- ATP 是一种新的方法，超越了传统的功能医学方案，也是一种容易做到的方法（不需要做检查或服用激素），只强调"选择"某些生活方式，如戒掉咖啡因和进行检查，就可以管理好你的健康，进行治疗并改善健康。
- 当我们的身体感到不安全时，肾上腺就会出现相关的问题。我们可以通过想吃的食物（和不想吃的食物）以及我们的行为向身体发出安全信号。
- ATP 的设计目的是让你很容易为了治疗做出改变，但只有你才能把这些改变付诸行动。有了积极的态度、采取行动的意愿和其他积极的行为，你就可以谱写自己的成功故事。
- 你能做到的！

第二章

了解肾上腺功能障碍的起因

患肾上腺功能障碍的患者，仿佛变成了另一个人。杰西卡（Jessica）是一名42岁的房地产经纪人，有两个学龄期的孩子。她觉得已经找不到曾经的自己了。尽管一直努力坚持节食，她的体重还是增长了许多，身体持续疼痛。她曾经是一名铁人三项运动员，但现在每天参加工作会议时，上下车都很费劲。记忆力也越来越差，她担心失业，因为无法满足客户苛刻的要求、无法按时完成任务。个人生活也是一团糟，结婚15年的丈夫，曾经是她的灵魂伴侣，却在抱怨她的性欲不复存在了。她发现自己脾气暴躁，大部分时间都在对孩子们大喊大叫。她曾经非常珍惜和孩子们在一起的每一刻，甚至会特意请假去学校接他们出去旅行，但现在情况发生了变化。最近，杰西卡因为一件鸡毛蒜皮的事大发脾气，结果发现她8岁的女儿在浴室里抽泣。杰西卡整天疲惫不堪，晚上却很难入睡，经常需要借助几杯葡萄酒才能睡着，但半夜经常醒来，彻底清醒几个小时，才能再次入睡！

在做了一系列的血液检查后，医生告诉她检查结果一切正常，可她的状态日渐糟糕。她不确定ATP是否有效，但想找回曾经的自己，于是愿意积极尝试。她按照方案的要求向身体发送了很多的安全信号，然后兴奋地跟我们汇报她身体的变化："我每天都有更多的精力了。身体疼痛减轻了，每晚都能好好睡个整觉！我感觉这是十多年来最好的状态，我也不怎么对孩子发脾气了，我的丈夫说我仿佛重获新生！"

我的许多客户都像杰西卡一样，采取了我提出的针对性干预措施来解决其受损的应激反应，现在他们找回了自己，感觉世界也变得更好了。令人难以置信的是，这些伴随他们几十年的症状在短短的2~4周出现了显著的改善。为什么会产生如此大的变化呢？我们的肾上腺及其产生的激素几乎影响到我们身心健康的方方面面。当肾上腺处于平衡状态时，我们的能量就会增加，思路会变得更加清晰，精神也更加集中，人们会神奇地变得不那么烦躁，压力变得更容易处理，疼痛会减少，高质量的睡眠也会来得更自然。

弄清楚为什么平衡肾上腺可以产生如此积极的结果，以及肾上腺功能障碍最初是如何发生的，有助于更多地了解肾上腺、它们在身体中的作用，以及如何让它们走出基本生存模式，进入健康生活模式。

不一定非要成为生物化学领域的专家才能治好自己，不过我知道对一些人来说，全面了解背景知识有助于理解方案的所有要求。

肾上腺

肾上腺，通常被称为应激腺，是一对三角形的小型器官，分别位于两个肾脏的上方。当我们的身体处于平衡状态时，它们会产生适当数量和种类的重要激素，帮助我们应对压力。应对压力的能力对我们的生命至关重要。每个肾上腺都有两个独立的区域，一个是内区，即髓质，另一个是外区，即皮质，分别产生不同的激素。

髓质会分泌激素，以应对当下的压力。最重要的两种是肾上腺素和去甲肾上腺素，它们共同作用，为身体提供更多的能量，提高心率、血压和血糖水平。它还会分泌少量的多巴胺，使注意力更加集中。大脑皮层分泌几种由胆固醇为原料的重要激素，包括皮质醇和脱氢表雄酮，这些激素在日常生活中有着至关重要的作用。在健康的个体中，这种分泌遵循一种可预测、有节奏、有昼夜规律的模式。早上分泌最多，帮我们开启新的一天；晚上分泌最少，让我们可以放松身心。

我们来谈谈这些重要的激素是什么，以及它们是如何产生的，这样就可以理解生活方式的改变是如何改变我们在正确的时间产生适量激素的能力的。

1. 孕烯醇酮

这是肾上腺皮质线粒体用胆固醇合成的一种激素，被称为"母体激素"，因为它可以转化为其他激素（皮质醇、醛固酮、脱氢表雄酮、雌激素、睾酮和孕酮）。孕烯醇酮在健康老龄化和保持记忆力方面起着重要作用。低孕烯醇酮引起的症状可能包括健忘、难以保持注意力、疲劳、疼痛、性欲低下和皮肤干燥。

2. 皮质醇

这是一种糖皮质激素，是最重要的肾上腺激素之一，它可以帮助身体适应压力。皮质醇是一种强大的抗炎物质，可以调节血糖、支持新陈代谢、控制身体脂肪、保护我们免受感染。有种误导认为皮质醇（和胆固醇一样）是"不好"的。虽然高水平的皮质醇会带来问题，但低水平的皮质醇同样令人烦恼（甚至会更麻烦），可能会导致身体虚弱（甚至危及生命）。所以我们需要将皮质醇维持在适当的水平。

3. 脱氢表雄酮（DHEA）

这是一种雄激素，因其抗衰老作用而被称为"青春激素"。它的分泌高峰期出现在 20 岁，然后随着时间的推移而下降。低于正常水平的脱氢表雄酮水平与骨密度下降、肌肉损失、心脏病、抑郁症和关节疼痛有关。由于 DHEA 是雌激素和睾酮等性激素的前体，所以 DHEA 不足也与性欲低下和生育问题有关。2014 年的一项研究发现，患有桥本病和卵巢早衰的女性，卵巢在 40 岁之前停止产生正常数量的雌激素或定期释放卵子时，DHEA 水平更有可能变低。

4. 醛固酮

这是主要的矿物质皮质激素，有助于调节血容量、血压和电解质水平。帮助我们保持体内的水分的电解质包括钠、钾、钙、镁、氯化物、磷酸盐和碳酸氢盐。当醛固酮失衡时，我们经常非常想吃咸味的食物，比如薯片，就会出现所谓的"我刚才不小心吃了一整袋薯片综合征"。

5. 性激素

包括孕酮、雌激素和睾酮。女性的卵巢分泌大部分的孕酮和雌激素，以及 25% ~ 30% 的睾酮，而肾上腺也为我们身体的激素池贡献了少量的孕酮和雌激素，而女性的肾上腺分泌高达 75% 的睾酮。

（1）孕酮帮助身体准备好受孕和怀孕，并调节月经周期。它也是一种"让人感觉良好的激素"，因为它会让人感觉平静。

（2）雌激素是女性的主要性激素，它调控性健康和生殖健康，同时帮助身体中几乎每个器官发挥更好的功能。它对性欲和性唤起有重大影响，低水平的雌激素与阴道干燥、情绪不稳定和睡眠不佳有关，这些症状会导致性欲低下！

（3）睾酮最常与男性联系在一起，但女性也需要少量的睾酮来支持健康的骨骼、能量水平和性欲。

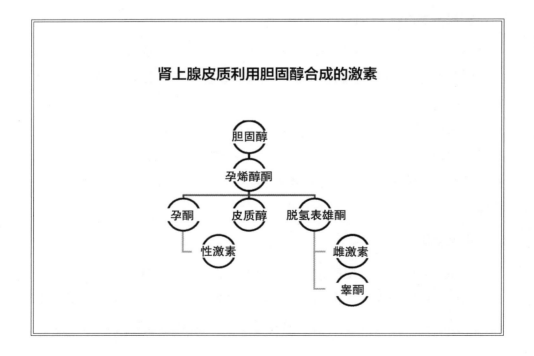

肾上腺皮质利用胆固醇合成的激素

你可能听说过胆固醇是"不好"的，但实际上胆固醇是重要的前体，它允许我们制造激素。医疗工作者知道，当我们需要制造更多的雌激素和孕酮时，如怀孕期间，胆固醇水平就会增加。其实在怀孕期间服用降低胆固醇的药物是禁忌，因为这会导致我们缺乏孕期所需的激素。

然而，大多数人没有意识到，过量的胆固醇也可能是来自身体对低激素水平的反应，以及胆固醇转化为孕烯醇酮的能力差。这就是我不提倡低胆固醇饮食的原因之一。相反，我们应该确保身体有足够的胆固醇，确保我们在改善身体状况，这样就可以让胆固醇适当地转化为孕烯醇酮。为了顺利转化，我们需要线粒体正常运作，线粒体负责分泌孕烯醇酮，还需要足够的T3、光照、维生素A（以视黄醇形式存在）、镁和铜，它们是转化的辅助因素。

值得一提的是，甲状腺功能减退症患者通常有高胆固醇水平和许多肾上腺功能障碍的症状，这可能是因为对激素有更高的需求，加上胆固醇转化所需的T3短缺（在许多情况下也是因为其他辅助因素）。

如果肾上腺过少或过度分泌这些激素，或者没有在正确的时间分泌适量的激素，或者皮质醇"早晨分泌多，晚上分泌少"的节律被打乱，肾上腺功能障碍就会出现。在功能医学中，肾上腺功能障碍的主要类型分为Ⅰ期（皮质醇过多）、Ⅱ期（皮质醇紊乱）和Ⅲ期（皮质醇过低）。在下一章中，我将介绍在每个阶段的情况和症状，并阐述如何根据症状，包括能量水平、血压、体内水分含量和分布状况，以及对跑步、步行或骑单车等有氧运动的反应，来确定肾上腺功能障碍的阶段。

接下来，我们看看肾上腺功能障碍产生的原因。

是什么阻止了肾上腺发挥应有的作用

有很多原因导致肾上腺无法产生足够多的皮质醇或其他肾上腺激素，例如免疫系统受到攻击或肿瘤带来的对肾上腺或垂体的损害、遗传疾病或抑制激素分泌的药物作用。此外，以下原因可能导致肾上腺功能障碍。

- 正常分泌肾上腺激素所需的"原材料"不够了，进一步加剧了激素失衡。
- 昼夜节律紊乱。
- 线粒体是分泌激素的发动机，肾上腺产生的所有类固醇激素都是在这里制造的。如果线粒体受损，肾上腺激素的分泌量可能会显著下降。

但大多数肾上腺功能障碍是长期压力所带来的 HPA 轴沟通障碍造成的。值得注意的是，问题不在于肾上腺本身。肾上腺并不是"太累了，无法产生足够的激素"（正如"肾上腺疲劳"这个术语所暗示的那样），而是信息在HPA 轴的腺体之间不能正常传递了。

了解 HPA 轴

HPA 轴是复杂的反馈回路，位于大脑的激素控制中心（下丘脑）与分泌皮质醇的肾上腺之间。下丘脑是监测和管理激素分泌的小而强大的腺体。

下丘脑就像我们身体产生激素的首席执行官。它获取来自我们的环境和其他产生激素的腺体的信息，并检查身体的整体激素状态，然后将更多激素的指令传递给垂体。

然后，垂体的作用就像项目经理一样，将单个"工作人员"（如甲状腺和肾上腺）聚集在一起，管理它们完成工作。垂体还会管理"员工"的成长和修复，保持电解质 / 水的平衡，确保"员工"有足够的资源来完成它们的工作。

当下丘脑、垂体与器官"员工"（如肾上腺）之间的通信顺畅时，激素的流动就会顺畅；但当通信中断时，激素就会变得不平衡。让我们来看看当HPA轴按照正常的方式工作时会发生什么，以及这一过程是如何展开的。

健康的 HPA 轴：健康的应激反应

HPA 轴负责帮助我们处理压力，专门处理迫在眉睫的威胁。一种强烈、即时的被威胁的感觉会引发"直面或逃避"反应，比如在被熊追赶、努力避免撞车或者和配偶发生争执的时候。你可能已经很熟悉这些情形了，准备直面威胁或选择逃避是两种常见的防御行为。值得注意的是，在面对压力的情况下，还有另外两种反应，分别是"定格"（面对威胁无法移动、说话或采取行动的状态）和"奉承"（为了逃避威胁而过于取悦他人的状态）。在本书中，我们会用"直面或逃避"来统一代指 HPA 轴对压力的反应。

下丘脑引发激素的一系列连锁反应，让身体准备好通过交感神经系统对威胁做出反应。在副交感神经系统的调控下，身体原本保持着放松自在、顺畅消化和治愈康复的状态。作为反应的一部分，肾上腺分泌额外的激素，身体开始进入求生状态。为了满足压力引起的对肾上腺素和皮质醇的巨大需求，身体会将能量和资源从对生存不必要的活动中转移出来，比如长出秀发、将营养转变为能量、分泌激素、消化食物、自我修复、感到满足和放松（因为当有熊在追赶你的时候，你就顾不上这些事情了）。

一旦威胁级别降低，对激素的紧急需求就会降下来，身体回到副交感状态，专注于身体维护和保养。这是一种健康和正常的应激反应，允许身体在经历急性压力后回到修复身体的状态。这就是我们想要的状态，也是我们希望通过 ATP 帮助大家达到的状态。

HPA 轴受损：长期压力或没有妥善处理的压力

如果压力长期存在，"直面或逃避"反应就不会停止，就会出现一些后果。身体不会回到副交感神经状态，而是停留在一种高度警觉的求生状态。

现代社会的压力来源包括工作任务的截止日期、经济压力、睡眠不佳和摄入加工食品，再加上被传统医学忽视的有炎症的隐形原因，如食物敏感或肠道微生物群失衡，这些压力让人们处于持续的应激反应中，并对皮质醇等激素有持续的需求以避免出现炎症。当我们将这样的现代生活加到 2020 年开始的一系列事件中时，我们就面临一场不堪重负的长期压力应激风暴。这些事件包括一场全球流行病、失去亲人、失去工作、与家人分离、自由受到限制、种族关系紧张及全球战争的威胁。

起初，身体对皮质醇的需求很高，肾上腺开始超负荷制造皮质醇。制造更多的皮质醇需要更多的孕烯醇酮，这是一种"母体激素"，也被用来制造脱氢表雄酮和孕酮。随着皮质醇产量的增加，其他激素的合成减少了，这可能是一种保护机制，保证我们有足够的皮质醇来应对压力。但如果这种情况持续太久，可能会导致皮质醇匮乏。

因为长期压力对激素有强烈而直接的需求，导致整个应激反应过载，造成 HPA 轴成员之间的沟通中断。长期过量的皮质醇对身体有害，最终会发生一种自我保护的行为，HPA 轴进行相应的调整并停止向肾上腺发送产生皮质醇的信号。肾上腺仍然能够产生皮质醇和脱氢表雄酮，只是不会释放得那么多了。

长期症状

如果身体长期处于应激反应状态，肾上腺功能障碍从 I 期发展到 III 期，会出现下列症状和情况。

- 低血压，一般会出现在肾上腺功能有较为严重障碍的阶段，因为醛固酮的产生不足，体内钠和水的含量会下降（低血压会让人在站起时感到头晕）。
- 明显脱水，想吃咸味食物（比如薯片），体内的钾含量可能升高（数值可能处在边缘，但还在正常范围内）；钾含量过高的食物会让你感觉更不舒服，而喝水只会稀释钠，从而造成脱水（钠去哪儿，水就会去哪儿）。

- 月经不调、不孕不育、性欲低下、子宫肌瘤、纤维囊性乳房和免疫功能改变，所有这些症状都是由体内的孕酮含量过低所致。

- 胆固醇水平升高，原因是身体对这种激素分泌物质的需求增加，也可能是由于胆固醇转化为孕烯醇酮的能力较差。

- 季节性抑郁、创伤后应激障碍、甲状腺功能减退、哮喘、湿疹、炎症性肠道疾病、类风湿性关节炎、肌痛性脑脊髓炎／慢性疲劳综合征（ME/CFS）、纤维肌痛和卵巢早衰，这些与体内脱氢表雄酮、孕酮含量过低和 HPA 轴功能异常有关。

长期处于应激反应状态的后果：副交感神经系统 vs 交感神经系统

我们身体中的许多功能在不知不觉中就会运行，比如呼吸、消化和心跳。自主神经系统（在学习药学的时候，为了更好地记住这个词，我称之为"自动"神经系统）控制着这些系统，它有两个部分——副交感神经系统和交感神经系统，二者相互对立，就像一枚硬币的两面。

副交感神经系统： 当身体足够放松的时候，它负责"休息和消化"，还可以保存能量，修复任何受损的组织，并保持正常的身体功能。这是恢复身体的最佳状态，被认为是一种合成代谢状态，在这种状态下，身体可以自我重建。

交感神经系统： 过量的皮质醇会带来"直面或逃避"反应，触发化学信使的释放，带来生理变化，让身体为应对压力做好准备，这些变化包括心率加快，呼吸加快，大量糖和脂肪进入血液，以满足更高的能量需求。生存是当下的首要任务，至于其他的事情，如消化食物、制造生殖激素或修复组织，都暂时被搁置了。身体的交感状态被认为是一种分解代谢的状态，身体在自我分解。我们可能很难确定一个人是否处于交感主导的状态，特别是确定是否长时间处于交感状态，当然，其中的一个典型迹象是对强光敏感，即瞳孔在交感状态下往往会放大。

当身体长时间处于交感状态时，就无法跟上维护和修复的步伐。想象一下，如果你每天举办一个派对（或者每天都陪2个幼儿玩耍1小时），完全没有时间打扫卫生，你们家里会变成什么样。一定会在很短的时间内变得相当混乱！身体不能在持续的"直面或逃避"反应状态下保持健康状态，但持续处于副交感状态也不理想。只有这两个系统都良好运行，我们才能拥有躲避危险、修复损伤和增强实力所需的能量。找到其中的平衡是关键。

这些长期症状背后的原因

除了受过常规训练和全面训练的医疗从业者对"肾上腺疲劳"的看法有分歧之外，对于肾上腺功能障碍的起源，以及是什么导致皮质醇水平下降（有时也被称为皮质醇减少症），医疗从业者之间也存在分歧。

在传统医学中，皮质醇水平低的公认原因包括肾上腺的自身免疫攻击或垂体的并发症。

在功能医学和整体医学领域，许多专家认为肾上腺功能障碍并不存在，人们的症状是由他们发现的或他们专门研究的具体原因造成的。这些原因包括：铜中毒，睡眠不足，昼夜节律失衡（包括季节性情感障碍），霉菌中毒，睡眠呼吸暂停，儿童创伤，创伤后应激障碍，包括维生素A、B族维生素（尤其是泛酸和硫胺素）和维生素C在内的营养缺乏，镁缺乏，神经递质失衡，吡咯尿症（与维生素B_6/锌水平低有关），线粒体功能障碍，以及由于低胆固醇饮食导致的皮质醇前体缺乏。

根据我的经验，多种原因导致了相同的症状，就像同一原因可能导致不同的症状一样。这是因为身体是有规律的，它处于巨大的压力下时，会做出相应的反应。它会产生更多的皮质醇，然后开始抑制皮质醇的产生。

一般来说，身体经受的压力让其不堪重负，导致应激反应受损。不论具体原因是什么，ATP 结合了各种康复模式和解决根本原因的方案，以重新平衡应激反应，并帮助恢复健康。请放心，我们会谈到所有的问题。为期 4 周的项目将帮助你解决明显的问题，而本书的第三部分会帮助你深挖这些问题的根源。

破坏肾上腺的四大慢性压力

要减少压力对我们的影响，首先要了解哪些长期压力会让身体感到不安全，并导致过度活跃的"直面或逃避"反应。"压力"的广义定义是任何影响身体自然平衡（称为体内平衡）的事物，但它不是当代社会出现的一个空洞模糊的概念，而是对感知到的威胁做出的可测量、可预测的生理上的反应，这些威胁会给 HPA 轴带来负担。

压力主要分为以下 4 个类型。

- （长期和慢性的）炎症。
- 昼夜节律失衡。
- 营养失衡。
- （过去和现在的）心理压力。

下面我们来深入了解一下这些压力。

头号压力：炎症

发炎是身体在出现伤口时产生的反应。当细胞受损时，如出现伤口、感染或毒素入侵时，免疫系统的反应是增加流向该区域的血液，并释放修复化学物质和激素（如皮质醇）帮助修复损伤。在这一过程中，伤口会出现发红、发热和肿胀的症状，即炎症。如果你曾经扭伤过脚踝，目睹脚踝肿起来，有非常疼痛的感觉，你就更加了解炎症的情况和患有炎症的感觉了。然而，并不是所有的炎症都是可见的。如果身体无法修复有问题的区域，炎症就会持续很长时间，则成为慢性炎症，我注意到，最常见的慢性炎症的原因是摄入包括会让我们过敏的食物在内的促炎食物，以及肠道通透性增加和酵母或念珠菌过度生长。肠道通透性增加是由肠道中的细菌失衡（即肠道菌群失调）、小肠细菌过度生长（SIBO），以及包括幽门螺杆菌（HP）和人芽囊原虫病在内的肠道病原体感染所引起的。

慢性炎症也可能是由各种明显和不太明显的原因引起的，如受伤、肥胖、睡眠呼吸暂停，环境毒素（包括辐射、化学物质、空气污染、霉菌、药物滥用、酒精、某些药物、铜中毒、铁超载），病毒感染（如爱泼斯坦－巴尔病毒），以及超负荷工作、过度锻炼、运动量不足等不当的生活方式。

抗炎皮质醇可以中和慢性炎症，但对抗炎皮质醇的持续需求可能会使HPA轴关闭，并引发肾上腺功能障碍。

肠道健康的重要性

肠道与肾上腺平衡有什么关系？有很密切的关系！在自然和功能医学领域，人们普遍认为所有的疾病（以及所有治病过程）都是从肠道开始的，这是有充分理由的。

肠道不仅在消化和吸收营养的过程中起着至关重要的作用，也能帮助调节免疫系统，还会影响到我们的精神状态。肠道通常被称为"第二大脑"，一直与我们的大脑保持联系，并产生许多与情绪有关的神经递质，如"快乐"激素血清素。

肠道是数万亿细菌的家园，当（有益的）益生菌和（可能有害的）机会性细菌的比例达到平衡时，肠道的功能最好。当机会性细菌比益生菌多的时候，细菌菌群失衡（被称为肠道菌群失调），会导致胃痛、消化困难（腹泻、便秘或腹胀）、胃酸反流和对食物过敏。肠道菌群失调也是另一种常见的肠道功能障碍——肠道通透性增加（即微肠漏）的原因。

有害细菌会释放导致上皮细胞（分隔开小肠的细胞）之间的连接松弛的毒素。当这种情况发生时，部分消化的食物、花粉、粪便、死细胞和细菌等有毒物会从消化系统进入血液，引发免疫反应、大范围的炎症和应激反应。

虽然有许多因素会导致肠道菌群失调，但我发现通过避免进食有不良反应的食物、解决营养缺乏问题、摄入支持改善肠道的食物、补充益生菌和消化酶来增强肠壁，大多数人的肠道和肾上腺功能障碍的症状将得到显著改善。在 ATP 中，你将了解到更多有关这些策略的信息。

二号压力：昼夜节律失衡

即使我每天晚上躺在床上超过 11 个小时，大部分时间还是感到疲惫。其实是因为我睡得太多了（这是一种被称为睡眠过多的问题），但我的睡眠质量很差，恢复性睡眠不够，所以醒来时会感到筋疲力尽，就像根本没有睡过觉一样。睡眠差（质量差、时长短）是巨大的压力源，也是许多健康问题的主要诱因，包括肾上腺失衡在内，与炎症、血糖失衡、体重增加、肌肉和组织修复受损等健康风险有关。事实上，睡眠不足的人的全因死亡率比睡眠充足的人群高出 3 倍！最快诱发肾上腺功能障碍的原因之一就是睡眠不足。在动物实验中，研究者会用睡眠不足引出 HPA 轴功能障碍。

睡眠是我们身体和大脑的主要恢复时间，得不到足够的睡眠时，HPA 轴就会受到影响。大多数成年人需要 7 ~ 9 个小时的睡眠（慢性病患者可能需要更多睡眠）才能达到最佳状态，包括恢复身体的深度睡眠以及恢复大脑的快速眼动（REM）睡眠。深度睡眠或慢波睡眠可促进肌肉修复和新陈代谢，能够带来良好的免疫系统功能，而快速眼动睡眠让大脑有时间巩固记忆，过滤掉白天收到的不重要的信息，并将重要信息从短期记忆变成长期记忆。

我们中的许多人没有得到足够的高质量睡眠，因为我们的昼夜节律，即人体自然的 24 小时生物钟紊乱了。当昼夜节律平衡时，早上皮质醇会大量涌入身体，让我们感到精力充沛，然后皮质醇含量在一天中逐渐下降，在晚上达到低点以促进睡眠。

当这种节奏、皮质醇的最佳模式被打乱时，我们起床会很困难，白天感到疲惫，晚上难以入睡、无法睡整觉。此外，我们更容易受到感染、更想吃甜食、出现消化问题，以及夜间感到很饿。此外，昼夜节律失衡与季节性情感障碍（我喜欢称之为日照不足症）有关。

灯光和屏幕让夜晚看起来像白天一样明亮，在室内待的时间太长、上午光照不足、时差和夜班工作都会打乱节奏，对我们的睡眠产生负面影响，并导致肾上腺功能障碍。

三号压力：营养失衡

我们吃或不吃某些东西可能会给身体带来压力，导致营养失衡。营养失衡主要分为两类：营养素缺乏和血糖失衡。

营养素缺乏

维持正常的肾上腺功能需要一些常量营养素和微量营养素。如果这些营养素供应不足，肾上腺将无法分泌足够的激素。营养素缺乏可能是以下原因造成的。

- 食用营养价值低的食物（包括以常规种植的植物和饲养的动物等为来源的食物，因为它们比有机食物的营养含量低）。
- 食用含有较低生物利用度的营养物质的食物。
- 控制热量的饮食方式。
- 因感染或对食物过敏而产生的炎症。
- 服用某些药物。
- 肠道菌群失调。
- 胃酸过低或缺乏消化酶。
- 甲状腺激素不足。

营养素缺乏增加身体的压力负荷，应激反应会更多地消耗这些营养物质，以很高的速度燃烧它们。如果补给不到位，身体就会进入分解代谢状态，自行分解身体所需的营养物质来补充肾上腺的能量，从而使压力水平进一步升高。如果我们长时间处于这种分解代谢状态，营养素会严重不足，肾上腺功能障碍会持续并加剧。这是一个很难打破的循环。

常见的营养素缺乏如下。

- 缺乏蛋白质。
- 缺乏维生素 A。
- 缺乏 B 族维生素。
- 缺乏维生素 C。
- 缺乏维生素 D。
- 缺乏铁。
- 缺乏镁。
- 缺乏钠。

血糖失衡

当第一次深入研究我的甲状腺和肾上腺问题的根源时，我并没有意识到自己有血糖问题（不过我承认自己吃甜食上瘾）。我很瘦，所以一直以为吃甜食没什么问题。但是我每天都会多次"饿极成怒"，因为含碳水化合物高的食物让我经历着巨大的血糖波动。我不知道的是，这些波动也在削弱我的肾上腺功能。

血糖，即血液中的葡萄糖，是身体的重要能量来源，为器官、肌肉和神经系统提供营养。它主要是从我们摄入的食物中的碳水化合物中获得的。

血糖失衡的常见症状

- 激素问题。
- 疲惫。
- 抑郁。
- 焦虑。
- 失眠。

- 慢性疼痛。
- 认知功能差（包括脑雾、无法集中注意力）。
- 饿极成怒。
- 紧张。
- 头晕。

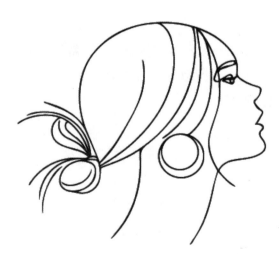

我"饿极成怒"时说的话，你别往心里去

当我们吃含有碳水化合物的食物时，碳水化合物会先被分解成葡萄糖，然后通过小肠释放到血液中。血糖升高时，大脑会向胰腺发出释放胰岛素的信号。胰岛素是一种激素，将血液中的葡萄糖输送到细胞中来保持血糖平衡。细胞中的胰岛素可以提供能量，刺激肝脏将多余的葡萄糖转化为糖原进行储存。

如果摄入过量的糖，就会出现问题。我说的不仅仅是含糖的甜点，还有含碳水化合物的食物，如谷物，甚至淀粉类的蔬菜也会带来问题。胰腺必须释放更多的胰岛素，才能使血液中的血糖水平回落。胰岛素的激增会导致血糖水平降得太低，导致紧张、头晕目眩、焦虑、能量水平低下，以及想吃碳水化合物含量更高的食物，"饿极成怒"的情况就会出现了！当血糖水平波动时，就会出现这个恶性循环。细胞对胰岛素的反应会逐渐减弱，因此葡萄糖很难从血液中进入细胞。当这种情况发生时，即所谓的胰岛素抵抗，胰腺会通过分泌出越来越多的胰岛素，试图使血糖水平恢复正常，但却导致血糖波动幅度更大。

身体希望血糖水平保持在正常、稳定的范围内，因此血糖水平的剧烈起伏会给身体带来压力，尤其是试图让血糖恢复平衡的肾上腺。

肾上腺感受到压力时，会释放过量的皮质醇，肝脏就会通过分解肌肉中的氨基酸（糖异生）来产生更多的葡萄糖，这可能会带来高血糖和胰岛素抵抗。相反，当没有足够的皮质醇时，肝脏就不能产生足够的葡萄糖，最终会出现低血糖。

皮质醇的过量释放还会导致产生更多导致发炎的蛋白质，这类蛋白质会带来免疫反应增强和自身免疫性疾病，如桥本病、乳糜泻、多囊卵巢综合征（PCOS）、炎症性肠病（IBD）、类风湿性关节炎和狼疮。许多专注于治疗这类疾病的从业者认为血糖失衡是在给自身免疫性疾病"火上浇油"。

稳定血糖对保护肾上腺免受过度压力和治愈自身免疫性疾病至关重要。

四号压力：心理压力

心理压力可能是应激反应受损的根源，这一点并不会令人感到惊讶。悲伤、内疚、恐惧、焦虑、兴奋和尴尬等感觉可以归类为压力。这种压力来自我们对压力的感知，而不是压力本身。例如，大型聚会可能给内向或有社交焦虑的人带来巨大的压力，而对自认为外向的人来说，这可能是一次愉快的经历。新的、不可预测的、威胁到自我意识的情况，或者让人感到失控的情况，通常被认为是有压力的，例如，失去亲人、离婚、经济紧张、工作变动，或者那些对世界和我们日常生活有重大影响、令人担忧的事件。但即使是生活中最美好的一些时刻，也会被认为是有压力的，比如考上研究生、结婚、生子。

平凡的、日常的事情也会带来压力：苛刻的老板发来的短信，总是乱糟糟的家，逾期的账单，成堆的、洗不完的衣服或者电脑故障，都会把我们推入生存模式。由于这些"威胁"在大多数日子里几乎是不间断的，所以我们在生存模式中待的时间总是过长。

虽然压力可能来自我们无法控制的因素和情况，但它也可能与我们对自己和世界的理解有关。就我自己而言，由于早些年的一些经历，我开始一度认为世界是一个不安全的地方、我不够好、我只能照顾自己。这导致我不信任他人、企图控制一切、对自己的要求非常高，以及有完美主义和工作狂的倾向。从某些角度看，这些应对机制帮助我在生活中取得了成功，但时间长了，我的身体拒绝继续通宵、给出过度的承诺、摄入咖啡因和疯狂忙碌地生活，当我不断挑战自己的极限时，健康就出现了问题。就算我们尝试其他的生活方式，如果不改变如完美主义等根深蒂固的思维模式的话，还是会引发应激反应并阻碍康复的过程。

有创伤病史的人通常会出现过度活跃的"直面或逃避"反应。创伤性事件，如遭受意外、虐待或袭击，会让我们进入持续的"直面或逃避"反应，为了能坚持活下去，即使大脑和身体需要休息、消化和疗伤。童年时期的创伤奠定了成年后激素模式的基调。我们可能不认为过去的经历（特别是那些我们根本不记得的经历）会影响我们，但身体会记住并试图通过应激反应来保护我们。如果心理创伤仍然没有解决，情绪受到压抑，即便尽了最大的努力改变由心理状态驱使的生活状态（补充营养、平衡血糖、抑制炎症），还是很难治愈肾上腺功能障碍。当我们处于"直面或逃避"反应中时，身体会一直感到不安全。在我们恢复身体和心理上的安全感之前，肾上腺激素紊乱的慢性模式很有可能会持续下去。好消息是，有许多有益的治疗方法可以帮助我们从过去的创伤中恢复过来，重塑健康与生活。

根据我的亲身经历和许多客户的经历，我知道解决心理压力可能是改善肾上腺功能最艰难的部分，但也绝对是最重要的方法。我向大家保证：我们可以改变对压力的看法、改变自己的心态，使压力更容易得到处理，并且能够解决潜在的感情创伤，从而恢复身体的平衡。

童年期不良经历

儿童时期经历的情感虐待、被忽视和家庭功能障碍统称为童年期不良经历（adverse childhood experience，ACE），与成年后慢性疾病（如桥本病和其他自身免疫性疾病）、心脏病、糖尿病和抑郁症的风险增加有关。

ACE 是如何对身体和心理健康产生如此强大和持久的影响的？研究表明，ACE 会激活长期或过度的应激反应，最终导致 HPA 轴功能障碍。长期下来可能会扰乱免疫系统、神经系统和内分泌系统的发育。

如何治愈

现在我们已经知道了肾上腺功能障碍发生的原因，下面我们来用根本原因法进行治疗。通过平衡血糖、补充营养、调整昼夜节律、减少炎症和自我怜悯等干预措施，我们向身体发送安全信号，减少让它处于长期危险中的感觉，这样就可以恢复 HPA 轴的交流途径，改善肾上腺功能，并减少或消除许多症状。

第二章要点总结

- 下丘脑、垂体和肾上腺（即 HPA 轴）之间的信号传递障碍通常是肾上腺功能障碍的根源。
- 长期应激反应会持续激活"直面或逃避"反应，这使我们的身体处于生存模式，无法放松、消化和愈合。
- 破坏肾上腺功能，并导致相应症状出现的 4 种主要压力类型是（长期和慢性的）炎症、昼夜节律失衡、营养失衡、（过去和现在的）心理压力。
- 无论肾上腺失衡的原因是什么，肾上腺功能转变方案（ATP）都会有所帮助，解决所有压力。准备好开启改善健康之旅吧！

第三章

肾上腺功能转变方案（ATP）是如何帮你改善健康的

ATP 的指导原则是用一种让身体感觉到安全的语言与其交流，允许并鼓励身体治疗自己。一旦身体感到安全，就可以走出寻求生存的模式，开始重获新生、迅速恢复。

为了让你每天都感觉更强壮和更有活力，我们将使用一些经过验证的策略，处理四大长期压力，这些压力向你的身体发送危险信号并破坏肾上腺功能。对我和我指导过的数千个人来说，获得长期或短期效果最有效的方法是用各种康复方法，专注于恢复 HPA 轴的功能。ATP 通过摄入美味且营养充足的食物、针对性的营养补充剂，帮助我们休息和恢复的自我护理（即做更多让你感觉更好的事情），以及温和地重塑恢复力，帮助身体从"直面或逃避"模式进入治疗模式。

如果你对于做出改变或者参加项目感到有些不安，我将分享一些客户的成功案例让你看到微小的改变可以有多么强大的作用，这些客户已经改善了健康，正在继续追求着他们的目标和梦想。比如海蒂（Heidi），她已经患有桥本甲状腺炎 25 年了，曾因过度疲惫而无法从沙发上下来，但现如今她又重获了生命能量。

还有吉纳维芙（Genevieve），她现在早上一醒来"就感觉已经为新的一天做好了准备，而不用琢磨昨晚是否睡着了"。

芭芭拉（Barbara）慢慢意识到自我护理和情绪疗愈在身体改善过程中起到的作用："我感觉好多了，能量水平得到了改善，关节疼痛也好多了。我发现脑雾、头痛和焦虑等症状都减轻了。这些情况得以改善，让我想继续使用这些方法，让这些方法成为终生的习惯和模式！"

肾上腺功能转变方案（ATP）

ATP 会告诉你如何支持肾上腺功能，修复应激反应，这样你就会感觉更平静、精力更充沛、更有活力。我们将改善你的能量水平，缓解你的症状，转变你对自己和自己能力的认识。在做疗愈者的过程中，我了解到了如此多独特而强大的疗愈模式，这些模式可以协同工作，帮助你重获新生。请准备好迎接健康和生活发生的令人兴奋的变化吧！以下是我们要做的事情。

补充营养

营养学，我喜欢称之为食品药理学，合理应用该学科是给我们的身体发出安全信号的最有效的方式之一。记住，感觉不安全或受到威胁会使身体进入"直面或逃避"模式。为了感觉良好，我们必须向身体发出信号，让它知道自己是安全的，可以休息、消化和改善健康。用营养丰富的食物来滋养身体，多次进食，并限制摄入会引发血糖失衡和促炎的食物，通过这些方法，我们向身体传达着这样的信息：食物是充足的，我们是安全的。接下来，我们开始遵循滋养身体的饮食习惯，同时减少摄入抗炎食物、促进血糖平衡。你会发现用大量支持性食物取代反应性食物（引起反应的食物）可以在短时间内改善肾上腺功能、缓解症状，这和计算热量无关。我们有几十个简单且美味的食谱，你很容易就能遵循这样的饮食习惯。很多人都说在摄入营养丰富的食物和抗炎食物，以及养成保持血糖平衡的饮食习惯后，持续性的症状都有了重大改善。

此外，正确使用维生素、补充剂和草药对身体有显著好处。补充剂虽然不是必需的，但我们强烈建议加入少量关键的营养补充剂，这样可以缓解压力、减少炎症、保持血糖平衡并恢复耗尽的营养，加速恢复身体。我挑选了6 种核心补充剂，它们可以让你更加健康。其中一些补充剂服用 2 ~ 3 天就能起作用，其他的可能需要长一点的时间，但几周内基本就能感觉到身体更强壮、更有活力，症状慢慢消失。

ATP 成功案例

　　开始尝试这个方案后，我觉得更有力量了。现在每天都准备好迎接新的一天。起床后感觉不那么累了，我感受到了快乐及希望。我很高兴每天能够做很多事情。焦虑也完全消失了，我不再被每天日常生活的琐事压得喘不过气来，我可以快速完成各项任务。我想完成更多的事情，又愿意和朋友相聚了！血糖恢复了平衡，我喜欢那些高蛋白的餐食，它们可以帮我控制血糖。我的生活发生了重大的变化，都是最好的变化。如果你也想在短时间内改善生活，我强烈建议大家试试这些方案！

——贝丝（Beth）

　　我把焦虑减轻归功于营养补充剂。这些补充剂专业而巧妙地以最温和的方式改善了我的身体状况。不需要别的东西，也不会缺少什么……我的焦虑减轻了，是因为身体摄入了正确的补充剂，改善了相应的营养缺乏症。

——塔提阿娜（Tatiana）

　　我认为饮食的改变明显改善了我的健康……这些方案帮我消除了多年前摔倒后膝关节的炎症。我减掉了大约 3 千克。改变饮食一周后，我就感受到了变化。在改变了饮食和摄入补充剂后，我如果休息得好，就会感觉自己回到了 20 多年前的状态。我的身体正在恢复健康，我必须把休息放在首位。总之，我的体重减轻了，且关节炎症消失了。当我休息充足时，身体感觉更好了。

——朗达（Rhonda）

重获精力

　　改变饮食可以大大提高能量水平，同时我们还可以做更多的事情来对抗疲劳、改善情绪、让思维更加敏锐、获得更好的睡眠。我将分享一些方法，这些方法可以保持你体内的水和电解质的平衡，这对保持细胞的最佳功能至关重要。即使是轻度脱水也会导致身体机能运行速度减慢，带来昏昏欲睡、肌肉无力、思维模糊和情绪波动等症状，这些问题我们都可以解决！你还会发现简单地改变生活方式、调整一些日常活动的时间安排可以增加能量水平，同时可以通过支持线粒体功能和恢复昼夜节律平衡来帮助平衡激素、改善消化和睡眠、提升性欲。你也会注意到更优质的睡眠会让你顺利康复——醒来时感觉到精神焕发！

ATP 成功案例

调整饮食、添加补充剂给我的身体带来了新的力量！我的精力更加充沛，现在睡得更深，也更久了。我现在醒来感到精神焕发，能够充满活力地从床上起来，以前起床都困难。

——詹妮（Janie）

连续几周我都遵循这些生活方式的干预措施，我开始感觉到身体更有活力，也更有效率了。下午的萎靡状态也有了改善，我的头脑一整天都更清醒了。

——泽（Zee）

重获活力

我们将利用令人愉悦的活动所产生的力量改善你的健康。用爱和同情心对待自己可以向身体发出安全信号。我们都知道让自己感受良好的事情、想法和情绪有助于我们休息、重启和恢复，但很多人却以为我们需要得到某种"许可"才能这么做。请把这些事情当作你的药方，做你喜欢的、让你感觉到愉悦的事吧！有几种提高催产素的方法，如触摸身体、芳香疗法和多晒太阳，用积极的想法和自我肯定来让内心变得强大，感受表达创造力的治愈力量。

ATP 成功案例

这些方案改变了我的生活。积极思考、宽恕、增加补充剂……这些事情都帮助了我，然后我的家人感受到了我的变化，他们的个性也变了！我非常感谢这些方案。你们改变了我的生活！爱你们。

——雪莉（Sherry）

我感受到了更多的快乐和希望，我觉得我可以做更多事情了。拥有这么好的感觉实在是太棒了！我的焦虑几乎完全消失了……正念训练、瑜伽和冥想帮我缓解了紧张情绪，并且锻炼了身体，使内心保持强大、注意力保持集中。"

——贝丝

我对咸的或甜的食物的欲望消失了。ATP 有很多方法解决肾上腺功能障碍。它不仅提供了改善健康食物的选择、补充剂和适当运动方面的帮助，还设计了有效的锻炼、支持体系，以发现、解决并帮助治疗肾上腺功能障碍所带来的精神和情绪创伤。如果不治愈，它们就会继续干扰肾上腺功能。

——罗莉（Lori）

重塑恢复力

在这部分，我们将使用强大的个人改造疗愈模式。有许多有效的策略来提高你的身体对压力做出平衡反应的能力。我们将从调整你的身体开始，观察它对运动的反应，找到适合的改善肾上腺功能的方法，以及减缓呼吸以加速康复的方法。我了解到建立恢复力包括消除煽动性的行为和想法，并意识到过时的应对机制、怨恨、自我限制的信念和创伤可能会阻碍你治疗疾病和实现梦想。你会找到释放不良情绪的方法，不再容忍让你热血沸腾或让你失望的事情，设定健康的界限，专注于自己的目标——幸福、健康的未来。放下拖累你的东西，为你真正想要的东西腾出空间，或为其创造新的空间。

ATP 成功案例

在开始执行 ATP 方案后，我的脑雾好了，抑郁缓解了，更会同情自己了……虽然执行方案的时间如此之短，但我的症状已经有了很大的改善。这些令我思维清晰和专注的方案让我意识到童年的创伤和消极的自我对话导致免疫系统处于高度警戒的状态。我觉得生活更井井有条了，我有更多的时间来重塑我的自尊。调整并使用自己的能力来自愈可以提升自信。现在我知道我有能力做这些事情，我更爱自己了。

——霍利（Holly）

回顾

这些方案的实用重点由一些具体工具和包括活动时间安排的快速参考指南组成，你可以轻松查看并将方案付诸实践！

重新评估，大步向前

在完成 ATP 的基本方案后，你将重新完成"肾上腺评估"，对比开始前的分数，了解自干预以来，身体是如何改善的，并研究下一步的计划。对有些人来说，接下来可以以维护保养为主；对另一些人来说，可能需要深入挖掘症状的根本原因，才能感受到 100% 的改善。这些可以放心交给我！治疗是一段旅程，不是一场比赛，我可以与你分享许多其他的方法来帮助你。

第十章提供了具体干预措施，解决与肾上腺功能障碍相关的主要症状，如脑雾和疲劳、失眠和睡眠问题、性欲低下、情绪障碍（焦虑、抑郁、心力交瘁、易怒和情绪波动）和疼痛。具体内容概括如下。

- 概述后期压力症状的潜在原因和具体策略。
- 自我导向的饮食、补充剂和生活方式的选择。
- 后期检查建议。

　　在完成 ATP 后，我希望你身体更好、精力更充沛、疲惫减轻，症状显著减轻甚至完全消失。但是如果你还有一些症状挥之不去，我们还有别的办法！不是每个人都需要针对后期阶段症状的方案，但如果你需要，你会找到更多方法来继续你的治愈之旅。

项目参与者的声音：最有效的干预措施

　　根据最近的一项调查，填写问卷的项目参与者认为以下干预措施是最有效的。

干预措施	认为措施有效的参与者比例
平衡血糖	91%
补充水分	87%
改变饮食	87%
简化生活	81%
自我同情	78%
运动 / 治疗运动	77%
设定意图	74%
告别责任	74%
改善睡眠质量	72%
营养补充剂	72%

续表

干预措施	认为措施有效的参与者比例
感恩日志	71%
改变思维模式和信念	71%
建立边界感	71%

项目需要多长时间

我会在接下来的章节中概述项目的关键要素，我建议你浏览这些内容，然后用至少4周的时间来实施这些方案，这样你才能获得相应的效果。许多人可能想用超过4周的时间，有的人可能想要更缓慢地尝试新方案。两种方法都可以，但需要注意的是，所有干预措施需要相互配合才能奏效，这些措施是相辅相成的。

如果方案实施过程中你觉得某个主题或建议引起了你强烈的不适，而你没有能力应对，请停止这个主题。如果我推荐的某种补充剂或饮食方式对你不起作用，也请停止。项目的主要目标是让你和你的身体感到安全，很重要的一部分就是要相信你的身体和直觉，这样才能做出最好的决定，让你继续前行。

削土豆的方法不止一种，治愈的方法也不止一种。在你完成项目的方案时，适时调整身体并找到适合你的方法。你不必严格遵循方案，也不是完成每一个方法都能看到效果，不过参与者发现，它们是相辅相成的，完成越多的方法，就越能产生更多更好的结果。

时刻准备好掌控你的健康

在进入下一章并开始这个项目之前，我鼓励你采取一些步骤来为未来的变化做好准备，并为变得更好而做准备。当开始对你的生活方式做出重大改变时，写一本关于康复之旅的日记是非常有帮助的，用任何适合你的日记类型。我喜欢用老式笔记本，你可以使用电脑、手机中的日记应用程序。健康日记可以帮你确定目标、设定意图，树立正确的心态。

正因如此，我设计了以下练习，你可以在项目中找到这些练习：帮助识别和改变你目前可能存在的任何负面思维模式，并思考个人目标。当采取以下步骤来管理你的健康时，用日记来反思它们给你带来的想法和感觉，并记录你针对"反思问题"的回答。

你可以在项目进行的任何时候回顾你的回答，你可能想寻找一些动力，或者你只是需要提醒自己为什么要关注自己的健康、为什么开始这段旅程。

第一步：要有远大的梦想（把那些梦想写下来！）

掌控健康的第一步是明确你的健康目标。如果你不知道去向何处，你怎么能到达那里呢，对吗？设定目标会让你关注到预期的结果，努力实现目标，并给这些行动赋予明确的意义和目的。因此，设定目标和增强自信、增加动力、实现成功有关就不足为奇了。

设立远大的梦想

相信你自己，相信你能完成的一切！你的梦想可能是想拥有更多的精力、减少痛苦、拥有重获精力的睡眠、减少惊恐发作，可能是能够跟上你精力充沛、还在蹒跚学步的孩子，每天坚持跑完 5 千米并参加动感单车课程，或者与爱人约会。你需要坦诚、无所畏惧地设立梦想。毕竟，有研究表明，远大的目标比容易实现的目标更能激励人。

设立具体的梦想

你想让身体更舒服，但具体来说是怎样呢？哪个具体症状是你想摆脱的，哪个活动是你想完成的，有没有想要实现的个人或者工作上的目标呢？制定清晰和具体的目标，更容易了解进展，知道你是否实现了目标。

不要自我修正或评判自己，没有哪个梦想是过于肤浅或微不足道的，如果它对你来说很重要，那么它就是重要的。

把梦想写下来

这样做会更有可能实现目标。心理学家盖尔·马修斯（Gail Matthews）的研究表明，写下目标的人比没有写下目标的人实现目标的成功率高33%。这可能是因为写下目标有助于你了解进展和庆祝成功，从而增加了实现目标的可能性。看到白纸黑字写下的目标，信心增强了。此外，写下目标可以让你对未来更有希望、更乐观——乐观的态度有助于改善健康状况。

反思问题：设立远大的梦想

思考以下几点，写下你的答案，开始设立远大的梦想。不要自我修正或评判自己。要诚实，尽可能具体。清楚地了解未来的样子，为自己创造想要的未来。

_____

_____

_____

_____

我的健康目标是：

（例如：去上普拉提课程，课后的几天都不觉得累；有足够的精力和朋友一起出去吃饭和看电影；减重10千克，穿上我最喜欢的牛仔裤；不再渴望吃甜食。）

_____

_____

_____

我想实现我的健康目标，因为：

（例如：我想再次感觉到自己很美；我想陪伴我的孩子们；我想美得发光，因为我注定要发光；我想升职。）

_____

_____

_____

每次当你偏离自己的目标或想要放弃时，请你回来看看写的这些内容，并提醒自己当初为什么要改善健康。

_____

_____

_____

_____

第二步：设定意图

当我们开始改变生活方式来改善肾上腺功能时，另一种培养乐观和积极心态的方法是设定意图。健康的目标决定了我们想要达到的目标。设定意图则略有不同。意图帮我们确认将如何实现目标。目标鼓励我们展望未来，但意图植根于当下，体现了我们是如何选择生活或如何出现在当下的。它与实现特定的结果无关，而是与我们在每时每刻的行为方式有关。我们可以把意图看作指导原则或目的。

在进行 ATP 之初，设定一个积极的意图，帮你设定对即将到来的变化的想法和态度，提醒你希望如何开启每一天，并在整个过程中激励你。设定意图需要思考的是：对你来说最重要的是什么？在项目中，你最想培养的是什么？接下来几周，你最想体验的是什么？

- 打算和食物有一种更健康的关系。
- 打算欣赏进步，而不是一味追求完美。
- 打算让缓解压力成为日常生活的一部分。
- 打算在充满挑战的环境中找到希望。
- 打算在这个项目中抓住机会，尽可能多地改善自己的健康。

我真的相信，在开始疗愈之旅之前设定意图能让你树立正确的心态，有助于加快疗愈过程。当你需要提醒自己在项目之初所做出的承诺时，都可以回顾这些意图。曾经在疗愈过程中遇到困难的参与者分享说，这个练习让他们备受鼓舞，最终他们能够运用这些方法改善健康状况。

反思问题：设定意图

你打算在接下来的 4 周以什么样的状态出现，是否可以确保你能从项目中获得最好的效果？可以在每天的日记练习中思考这个问题，并设定你的意图。

我打算……

_____

_____

_____

_____

第三步：创造疗愈的时间

你是否觉得一天中的每一分钟都被工作、家人和家庭的责任压得喘不过气来？很多人都有这种感觉。我们中的许多人都忙于满足周围其他人的需求，从孩子到伴侣，到另一半的家人，到同事，导致我们没有时间留给自己。这种责任如果超出极限，会给我们的肾上腺带来压力，并产生一种紧迫感，阻止身体休息和康复。在这种情况下，我们无法关心别人。一个空着的杯子是无法给另一个杯子倒水的，我们必须先把自己的杯子装满水。

要想从这个项目中获益，意味着要先学会关心自己，用更多的时间照顾好自己。获得最好效果的 ATP 参与者每天都会留出一些时间，为下一周的任务做好准备，写健康日记，减压，休息。这是一段特殊的时间，你会充分关注自己的健康。

你可能会想，在时间已经如此紧迫的情况下，我怎么能做到这一切呢？你可以更高效地完成耗费时间和精力的任务，甚至直接放弃这些任务，通过这样的方法，你可以在每一天都留出一些时间给自己！还记得上一次厕纸用完了，你不得不在出行高峰期跑到商店买厕纸吗？或者不得不去趟邮局寄包裹？你可能以为这些杂事不会占用很多时间，但事实正相反，这些琐事加起来会占用很多时间。

仔细看看那些让你一整天都很忙的事务，尝试以下方法。

- **放弃**。这个任务是不是可以不做，直接拒绝？
- **简化**。完成方式是否能精简？
- **自动完成**。有没有什么服务、应用程序或其他技术能完成重复性的任务？
- **安排别人完成**。你能不能让别人承担一部分的责任，你负责监督就可以了？

一旦开始在日常工作中寻找冗余和低效的事务并换一种方式对待它们，你会有很多收获！作为一名企业家、母亲和试图在生活中为改善健康而腾出时间的人，我总是在寻找潜在的机会来节省时间。以下是我提出的 10 条建议，它们可以让你腾出宝贵的时间和精力来照顾好自己。

（1）多采购一些卫生纸和纸巾等不易腐烂的物品，或者定期自动采购。

（2）药品可以线上购买并送货上门，省了去药房的时间。

（3）有些公司提供自动续订营养补充剂的服务，每月自动邮寄给你，这样你就不需要花时间重复订购了。

（4）将账单设置为"自动还款"。

（5）使用按需订购食材服务，订购草饲、牧场放养肉品和野生捕获或有机海鲜送货服务，减少去超市的次数。

（6）把家务分配给家庭成员，也可以雇人打扫房子或局部区域，如地板或卫生间。

（7）为孩子或宠物找到至少一名备用照顾者，避免在没空的时候孤立无援。

（8）减少被手机、短信、邮件和社交媒体打扰的次数。使用手机的"请勿打扰"功能，或将应用程序的通知静音。减少社交媒体的应用程序的干扰，尝试"看不到、想不到"的方法，把这些程序放到文件夹里，不要留在主屏幕上。试试这个方法，开始几天你还是会多次想要去拿手机，但慢慢地，你会从中得到好处。

（9）每天只在指定的时间段查看邮件，而不是整天都在不停地看邮件。

（10）考虑使用餐饮计划服务，可以减少健康饮食的耗时。或者每周花几个小时准备接下来一周的食材，而不是每天都做饭，这样可以减少清理次数，节省大量的时间！

总有一些任务可以放弃、简化、自动完成或安排给别人。不用做那么多事情，特别是把晚上的时间空出来，可以让你早些睡觉，并且不会心生愧疚。如果你觉得事情太多，顾不过来，想想你生活中哪些任务可以调整。比如，你是不是被超级多的事情"轰炸"了？如果是这样的话，一定要说出来，看看能否把一些工作安排给别人！你是不是有太多社会责任，日程表上有太多志愿者工作，或者最近给别人帮了太多的忙？

不要害怕拒绝安排好的某些事情，或重新安排一下这些事情的时间。请记住，自我关怀和照顾他人一样重要，对恢复健康是必不可少的。

第四步：练习感恩

我的导师 JJ·维珍（JJ Virgin）告诉我，面对应付不过来的生活，最快的解决方法之一就是练习感恩。我希望你可以找到生命中的美好。总有一些事情值得感激：早晨醒来的第一缕阳光，你甜美的微笑，孩子们的笑声，朋友体贴的电子邮件，花园里的鲜花，新鲜浆果的清爽甜蜜，柔软干净的床单贴在皮肤上的感觉，狗狗顽皮滑稽的动作……练习感恩的方法是经常注意到并感激你周围特别的人、时刻和经历，这是让你感觉更好、保持动力的最快方法之一。2020 年的一项研究发现，多感恩会让人拥有更好的睡眠质量，改善血压、血糖平衡和哮喘等身体健康指标。另一项研究发现，那些经常练习感恩的人感受到的压力更少。

在完成这个项目的每一天，我鼓励你花几分钟时间，写下你感激的 3 件事来塑造积极的人生观。

今天，我感恩的是：

1.

2.

3.

我喜欢这种方法，并尽量定期这样做。有时候，我会通过给感激的人发电子邮件、短信或感谢信来练习感恩。你可以试试这些方法。也可以给自己发感恩短信，或者给自己买感恩礼物。

无论你选择如何表达对他人和自己的感激之情，都要让感恩成为日常生活的一部分。在接下来的几周里，练习感恩将帮你认同你为恢复健康所做的努力，并尽力克服可能出现的困难。

因为有了感恩的态度，劳拉（Laura）觉得对食物的渴望都不算什么挑战了："哇，遵循这种饮食习惯的我感觉非常好。我一边爱自己，一边克服对甜食的渴望……我提醒自己要慢慢来，带着感恩的心，享受每一刻！"感恩也可以成为你的超能力。

第五步：确认你的现状，准备好开始行动

无论你现在对自己的处境有什么感觉——悲伤、愤怒、恐惧、困惑、沮丧，我想让你知道，这些都是正常的，完全正常。善待自己，像对待所爱的人一样，表现出同样的同情心。允许自己产生情绪、表达情绪，而不是压抑情绪。压抑情绪与免疫系统功能低下、压力和焦虑有关，我还没有发现这些对治愈有任何帮助。

给自己时间和空间来处理这些情绪，但要小心，不要无止境地沉溺在情绪中。花太多的时间为自己感到难过，会让你无法采取必要的行动来帮助自己变得更好。凯斯西储大学（Case Western Reserve University）2012年的一项研究发现，共情能力和逻辑思维能力互不相容。这意味着如果你为自己感到难过，就可能不会为你的健康做出最合乎逻辑的决定，或者根本就没有做出过任何相关的决定。

我知道客观地看待病情可能很困难，但一旦你开始感觉到悲伤，我鼓励你像科学家或医护工作者一样理性思考，采取策略，监测结果，并在过程中根据需要进行调整。把精力努力放在改善健康状况上，那么健康状况就会得到改善。

你好吗？你真的好吗？

我在波兰长大，9岁时移居美国。直到快25岁的时候，我才知道，当说英语的人问"你好吗？"，他们其实并不想知道你好不好！我记得刚知道这一点的时候，我大吃一惊。我在一家病例管理机构担任咨询药剂师，一名社会工作者（我们就叫他鲍勃吧）来到我的办公室，想为他的客户获得服药方面的指导。鲍勃敲了敲我办公室的门，说："温兹医生，你好吗？"我回答说我有点累了，昨晚没睡好，因为狗狗太闹了。鲍勃可能不太擅长表情管理，他困惑地笑着对我说："这样啊，那……"在西方社会中，"你好吗？"（How are you？）经常被用作问候语，人们期望的回答总是"还好""特别好"或"很好"，然后再礼貌地说一句"你好吗？"。

相似的，很多人都被教导要压抑自己的感受（通常在孩子很小的时候，父母在孩子摔倒后，明明知道孩子很疼，也会告诉孩子"没事"，因为父母不喜欢处理悲伤的情绪）。我们总是会错过我们并不好的早期迹象，也总会试图不展示出这些情绪，因为害怕被贴上"爱哭鬼""多愁善感"，甚至更糟糕的标签。雪上加霜的是，许多有长期症状的患者受到医生多年的"洗脑"，否认这些症状的存在。因此，我们很多人都独自承受这一切。

现在我允许你坦诚地细数所有症状。为了恢复健康，为了确定目前的干预措施是否有效，我们一起来弄清楚你现在的状况。

我在下文附上问卷，做完后你可以得出目前肾上腺压力分数，然后在接下来4周的项目中随时关注你的进展。我建议你在这页夹个书签，每周完成项目后都再做一遍问卷进行对比。

试着每天写日记

除了用健康日记来完成ATP的练习之外，我还鼓励你养成每天写日记的习惯，帮你在整个旅途中整理思路、寻找灵感。

以下是一些日记话题。

- 我今天感觉怎么样。
- 今天的治疗宣言（我爱自己；我在治疗我的身体）。
- 我感恩的3件事。
- 我今天几点睡觉，早晨几点起床，睡眠质量如何。
- 自我关怀笔记。
- 我今天学到了什么。

我设计了日记模板，帮你完成这趟治愈之旅，鼓励你每天写日记。你可以根据自己的实际情况对这些话题进行调整。

日期：＿＿＿＿＿＿＿＿＿＿＿＿＿＿＿＿＿＿＿＿＿

今天我感恩的是：

我今天的感受是：

今天的治疗宣言：

入睡时间：

起床时间：

睡眠质量：

自我关怀笔记：

我今天学到了什么：

肾上腺评估

我鼓励大家在开始任何改善健康计划之前，诚实地盘点一下你的感受。这个过程可以让你确定这个项目是否真的有帮助。在下面的表格中，请根据你的情况给以下症状打分，分数为 0 ~ 10。0 表示症状不存在，10 表示症状严重。

针对甲状腺的小建议

如果你有甲状腺疾病，我建议你在改变生活方式的同时，每 6 ~ 12 周与医生一起监测你的甲状腺功能。当治疗肾上腺时，甲状腺药物的效果可能会更好，所以我们需要观察你的甲状腺水平，以确保你不会用药过度。

在"起始分数（baseline）"的部分标记你当前症状的严重情况。项目共 4 周，在每周结束的时候，你再回顾这个评估表，标注你的进展。

你会注意到，症状的分数每周都会下降，在完成了本书第二部分介绍的整个项目后，所有症状就基本消失了。

我们将在本书的第三部分使用"针对后期压力症状的方案"解决剩余的症状。

症状	起始分数	第 1 周结束	第 2 周结束	第 3 周结束	第 4 周结束
我感到疲惫					
我有脑雾，或记忆力不太好					
我容易情绪化，不太能控制好情绪					

续表

症状	起始分数	第 1 周结束	第 2 周结束	第 3 周结束	第 4 周结束
我感到焦虑或紧张					
我有恐慌症					
我感到抑郁、情绪多变或悲伤					
我身体总有疼痛，比如痉挛、关节痛或肌肉疼痛					
我没什么力气					
我有睡眠问题（难以入睡或者无法睡整觉）					
我的睡眠没有恢复精力的效果（我醒来不会觉得精力充沛）					
我大多数时候感到压力很大					
我感到疲惫却精神紧绷					
我有低血压（低于120/80 mmHg）					
我有低血糖症（血糖过低）					
我如果不吃饭或者很长时间未进食会脾气暴躁					
我想吃咸的东西					
我很容易受到惊吓					
我早晨总是觉得很疲惫					
我总是觉得不堪重负					

续表

症状	起始分数	第 1 周结束	第 2 周结束	第 3 周结束	第 4 周结束
我性欲低下					
我总是脾气暴躁					
我眼下有黑眼圈					
我有脑雾或无法集中注意力					
我经常头痛或偏头痛					
我频繁感染疾病（如经常感冒）					
我不太能锻炼，锻炼后会觉得非常疲惫					
我经常水肿					
我经常心悸					
我每天必须先喝咖啡才能正常行动					
我对酒精、咖啡因和其他药物耐受度低					
我经常感到虚弱、颤颤巍巍的					
紧张时，我手脚经常出汗					
我总是体热、不耐热					
我经常盗汗					
我脱发					
我总是体寒、不抗寒					
不管怎么努力，我都很难减重					
不管怎么努力，我都很难增重					
我有粉刺					

续表

症状	起始分数	第1周结束	第2周结束	第3周结束	第4周结束
我有胃酸反流					
我经常腹泻或便秘					
我通常需要更长时间痊愈（愈合伤口或患处）					
我总是犹豫不决					
症状总数					
症状分数					

无论你现在在这个评估中分数如何，请记住，完成项目可以让你更加美丽、匀称、平静和健康，你可以帮助自己实现这些目标！

每个周末，你可以重新进行评估，看看有多少症状已经消失或得到了改善。

可能开始有 20 个症状，最后其中 19 个都会消失，但大多数人可能只会关注那个没有解决的症状，忘记庆祝已有的成功。我想提醒大家的是，在整个项目过程中，别忘了庆祝自己所取得的进步，每一个改变都是迈向健康的一步！

急性肾上腺功能障碍或艾迪生病的迹象

虽然大多数患肾上腺功能障碍的人并没有患上艾迪生病，但我想提醒大家注意急性肾上腺功能障碍或者艾迪生病的迹象和症状，看看是否和你目前的情况类似。这些疾病会导致身体无法产生足够的皮质醇。如果症状相符，请立刻寻求医疗帮助。皮质醇水平过低可能会危及生命。

急性肾上腺功能障碍或艾迪生病的迹象和症状如下。

- 极度虚弱。
- 精神错乱。
- 头晕。
- 呕吐。
- 发热。
- 腰下部或腿部突然疼痛。
- 恶心或剧烈腹痛。
- 血压极低。
- 意识减退或神志不清。

奇怪却真实的肾上腺功能障碍的迹象

除了观察症状，你还可以用以下方法评估自己是否患有肾上腺功能障碍。

- **你易怒吗？** 易怒和总是感到不堪重负是肾上腺功能障碍的两个主要征兆。判断患者是否有肾上腺问题最好的方法就是询问患者是否经常会脾气暴躁、感到不堪重负，或者觉得别人很烦人。例如，当我妈妈给我打电话闲聊时，我总是能感觉到肾上腺（腰部）要崩溃了，我觉得和她说话太累了！

- **你有低血压吗？** 患有肾上腺功能障碍的人通常血压较低，或者在坐着、躺着起身后血压会降低（直立性低血压）。改变姿势时也可能会感到头晕目眩。对这类症状的检查方法是在躺下时测量血压，站起来时再次测量。这是医生经常用来判断患者是否患有肾上腺功能障碍的检查方式。如果在站立后3分钟内血压显著下降，则被认为患有直立性低血压。例如，血压从120/80 mmHg降至90/60 mmHg，这可能意味着肾上腺功能不足或脱水。

- **你对强光敏感吗？** 肾上腺功能低下的人可能经常无法收缩瞳孔。通常情况下，我们的瞳孔在黑暗中会放大，在明亮的环境中会缩小。肾上腺功能障碍的症状可能包括对强光敏感，在强光下看东西困难，在大多数日子里必须戴墨镜，或者用我更喜欢的表达——就像出现在日光下的吸血鬼！

- **你的体温是否经常不稳定？** 有人为了备孕每天早起就要测体温，如果发现早上体温波动，且通常偏低，那就可能患上了肾上腺功能障碍。你可能听说过低体温是甲状腺功能低下的征兆，这也是正确的。甲状腺功能减退或甲状腺功能低下也会表现为低体温，但这种低体温是每天都会稳定发生的。

- **你是否经常想吃掉一整袋薯片？** 你是不是经常一次就吃掉（或者想吃掉）一整袋薯片？很多人都会这样！想吃咸味食物是肾上腺有问题的一个主要标志。如果肾上腺有问题，你可能会非常想吃咸味的食物，如咸饼干、薯片、椒盐卷饼和橄榄菜。

- **你是否有时会"饿极成怒"？** 如果你少吃一顿饭，或者很长时间没有进食，你是否会觉得烦躁易怒？这种烦躁、大发脾气、又饿又愤怒的状态就是"饿极成怒"。这时你可不太受欢迎。

患有肾上腺功能障碍是种什么体验

一系列的临床表现无法真正地反映出肾上腺功能障碍患者的感受。我邀请互联网社群好友用自己的语言分享他们的经历，希望能让你有更被理解的感受，减少孤军奋战的体验。我还想向你保证，无论你现在身处怎样的黑暗中，你早晚都会越来越好，并找回曾经的美好生活。我做到了，数千名客户和读者也做到了。以下是他们分享的感受。

"我一醒来就感到精疲力竭，已经睡了 8 个小时，觉得好像还需要再睡 8 个小时，脚上好像绑了一块水泥。我经常无缘无故、莫名其妙地感到悲伤、嫉妒和愤怒。我常忘记日期，话说到一半就忘了下面想说的内容，也老不记得去某个房间的原因。"

"前一天我精力充沛，想做点事情，但第二天我就筋疲力尽了。最难的是我的大脑里有一个待办事项清单，我想要完成所有的事情，但我的身体却做不到。"

"我会在半夜突然醒来，身体感觉很焦虑，但精神上无法集中注意力。就像凌晨 3 点空腹，也没喝咖啡的我吃了好多糖的感觉。"

"我今年 56 岁了，有时我觉得我 85 岁的母亲应付日常琐事时都比我精力充沛。"

"感觉快要崩溃了；走出家门我就浑身都不舒服……我安全吗？我是不是要死了？"

"在经历过任何让我感到压力的小事情（甚至包括让我十几岁的孩子去打扫房间这种事）之后，我感觉身体里的所有能量都被吸走了，身体和精神都崩溃了。持续不断的脑雾也每天困扰着我，我每晚辗转反侧，更别提锻炼身体了……我的体力很快就能用光。"

"我总是紧张不安，但又很累。本应让我精力充沛的锻炼会耗光我所有精力，一点点压力也会让我精疲力尽……精疲力尽到无法与人交谈或社交，这让我觉得孤立无援，没人能理解我。"

"我经常有这种恐慌的感觉，就好像是我需要以最快的速度逃跑，远离压力（逃避反应）。"

"我像怀孕的时候一样疲惫，但我其实根本没有怀孕。我每天必须喝很多咖啡，才能撑过去，即使如此，有时候我也无法一整天保持清醒的状态……我好像一直在泥泞中艰难前进。"

"即使是做最简单的事情，我也会感到身心俱疲。哪怕是做出一个很小的决定，都像是个壮举。有时候我只是想挑双鞋出门，都会感到恐慌！以前我很擅长处理极端的压力，但现在我的身体关闭了这个功能。然后睡眠不足恶化了这种情况。但是有时候也还不错。我的肾上腺问题促使我倾听自己身体发出的声音，更关注自己。我现在对自己的身体更温柔了，我必须这样做。"

"我无法处理一点点压力。每个人都觉得我戏太多了、反应非常夸张。"

我发现，像这些方法和"肾上腺评估问卷"等自我评估方式可以很好地判断应激反应受损的情况，为我们提供信息，开始为身体提供正确的支持。这就是为什么，我开始提到，ATP的设计是在没有医学检查的情况下进行的。我想让大家了解自己的身体、了解身体的需求，而不是依赖于检查结果。如果我只能用这本书教会你一件事，那就是要倾听自己的身体，因为你的身体是聪明的、强大的。通过了解你的症状，你可以确定身体目前的情况及身体的需求。

所以，我们需要更仔细地聆听！更多地关注你的身体和你何时会有这些症状，就可以非常准确地定位你处于肾上腺功能障碍的哪个阶段，并根据每个人的独特情况量身定制营养饮食和补充剂方案。我们来详细了解一下皮质醇在一天中的分泌规律，并根据你的症状判断出自己目前的皮质醇分泌规律。

评估肾上腺的健康状况：从最佳状态到严重障碍阶段

肾上腺功能的最佳状态应该是，在早上分泌最多的皮质醇，白天分泌量平稳下降，睡前分泌很少。早上的高皮质醇水平可以让我们精神饱满地起床，准备好迎接新的一天。睡前分泌较少的皮质醇，有助于我们放松和睡觉。

请看下方这张图。注意到黑线是如何沿着灰色的最佳范围曲线移动的吗？这可能是最佳的、非常漂亮的皮质醇水平曲线：一个人早上醒来时精力充沛；白天心情平静快乐、做事富有成效；晚上很容易就可以放松、入睡、睡整觉。在完成我们的项目后，你也可以拥有这样的良好状态。

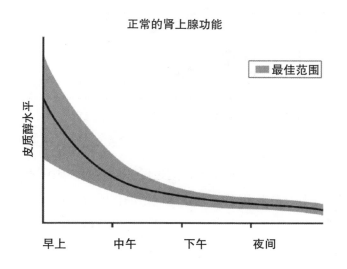

正常的肾上腺功能

当皮质醇水平与这种模式不一致时，会出现一些症状。肾上腺功能障碍患者的皮质醇水平可能有 3 种不同的模式，这些模式是渐进的，从皮质醇高水平阶段开始，到皮质醇水平忽高忽低的阶段，最后到皮质醇低水平阶段。

第 1 阶段：皮质醇高水平阶段

在这个初始阶段，HPA 轴反应过度，皮质醇水平较高。皮质醇水平整天过高，包括夜间也过高，而皮质醇水平到了夜间应该降低，我们才能安然入睡。皮质醇高水平会导致许多人在白天感到焦虑、烦躁、不安和紧张（同时还很累）。

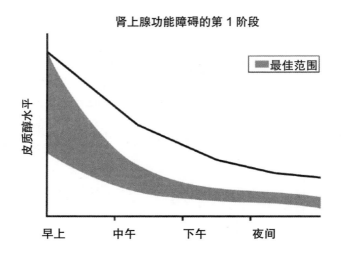

此外，虽然我们可能感觉不到，但过量的皮质醇会破坏身体，导致关节和肌肉疼痛、失眠、想吃甜食、性欲低下和消化困难。这就像是一群摇滚明星在破旧的酒店房间里尽情地狂欢，却没有意识到他们正在破坏视线可及的所有东西，包括自己的身体。

如果没有及时解决这个问题，身体将会进入到第 2 阶段，保护自己免受过量皮质醇的破坏性影响。根据我的经验，在这个初始阶段，人们往往太忙而没有时间寻求帮助，或者大多求助于传统医学，接受类似"创可贴"形式的帮助，如服用止痛药、睡眠镇静剂、伟哥类药物和胃酸抑制药。

第 2 阶段：皮质醇水平忽高忽低阶段

在这个阶段身体进入保护模式，大脑和肾上腺之间的通信中断了。身体仍然处于压力之中，但就像"狼来了"的故事一样，并不是每次感觉到压力时都会启动同样的应急反应。

这个阶段的皮质醇水平整体上是正常的，但是有波动，比如早上的皮质醇含量极低，之后又过高。这样颠倒的模式，令有的人早上很难起床，过了中午就感到非常疲惫。

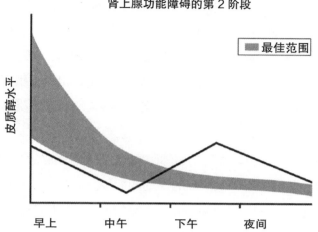

他们在下午会感觉更有活力，但随着时间的推移会变得有点焦虑，直到晚上8点左右才会觉得恢复正常。而就在准备入睡之前，他们会经历皮质醇水平的第二次高峰。这些人清醒或昏昏欲睡的时间总是不对，导致能量水平下降、焦虑、入睡困难。

这条曲线看起来有点像过山车，经历这条曲线的人常说，他们的情绪也像过山车一样，医生通常会给他们开出治疗情绪障碍、焦虑或抑郁的药物。在这一点上，更多的人可能会向整合医学寻求帮助，但不幸的是，由于总皮质醇水平在检查中是"正常的"，这种功能失调的模式经常被刚刚接触整合医学的医生及解读自己皮质醇唾液检查结果的患者误以为是正常的。

第3阶段：皮质醇低水平阶段

肾上腺功能障碍的第3阶段，也是最严重的阶段是皮质醇低水平阶段，即皮质醇增多症。在这个阶段，皮质醇总量每一天都很低，大脑和肾上腺的沟通途径完全崩溃。

理疗医生过去常说，这是因为肾上腺疲劳，无法产生更多的皮质醇，但事实并非如此。肾上腺能产生更多的皮质醇吗？当然能。但肾上腺会这么做吗？不会的。肾上腺不会这么做，因为它不再对来自垂体的信号做出反应了。处于严重的肾上腺功能障碍阶段的人通常会一整天都感到疲倦。他们醒来时疲惫不堪，一天中的大部分时间都昏昏沉沉，入睡时也很疲惫。

到了这个阶段，许多人修复身体的时间不多了，也已经用完了修复所需的营养物质。他们经常被诊断为慢性疲劳或一些自身免疫性炎症，最终会出现某些炎症性疾病（关节炎、甲状腺炎）。

这是我帮助过的大多数人的功能障碍模式。根据我的经验，在这个阶段，人们经常去看无数的医生，但得到的帮助却很少。这就是我发现自己患有肾上腺功能障碍的阶段，我可以告诉你，这个阶段一点也不好玩。但幸运的是，无论你处于哪个阶段，我都能帮上忙。

在初期，皮质醇水平开始下降到灰色的最佳范围以下。

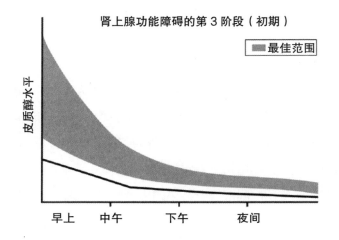

随着时间的推移，皮质醇水平会越来越低（除非进行干预），人们最终会变得筋疲力尽，并对咖啡因产生依赖。他们可能会被诊断为慢性疲劳综合征、纤维肌痛、桥本病或其他自身免疫性炎症，因为皮质醇水平太低，无法平衡不受控制的炎症。正如你可以看出的，曲线在这一阶段看起来更像一条线。我把肾上腺功能障碍后期称为"扁平肾上腺"。

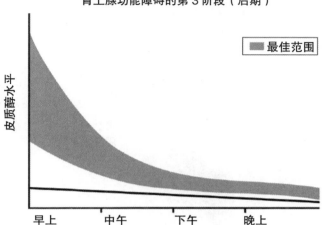

肾上腺功能障碍的第 3 阶段（后期）

皮质醇水平过低

　　尽管在新闻中听到的关于皮质醇的大部分内容都是在说皮质醇水平过高是"不好的"，但皮质醇水平过低可能更糟糕，而且在错误的时间产生皮质醇会带来很多麻烦，比如易怒和焦虑（经常会发生"我刚刚对某个人大吼来着"的情况）。

　　我在工作中，主要帮助的是患有桥本病或自身免疫性疾病的人。当人们的健康状况下降到出现自身免疫问题时，他们已经从皮质醇过剩，即肾上腺功能障碍的初期阶段，发展到肾上腺功能障碍的后期阶段了，皮质醇每天的产量都过低。

　　在分析了 2015 至 2019 年桥本病患者的 148 例肾上腺唾液检查结果后，我注意到所有接受检查的人都有不同程度的肾上腺功能障碍。

　　148 名患者中有 7 人皮质醇水平过高，91 人皮质醇水平较低。此外，在皮质醇水平处于"正常范围"的 50 名受试者中，皮质醇水平曲线偏离了正常范围：他们有的早上产生的皮质醇太少，有的中午或下午的皮质醇水平出现波动，有的晚上产生过多的皮质醇，导致早上疲劳、中午情绪波动或晚上失眠。

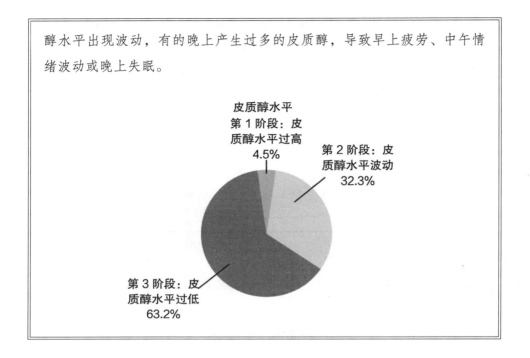

皮质醇水平

第 1 阶段：皮质醇水平过高 4.5%

第 2 阶段：皮质醇水平波动 32.3%

第 3 阶段：皮质醇水平过低 63.2%

你需要做肾上腺功能检查吗

我分析过数百条这样的肾上腺皮质醇水平曲线。如果检查是由声誉不错的实验室根据正确的参照范围进行的话，我可以根据客户的皮质醇水平曲线准确地预测他们一天中的具体症状。后来，我合作的肾上腺检查实验室 BioHealth 公司调整了参照范围，检查结果和客户的感受就不一致了。

我决定试着用这家实验室过去的参照范围来解读这些检查结果，你猜结果怎样？我又可以准确地推测出客户的症状了。然而，这家公司在 2019 年倒闭了。

我曾经教客户和桥本病自我管理项目的参与者如何预约肾上腺功能检查，并解读检查结果。但不是所有实验室的参数都一样，情况也会发生变化。就像我前面提到的，我想让大家有能力了解自己的身体以及身体的需求，而不是依赖于检查结果。

研究了上百个肾上腺唾液检查结果后，我找出了一些可以反映肾上腺功能的具体症状。

所以尽管肾上腺唾液检查和尿检可以帮助确定肾上腺功能障碍的准确阶段，但你不一定非要做检查才能开始进行 ATP。

相反，我会分享如何根据你的症状确定你正在经历皮质醇水平过高、过低还是忽高忽低的阶段。请在下面的表格中圈出你所经历的症状，确定你的皮质醇是缺乏还是过多。

你的皮质醇问题引起的症状是什么

皮质醇水平过低或过高都会导致一系列症状，因此，根据你的症状可以判断你的皮质醇水平。如果你的皮质醇水平过低，你需要进行更多提高皮质醇水平的活动（如强光 * 照射、摄入某些食物和营养补充剂）、避免进行会降低皮质醇水平的活动（如有氧运动和摄入某些营养补充剂）；如果你的皮质醇水平过高，则需要多进行降低皮质醇水平的活动，避免摄入会提高皮质醇水平的食物。

项目	全天皮质醇水平过低	全天皮质醇水平过高
感觉	整天都很疲惫	焦虑、思绪紊乱、紧张、高度兴奋、无法放松
血糖	偏低，有低血糖症	偏高
血压	偏低，或在正常范围内偏低，或者起立时血压会降低（起身过快会感到头晕）（低于 120/80 mmHg）	偏高，或在正常范围内偏高（高于 120/80 mmHg）
肌肉	无力、疲惫、疼痛	紧绷、疼痛

续表

项目	全天皮质醇水平过低	全天皮质醇水平过高
身体含水量	由于口渴和尿频，有脱水的情况	由于皮质醇的抗利尿激素增加，更可能出现水肿的情况
做有氧运动后的感觉	更累了	更加放松和平衡
睡眠情况	就算我很容易入睡，醒来也不觉得精力充沛	很难入睡
算一下每栏的症状总数	皮质醇水平过低 _____	皮质醇水平过高 _____

如何判断你的症状是由皮质醇水平过低还是过高造成的？

- 计算每一栏症状的总数。
- 如果你的所有或大部分症状都出现在左边这栏，那你的皮质醇水平很有可能过低。
- 如果你的所有或大部分症状都出现在右边这栏，那你的皮质醇水平很有可能过高。
- 如果你有一些皮质醇水平过高的症状，也有一些皮质醇水平过低的症状，或者经常感到不堪重负、很难睡整觉、精神状态不稳定、情绪起伏很大，那你有可能处于肾上腺功能障碍的第 2 阶段。
- 如果你在项目结束时还没有解决所有的症状，我会给你分享更多的方法，帮你实现目标，其中可能包括进行一些检查。

无论你处于哪个阶段，通过解决导致皮质醇水平失调的潜在原因，并应对皮质醇水平的变化，这个项目中的大部分方法都会帮到你，让你的身体再次恢复平衡。针对确定了自己皮质醇水平过高或过低的人群，我提供了一些具体的方法应对你们的情况，在之后的章节你们会看到这些方法。

* 强光照射应该遵循昼夜节律，早上多晒太阳，晚上减少光亮。

开启你改善健康的旅程

做完这些评估，如果你发现有太多症状需要解决，给你带来压力，这都是正常的。我想提醒你的是，你已经开始采取行动来解决这些症状了。数千位病友用我的方法已经治好了他们的肾上腺功能障碍，重获了健康。你也可以的。在接下来的几个章节中，我将带领你一步步解决你的压力症状，为身体建立一种安全感，让你感到强大、冷静、有力量和精力充沛。

在我的线上项目小组中，我们一起走过这段旅程，参与者每天都会收到任务提醒。在项目的初始阶段、第 1 周参与者有很多症状，但是进入第 2 周后，我们看到了很多变化，第 3、4 周发生了更多改变。所以你要知道自己的身体会变得更健康，但是这个过程需要很多努力，也许你需要进行一些规划。我希望这本书能够为你提供一些知识和力量，帮你重获健康。

如果不做计划，我们就是在计划失败

在你阅读接下来的章节时，我希望你可以选择一个开始日期，实施新的饮食、营养补充剂和生活方式的计划，饮食习惯和营养补充剂至少需要 3 周才能奏效。

我知道生活方式的改变很难，有时把重大改变分成小目标会很有帮助。有时候，你可能一天就实现了好几个目标；有时，一个目标要花好几天才能实现。

你可以在正式开始前先阅读一下第二部分的内容和食谱的部分，给自己 1 ~ 2 周准备的时间，再正式开始进行这个项目。

我建议你从第四、五、六章的改善健康模式（包括饮食习惯、营养补充剂、补充催产素）开始，再进行第七章的力量训练和个人转变任务，重塑恢复力。以下是我给小组客户提供的参考时间表，也分享给你们。请在"完成日期"一栏写下你的目标日期。记得在这 4 周之内随时查看这个日期，确保按计划进度完成。

4 周项目的参考时间表

完成日期	重点	页数
	阅读本书第二部分	85 ~ 230
	开始完成健康 / 感恩日记	64
	设定意图	58
	阅读营养补充剂总结并购买补充剂	226
	阅读食谱，购买食材	269
	创造疗愈的空间	58
	回顾症状	65

第 1 周计划

完成日期	重点	页数
	用食物补充营养	87
	感觉更好 / 更糟的盘点	164
	重获活力	50
	促进催产素的释放	166
	调节昼夜节律	149
	第 1 周：回顾症状	65

第 2 周计划

完成日期	重点	页数
	确定营养补充剂	226
	开始摄入营养补充剂	226
	补充电解质	137
	调节昼夜节律	149
	冥想	191
	用茶饮平衡身心	143
	减少咖啡因（不是必须的）	141
	第 2 周：回顾症状	65

第 3 周计划

完成日期	重点	页数
	宣言	160
	进行纯粹的创作	179
	保持积极的心态	158
	设计你的"导火索工具箱"	199
	原谅自己和他人	206
	第 3 周：回顾症状	65

第 4 周计划

完成日期	重点	页数
	突破自我设限	210
	释放创伤	213
	建立健康的边界	215
	不再容忍	208
	做让你感觉很好的运动	186
	第 4 周：回顾症状	65

完成 4 周项目后

完成日期	重点	页数
	阅读本书第三部分	231 ~ 267
	重新评估，继续前行	232
	后期压力症状的根本原因和解决方案	243

第三章要点总结

- 按照 ATP 的指导，向身体发出安全信号，解决破坏肾上腺功能的主要的慢性压力来源，重塑身体的恢复力。

- 如果在完成为期 4 周的项目后，你仍有焦虑、易怒、脑雾、疲劳、疼痛、性欲问题和其他肾上腺功能障碍相关的症状，请翻到本书的第十章，了解更多针对根源问题的干预措施，解决还在困扰你的症状，帮助你完全康复。

- 完成"肾上腺评估"，开启你的治疗之旅，倾听你的身体，确定你的皮质醇水平是哪种模式，阅读 ATP 参考时间表，决定你的项目开始日期，在这之前要给自己留好充足的准备时间！

- 翻到下一页，开始转变吧！

肾上腺功能转变方案

第四章

补充营养

目标

- 了解为什么摄入有营养的食物能向身体发送安全信号。
- 用食物和有针对性的补充剂平衡应激反应，加速改善健康。
- 在正确的时间摄入正确的食物，减少血糖波动。
- 养成更健康的习惯，你的身体会受益多年！

欢迎开始 ATP 的具体操作！你即将经历许多美妙的变化，慢慢抛弃掉那些一直伴随着你的痛苦症状。你即将学到如何向身体发送安全信号，加速改善健康，重塑适应力。随着症状慢慢消失，你会感觉到身体更轻快、生活更明朗、压力变小了。在这个为期 4 周的项目中，每一天你都会离你想成为的人更近一步。

下面的话我已经说过一次了，以后还会重复很多次：摄入营养是向身体发送安全信号非常有效的方法。在本章，我将给大家分享 3 种发送安全信号的方法，用营养来重新平衡你的肾上腺应激反应。

1. 高营养密度

当身体缺少营养的时候，无论是微量营养素（如维生素和矿物质）还是常量营养素（如脂肪和蛋白质），或者缺少热量、吃饭不规律，身体都会接收到食物不足的讯息，认为我们生活在饥荒中。通过摄入更多营养丰富的食物、少吃加工食品、规律进食、每餐都吃饱、补充因应激反应而缺失的营养，以及补充平衡适应原草药，我们就能够向身体发送营养充足的信号。

2. 减少炎症反应

炎症会让身体向大脑发送"身处危险"的信号。我们可以通过减少摄入促炎食品、避免摄入会引发敏感反应的食物、摄入益生菌食品和益生菌补充剂来解决发炎的主要内因，即肠道中不平衡的微生物菌群。

3. 平衡血糖

血糖波动会让我们释放压力激素，血糖平衡则会带来稳定的激素水平，让我们情绪稳定、心情平和。我们可以以平衡血糖为目的而选择食物，利用两个重要的血糖平衡补充剂——肌醇和肉碱——让身体感到安全。

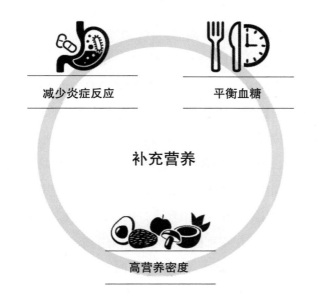

减少炎症反应　　　　　　平衡血糖

补充营养

高营养密度

用食物补充营养

营养学界充斥着相互矛盾的信息。有的专家认为限制摄入热量高的食物、禁食、摄入蔬果汁或素食等是健康饮食的关键；其他的饮食模式，如原始人饮食法、食肉饮食法和生酮饮食法，则以肉类、高脂肪乳制品或低碳水化合物为主；还有一个阵营认为任何饮食法都没用，不吃某些食物是饮食失调的开始！减重食物的泛滥营销、堆满超市的廉价加工食品，以及我们对《美国标准膳食指南》(*Standard American Diets*，SAD，这个缩写太讽刺了，"sad"在英语中有悲伤的意思)的依赖会带来压力和疾病。味道增强剂和食品添加剂欺骗了我们的大脑和味蕾，让它们以为这就是我们想吃的或者需要的食物！

营销信息和大规模生产的食品传达着令人迷惑的信息，这些食物本身也不健康，还会让我们远离健康的饮食习惯。健康的饮食习惯指多摄入那些天然、健康、有营养的食物，远离身体不想吃的食物。当我们过滤掉所有营销信息，并学会聆听自己的身体时，一切都变得简单了。我们减少了生理承受的压力，并向身体发送安全信号。

当为了保持肾上腺平衡而吃东西时，我会想到穴居原始人。他们只能依靠自己的直觉（那时候也没有加工食品）来进食。摄入让他们感觉更好的食物，而不是那些会导致胃痛、腹胀或让人昏昏欲睡的食物。他们吃饱就会停下来，渴了就会喝适量的水。在没有人造灯光和在线流媒体服务的时代，他们白天吃饭、劳动，晚上深度休息，而不是天黑后疯狂看电影、吃披萨、一躺就是几个小时（我想告诉你，这些我都做过，而且我完全不建议你重蹈我的覆辙）。

吃那些让你感觉良好的食物，避免那些让你感觉不好的食物，这样的饮食习惯会帮助你恢复健康。如果你和我刚开始启动康复之旅时的状态一样的话，你可能会想："我已经在吃那些让我感觉良好的东西，不吃那些感觉不好的东西了。"对有些人来说，薯片、饼干和冰淇淋就是吃起来感觉良好的食物。我也帮助过很多人，他们认为自己是"最健康的患者"，因为他们真的会尽量多吃那些传统意义上的健康的食物，如谷物和低脂乳制品。但问题是，当我们有长期症状时，身体与食物的关系可能很难被发现。这是因为我们会对经常吃的食物做出反应，但身体并不一定会让我们立刻就发现这些反应。实际情况是，促炎食物通常会有延迟反应，有时候需要几个小时到几天才能显现出来。所以我们机智的身体所拥有的反馈回路与我们摄入的食物是脱节的。我们需要重新建立起这种反馈机制，需要至少 3 周不吃加工食品，并避免摄入常见的导致有敏感反应的食物。试过 ATP 饮食法的人通常在 3 ~ 5 天就会看到变化（尽管具体症状可能需要更长的时间才能完全消失），并且在禁食某种食物至少 21 天后重新摄入这种食物时，能够更容易发现炎症反应。

所以，穴居人吃什么呢？天然的、未经加工的食物，包括水果、蔬菜、鸡蛋、坚果和种子，可以直接生吃或弄熟了就吃，不需要经过特殊的加工。这些食物是打猎或采集得来的，而不是像法棍或谷物制品那样的经过加工或碾磨的食物，而且穴居人吃不到冷冻酸奶，那时候也没有奶牛。听起来耳熟吗？是的，穴居人吃的食物与现如今流行的原始人饮食法相似。我推荐这种饮食方式，因为它可以最大限度地减少摄入促炎食物，更多地摄入营养丰富的食物，可以帮助我们保持血糖稳定，而且也很容易坚持下来。

我在推出 ATP 后的近 10 年来，一直都在给患有桥本病和其他健康问题的人推荐原始人饮食法。在项目结束后，我调查并对比了参与者在参加项目前后的变化，在尝试了所有饮食建议的参与者中，有 93% 的人说饮食改变是有帮助的，尝试了血糖平衡建议的人中，100% 的人说这些建议有效果！其中一位参与者塔比莎（Tabitha）分享说："我认为饮食的改变给我带来了最显著的改善……在改变饮食的第 1 周，我就注意到了身体的变化。我觉得我回到了 20 年前的状态……我体重减轻了，关节炎也没有了。"

用食物作为我们的药物，可以在短时间内帮助治疗肾上腺功能障碍，缓解相应的症状，我称之为食物药理学法。本章的指导原则是让整个过程简单易行。我还收录了 40 多个改善肾上腺功能的美味食谱，包括补药、蔬果汁、零食和正餐的食谱，可以让你更加快捷方便地执行饮食计划。

摄入营养丰富、能平衡血糖、抗炎的食物可以有效地向神经系统发送大量的安全信号，也是重新平衡应激反应的第一步。但是我们还可以运用更多营养科学策略做更多的事情，如摄入有针对性的补充剂和保持健康的饮食规律，让身体感到安全。

饮食注意事项

我设计了最有利于恢复受损应激反应的 ATP 饮食法。虽然这种饮食法大多可以根据食物敏感性和饮食习惯进行调整，不过调整后的饮食可能会带来肾上腺问题，所以在平衡肾上腺功能的过程中最好避免。

- **食物敏感或过敏。**如果你对某种食物敏感，或对我提到的对身体有好处的食物过敏，即便它们出现在 ATP 饮食法中，也不要吃这些食物。你可以根据自己的情况调整食谱。

- **更严格的饮食法。**如果你遵循的饮食法比 ATP 饮食法更严格，那就继续坚持你的饮食法。例如，如果你正在坚持自身免疫性饮食法，不摄入坚果、种子和其他促炎食物，那么继续按照这些要求做下去，只吃有助于你恢复健康的食物。

- **其他特殊饮食，如全食 30 天（Whole30）、分区饮食（The Zone）和生食。**大多数饮食方式和偏好都可以加入 ATP 饮食法，但有些不适合有组胺／草酸问题的人。针对这类人群，我强烈建议你向医疗从业者寻求帮助，根据你的需求修改饮食方式。

- **禁食。**禁食可以改善胰岛素的敏感度，提高皮质醇水平，并增加阻止甲状腺活动的激素——反 T3。健康人的身体会将这些变化视为小型应激源，从而进入一种被称为自噬的愈合状态，这是一种细胞循环和重启的过程，在这种状态下，细胞会清除受损或不必要的部分，并将其重新用于修复或制造新细胞。然而，有肾上腺问题的人的皮质醇产生过程已经受到了损害，有血糖失衡（通常表现为低血糖）、反 T3 过剩和营养缺乏等问题，所以禁食会快速增加身体的压力。我不建议在解决这些失衡问题之前尝试禁食这个方法。

- **蔬果汁禁食法。**虽然我们的饮食计划中有天然蔬果汁，但我们也不能不吃饭，只喝果汁。如果只摄入榨成汁的水果和蔬菜，哪怕只有几天，也会令蛋白质和其他营养缺失、血糖波动，从而导致肾上腺功能障碍。所以最好避免这种饮食法。我们可以尝试在摄入有充足脂肪和蛋白质正餐的同时，加入蔬果汁，或者把果汁和健康的脂肪混合，如椰奶或椰子油，可以抵挡血糖的飙升。我的"脂肪绿色蔬果汁"可以很好地获得易消化的维生素和带来能量的脂肪，同时不用在早餐和午餐之间吃零食了！

● **素食法**。尽管素食法可以改善很多健康问题，但我并没有发现它对治疗肾上腺问题有特别的帮助。素食法会加剧血糖问题，导致肾上腺需要的营养素的缺乏，如维生素 A 的视黄醇形式、B 族维生素（特别是维生素 B_{12}）、肉碱、铬、铁、镁和 ω-3，以及维生素 D、钙、碘和锰。无肉饮食还会使我们面临缺锌和铜过剩的风险，这可能会导致肾上腺问题、吡咯尿症和铜中毒（一些公认的肾上腺功能障碍的病因）。此外，素食法中的蛋白质来源，如豆类、乳制品、谷物，可能无法改善肾上腺功能障碍。鸡蛋、一些种子和坚果是素食者首选的蛋白质来源，然而，有些人群，特别是那些有炎症或患有自身免疫性疾病的人，可能对这些蛋白质不耐受，特别是在开始康复饮食的初期。在这段时间里，更接近原始人的饮食法可能更有利于恢复健康，包括摄入营养丰富的肉类。

● **生酮饮食法**。据说高脂肪、极低碳水化合物的生酮饮食法有许多好处，包括改善能量、保持血糖平衡，以及减轻疼痛、炎症、偏头痛和氧化应激，也会改善大脑功能，更好地调整情绪。然而，许多有甲状腺和肾上腺问题的人说，这种饮食法让他们感觉更糟，具体来说，他们感觉身体更累了。这通常是因为有肾上腺和甲状腺问题的人胃酸不足，脂肪酸代谢受损或脂肪消化酶缺乏，很难从蛋白质和

> 脂肪中摄取营养。此外，这些消化缺陷往往会导致多种食物敏感性。如果想在项目中采用生酮饮食法，可以做一些调整，帮助改善肾上腺功能，如避免摄入常见的导致过敏的食物（如乳制品），并补充消化酶，以帮助分解、吸收蛋白质和脂肪。

补充营养补充剂

良好的饮食习惯和生活方式是修复肾上腺功能障碍的关键，你完全可以不用补充剂就能看到成效。但是过往经验告诉我，一些有效的补充剂可以帮我们恢复得更快。长期压力反应使营养物质消耗得更快，所以我们一开始就处于营养不足的状态中。尽管我们摄入的天然有机食物比传统食物、加工过的食物更有营养，但肾上腺功能障碍和自身免疫性疾病都会带来消化问题，影响吸收，使我们的营养不足。

我喜欢用有针对性的营养剂解决肾上腺功能障碍中的多种失衡和营养不足等问题，如慢性炎症、线粒体问题、皮质醇失衡、血糖波动和营养缺乏。但是摄入过多营养素对我们的思维、身体和钱包都不太友好。这就是为什么我承认营养剂的多重好处，它们可以降低你成为"比尔博·巴金斯（Bilbo Baggins）"（《霍比特人》中的角色）的概率。

我有个客户最初服用了 12 种营养补充剂。她最常抱怨的问题有偏头痛、便秘、失眠、对噪声敏感和焦虑。理论上，她的方法和我在序言中分享的支持肠道、肝脏和肾上腺的方法是一致的，然而，这些方法没有考虑到她不堪重负的神经系统需要在忙碌的工作结束前平静下来。我看了她的营养补充剂清单，让她把这 12 种都停用，然后我只推荐了一种补充剂——柠檬酸镁。因为头痛或偏头痛、便秘、失眠、对噪声敏感和焦虑都是缺镁的症状。镁是一种重要的营养物质，在压力反应中会被全部消耗掉。当她再次来看诊时，她说那些症状都消失了，包括偏头痛！她不需要服用非类固醇消炎药

（NSAIDS）、泻药或安眠药了，并能够接受她十几岁的孩子听的音乐了（请注意我这里说的是"接受"，不是"喜欢"……据我所知，没有任何补充剂或药物能让大多数中年女性喜欢上青少年喜欢的音乐）。

我鼓励你尝试用少数几种针对具体症状的补充剂。也许用不了3天，你就能感到奇妙的变化。

ATP 成功案例

营养补充剂给我带来了最大的改变——我开始遵循"肾上腺功能转变"养生方案的那一刻，我就找到了过去的自己。

增加补充剂和调整饮食减轻了我的炎症反应，我变得精力更充沛，头脑更清晰，心情也更平静。

调整饮食、增加补充剂给我的身体带来了新的力量！我精力更充沛了，睡得时间更长了，睡得也更沉了。所以我醒来就感到充满活力，可以立刻下床开启一天的生活，这在以前是完全不可能的。

互联网的优点之一是它可以为我们提供世界上的各种信息，我希望大家可以通过互联网获取最有用的信息，但是我也理解，对于已经感觉到不堪重负的人来说，更多的信息不一定是好事。因此，我会给那些想自己尝试不同补充剂的人分享不同的改善肾上腺功能的营养剂，同时我也会分享经过自身检验、简化过的补充剂方案，这些方案已经帮助很多人缓解了症状。

我的方案只有6种精心挑选的补充剂，它们可以帮助恢复肾上腺的平衡，下面按其重要程度列出。请大家继续阅读，探索这些补充剂的多重修复功能！在本章中，我们将会谈到4种补充剂。

- 调节肾上腺的 ABC 组合，包括添加适应原草药、B 族维生素和维生素 C。
- 柠檬酸镁，因其多种治愈作用，常被称为"神奇营养素"。
- 布拉氏酵母菌，这是一种以酵母为基础的益生菌，有助于解决肠道炎症。
- 肌醇，可以保持血糖和激素平衡。

第五章会谈到 2 种补充剂。

- 混合电解质，可以维持体液平衡、减少炎症、平衡昼夜节律。
- 肉碱，可以提供能量、促进血糖平衡，并支持我们的线粒体。

我在上本书《桥本甲状腺炎 90 天治疗方案（2017）》中推荐了几种改善肾上腺功能的补充剂。在那之后我学习了关于改善线粒体功能、保持电解质平衡和重塑身体自然的恢复力等知识，所以在更新的 ATP 中，我加入了一些补充剂。经验告诉我，对大多数人来说，这个更新后的方案更具有可持续性且更加有效。

有些补充剂可能在短短几天内就会开始产生作用，其他的可能需要更长时间。

无论如何，你都会感觉到身体更强壮和更有活力了，并发现在项目结束前症状就慢慢消失了。如果你在项目结束时还有些症状没有解决，本书的最后一章提供了针对特定症状的额外干预指导。以下是一些需要牢记的关于补充剂的小贴士。

- 一般来说，不需要通过检查营养素水平来确定你是否缺乏某种营养素。研究表明，大多数补充剂都是安全的（在了解注意事项的情况下），所以我的理念是尝试营养素，看看是否会带来改善。这其中的例外是脂溶性维生素（维生素 A、维生素 D、维生素 E 和维生素 K）、铜和铁，因为过量摄入这些营养素会带来问题。所以我总是建议你在摄入这些补充剂之前咨询医生（我不建议在为期 4 周的项目中补充脂溶性维生素、铜和铁）。

- 在服用新的补充剂之前，尤其是在你服用处方药的情况下，要和医生沟通。最值得注意的是，血液稀释剂可以与许多肾上腺补充剂相互作用。

- 所有的补充剂都可以和肾上腺药物共同服用。但是请注意服药的时间间隔。我在第八章的"补充剂总结"中提供了这方面的信息，还有给哺乳期妈妈们的注意事项。

改变饮食方式和增加补充剂是否安全

虽然我推荐的饮食法和补充剂总体上是安全且耐受性良好的，但在改变饮食方式和开始摄入补充剂之前，最好先咨询医生。如果没有医生的指导，不要停止任何药物治疗。如果你正在服用甲状腺激素，一定要在开始不同饮食习惯和摄入补充剂后重新检查甲状腺激素水平，因为生活方式的改变会导致对各种药物的需求的改变，包括甲状腺药物。如果对补充剂有不良反应的病史，请查看附录三的"如何调整项目方案"中的"适用于敏感人群、需要缓慢添加的补充剂指南"，以获得更多指导。你需要确保一直聆听自己内心的声音，把安全放在首位。

ATP 的饮食方案中没有常见的促炎食物，但我们每个人都是独特的，可能对不同的食物产生敏感反应，即使是对大多数人来说有治愈作用的食物。例如，虽然椰奶富含健康的脂肪，是一种很好的乳制品替代品，但有客户说他们对椰子有不耐受反应。在这种情况下，我会建议换成坚果和植物奶。如果你发现你对 ATP 饮食方案和食谱中推荐的一些常见食物不耐受，请查看附录三的"如何调整项目方案"中的"敏感食物替代指南"。

如何补充营养，帮助恢复肾上腺平衡

我们建议使用食疗法和针对具体症状的补充剂，以解决因慢性压力而产生的常见失衡问题。

失衡问题	身体表现	为什么会出现这个问题	我们如何解决这个问题
血糖波动	"饿极成怒"，易怒，疲惫，焦虑	皮质醇失调也会导致胰岛素失调，我们需要胰岛素把血糖关在细胞中，从而调节血糖水平	- 为保持血糖平衡而选择食物，多吃健康的脂肪和蛋白质 - 养成好习惯，保持血糖平衡（不要不吃早饭） - 通过食物和补充剂摄取充足的肌醇，有助于保持血糖平衡
皮质醇分泌障碍	白天一整天都感到疲惫，晚上很亢奋	多种皮质醇功能障碍问题导致出现这些症状，如白天皮质醇不足，夜晚皮质醇过多	- 早晨摄入可以提高皮质醇水平的营养素，晚上摄入可以降低皮质醇水平的营养素
肠道通透（肠漏）	胃疼，消化问题（腹泻、便秘、胀气），胃酸反流，食物敏感	皮质醇水平失衡导致消化道发炎，肠道内衬出现缺口，肠道菌群失衡	- 避免摄入可能会产生过敏反应的食物，如麸质和乳制品 - 摄入可以改善肠道健康的食物 - 补充布拉酵母菌，这是一种有益的酵母，有助于清除肠道病原体
缺乏维生素A	生育问题，频繁感染，皮肤干燥，夜盲症	需要活性形式的视黄醇将胆固醇转化为孕酮，孕酮是一种"母体激素"，是肾上腺激素的前体激素	- 经常吃富含维生素A的食物
缺乏B族维生素	疲劳，能量低，焦虑，失眠	应激反应的每一阶段都需要B族维生素	- 经常吃富含B族维生素的食物，如肉类、海鲜、家禽和绿色蔬菜 - 摄入含有B族维生素的改善肾上腺功能的补充剂

续表

失衡问题	身体表现	为什么会出现这个问题	我们如何解决这个问题
缺乏维生素 C	经常生病，伤口愈合缓慢，皮肤干燥，易淤青，关节疼痛	皮质醇分泌需要维生素 C	－ 每日摄入富含维生素 C 的食物 － 摄入含有维生素 C 的电解质补充剂 － 摄入含有维生素 C 的改善肾上腺功能的补充剂
缺铁	疲惫，虚弱，不宁腿综合征，焦虑，失眠，性欲低下	长期压力会导致胃酸减少，从而显著减少铁的吸收	－ 适当摄入盐分，促进胃酸分泌 － 摄入富含铁的食物，如红肉、家禽和猪肉
缺镁	肌肉抽筋，身体僵硬，失眠，便秘，焦虑，头疼，对响声敏感，身体虚弱	镁帮助调节应激反应的所有活动，包括调节皮质醇的产生。皮质醇分泌过多会耗尽镁	－ 饮食中加入富含镁的食物，如菠菜和南瓜子 － 补充柠檬酸镁，确保镁含量充足
电解质紊乱（钠、钾）	想吃咸味食物（"我能吃掉一整袋薯片"），脱水，疲惫，心率快，腹泻或便秘，血压低，皮质醇含量低	肾上腺激素醛固酮减少，肾脏排出更多的钠，导致尿频、电解质失衡和脱水	－ 饮食中以高质量海盐的形式加入钠 － 摄入高电解质食物，如骨头汤 － 补充电解质，给肾上腺提供完整、平衡的支持
消化酶不足	消化问题（胃疼、痉挛、胀气、排气），能量低（因为脂肪、蛋白质和其他营养物没有完全分解或吸收）	长期压力使消化系统失调，减缓消化酶的产生	－ 补充布拉酵母菌，这是一种有益的酵母，可以增加消化酶的产生
胃酸少	胃酸反流，烧心，消化不良，胀气，无法消化肉和蛋白质，食物敏感	长期压力使消化系统失调，流向胃部的血液减少，从而减少胃酸的产生	－ 饮食中以高质量海盐的形式加入钠

续表

失衡问题	身体表现	为什么会出现这个问题	我们如何解决这个问题
脂肪酸代谢受损	能量低，虚弱，易怒	较低的皮质醇水平减少脂肪和为身体提供能量的燃料的供应，研究者发现长期压力会刺激一种蛋白质的产生，这种蛋白质会抑制一种参与脂肪新陈代谢的酶的产生	– 补充肉碱，可以将脂肪转化为能量
线粒体功能受损	能量低，疲惫，运动耐力不佳	长期压力带来的高能量需求和炎症会"重新匹配"，甚至会破坏线粒体，使其无法产生能量或适量的肾上腺激素	– 补充营养素，如维生素 A 和维生素 C，减少对氧化应激的破坏 – 为线粒体提供其需要的营养物质，确保能够产生能量，如 B 族维生素、镁、肉碱 – 在改善肾上腺功能的药物中加入提升能量的化合物（如 D–核糖）和适应原草药（如金合欢花和红景天）

安全信号 1：高营养密度

我的导师 JJ·维珍总是说："你的身体是一个化学实验室，不是银行账户。"

简单地说，我们吃什么很重要。与其专注于热量，我鼓励你吃高质量、高营养的食物，主要摄入脂肪和蛋白质，让身体知道它的营养需求会得到满足。

充满无用热量的深度加工食品发出的信息是"现在食物不足"，这样就触发了我们的应激反应，身体进入了寻求生存的模式。

常量营养素

当我在药学院的第一年知道脂肪是一种必不可少的营养物质时，我被吓到了！当时，非常流行的饮食法是不摄入脂肪。不幸的是，我们中的许多人都被告知，所有的脂肪都应该避免，因此，我们没有摄入足够的这种基本的常量营养素。脂肪提供了极好的能量来源，有助于吸收一些维生素和矿物质，建立细胞膜，并有助于保护我们免受心血管疾病的侵袭。脂肪也是制造胆固醇和脂肪酸所必需的，胆固醇是肾上腺激素的前体，而脂肪酸则被线粒体用来制造能量。简单地说，低脂肪饮食会导致我们制造激素和能量所需的起始物料不够！

经过了这几十年的脂肪有害的饮食理念宣传后，人们发现不饱和脂肪（一般存在于牛油果、橄榄、坚果、种子和鲑鱼、沙丁鱼等鱼类中）和各种饱和脂肪（主要存在于猪油、肉类、椰子油和棕榈油中）都可以降低患心血管疾病的风险，减少炎症。

在烹饪时，最好使用椰子油或牛油果油，因为它们是最稳定的烹饪用油。它们需要更高的温度才能冒烟并分解，释放出能破坏体内细胞的自由基。小火烹饪时可以把橄榄油洒在食物或调味料中，因为橄榄油的沸点比椰子油和牛油果油低。我想提到的一个重要概念是脂肪中存在的脂肪酸类型。最著名的两种是 $\omega-3$ 脂肪酸（抗炎）和 $\omega-6$ 脂肪酸（促炎），这两种我们都需要，适量的炎症可以保护我们的身体。所以 $\omega-6$ 脂肪酸本身并不"坏"，相反，我们需要保持二者的平衡，这样体内就不会产生太多炎症。$\omega-6$ 脂肪酸和 $\omega-3$ 脂肪酸的最佳比例是 1 ∶ 1，但大多数西式饮食的比例接近 15 ∶ 1！这意味着我们从摄入的脂肪中获得的促炎脂肪酸含量是所需的15 倍。

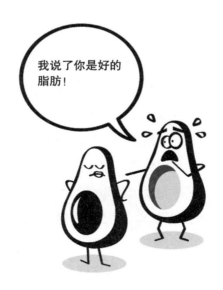

科学摄入脂肪

为了恢复平衡，我们需要限制含有 ω-6 脂肪酸和奶制品衍生的 ω-3 脂肪酸的摄入量，包括黄油和酥油（因为它们容易引起食物敏感反应，这也会增加炎症反应），我们还需要限制最近被禁止使用的反式脂肪酸（在大多数油炸、加工和包装食品中出现的氢化油）的摄入量。ω-6 脂肪酸通常存在于植物油中，包括菜籽油、玉米油、大豆油、花生油、葵花子油、红花油、棉籽油、葡萄籽油，还存在于人造黄油、起酥油、坚果和种子中。

富含 ω-6 脂肪酸的坚果和种子包括花生（ω-6 脂肪酸和 ω-3 脂肪酸的比例为 5320 ∶ 1）、杏仁（比例为 2010 ∶ 1）和葵花子（比例为 311 ∶ 1），而在核桃中，二者的比例更均衡，为 4.2 ∶ 1。

传统方式饲养的动物（相比草饲、牧场散养的品种）的 ω-6 脂肪酸的含量也更高。反式脂肪酸基本已被禁止使用了，但制造商还在处理一些存货，因此还可能在一些包装食品中发现反式脂肪酸。

因为 ω-3 脂肪酸有抗炎效果，海鲜中的 ω-3 脂肪酸可以帮助平衡皮质醇水平和应激反应，所以我鼓励大家多吃低汞野生鱼（如鲑鱼、沙丁鱼）和水生贝类。

通过摄入充足的 ω-3 脂肪酸，避免使用经过加工的食用油，把传统方式饲养的动物的肉换成草饲和牧场散养动物的肉，你就会自然地获得健康。

健康的脂肪	需要避免的脂肪

牛油果
牛油果油
奇亚籽
椰奶（罐装）
椰子油
鳕鱼肝油
棕榈油（未精炼）
鸭油
鱼油
榛子
亚麻籽
中链甘油三酯（MCT）油
橄榄
橄榄油
山核桃
南瓜子
三文鱼
沙丁鱼
水生贝类
芝麻
动物脂油（草饲）
核桃
	黄油 *
	酥油 *
	传统方式饲养的动物的肉
	花生
	反式脂肪酸（在大多数油炸、加工和包装
	  食品中出现的氢化油）
	植物油：
	  玉米油
	  棉籽油
	  菜籽油
	  红花油
	  大豆油
	  葵花子油

*黄油和酥油是动物来源的饱和脂肪，是很好的脂肪，但由于许多人对乳制品蛋白质高度敏感，为了安全起见，我们将它们从项目饮食清单中去掉了。安全"油"为重要嘛！

如何把健康的脂肪加入日常饮食

- 用于调味：一汤匙特级初榨橄榄油与鲜榨柠檬汁（用半个柠檬）混合在一起是不错的选择！

- 在早餐奶昔中加一个牛油果。

- 在蔬菜上淋几滴特级初榨橄榄油，撒少许海盐。

> ● 如果想吃能带来满足感的零食，可以在牛油果切片上淋几滴特级初榨橄榄油，撒少许海盐。
>
> ● 在温热的花草茶中加入一茶匙椰子油（茶不能太烫，不然会烫到舌头！——那些吃亏才明白的道理）。

摄入适量的高质量蛋白质

蛋白质在人体细胞的生长和修复中是不可或缺的，在分泌酶和激素、排毒、助力"直面或逃避"反应方面也扮演着重要角色。我们可以把蛋白质看作制造甲状腺激素、修补肠漏和修复关节、皮肤、头发、指甲的原始燃料。和脂肪一样，蛋白质让我们有饱腹感的同时，可以帮助我们平衡血糖。

然而因为碳水摄入过多的饮食方式，身体无法分解或很好地吸收蛋白质，导致很多人的蛋白质不足。肾上腺失衡或桥本病患者通常缺乏消化酶，消化酶本可以将蛋白质分解成可用形式。

所以，每人每天应该摄入多少蛋白质呢？这个需要看具体情况。一般人每千克体重每天大约需要 1 克蛋白质。但是，65 岁以上的人群、患有慢性病或参加更多运动的人每千克体重每天需要多达 2 克蛋白质。如果你有严重的肾脏疾病，并且没有接受透析治疗，你可能无法耐受太多的蛋白质。

体重（千克）	蛋白质（克）
50	45~100
75	68~150
100	91~200

25 克的蛋白质相当于：约 85 克的禽肉或畜肉，大约是你手掌大小；或者约 113 克的鱼肉，大约是你手掌大小；或者 4 个水煮蛋。

所以如果你每一餐都吃一份手掌大小的含动物蛋白质的食物，一天下来，你就摄入了 75 克蛋白质，对大多数人来说足够了！

ATP 饮食法中有各种动物蛋白可供选择：牛肉、鸡蛋、羊肉、猪肉、鸡肉、鱼肉、水生贝类，等等。

以传统方式饲养的动物的肉含有更多的 ω-6 脂肪酸、更少的 ω-3 脂肪酸，自然饲养动物的肉则正好相反。选择草饲、牧场散养、野生捕获和农场散养动物的肉和不含硝酸盐、添加剂的熟食肉类，确保摄入的是促进修复和治疗的蛋白质。需要注意的是，仿蟹肉通常含有麸质和糖分（真是太遗憾了，人人都爱的快速简易蟹饼食谱做不成了！）。

除此之外，还可以摄入蛋白粉，以确保每天都能补充充足（无污染）的蛋白质。因为蛋白粉的蛋白质已经分解过了，通常比食物中的蛋白质更好消化。蛋白粉让我们每天都能很轻松地摄入足够的蛋白质。它可以直接加入到蔬果汁中！重要的是选对蛋白粉，应选择低过敏性，且不含会引起不良反应的配料的蛋白粉。

选择蛋白粉

在 ATP 项目实施期间，摄入适量的蛋白质非常重要，因为蛋白质可以帮助平衡血糖，提供必要的营养为身体补充能量，并改善肾上腺功能。

为了帮助提高蛋白质的摄入量，我建议把蛋白粉加入日常饮食，但也不能是随便购买的任意一种蛋白粉。市面上的很多蛋白粉都含有大豆、乳制品、谷物和人造填充物，这些会导致身体出现炎症，为肾上腺带来负担。根据我的经验，在肾上腺功能转变方案中，最易被接受的蛋白粉有以下几种（从最耐受到最不耐受依次排序）。

●牛肉蛋白粉。对自身免疫系统友好，蛋白质完整，含有生存所需的重要氨基酸。水解牛肉蛋白粉有个特别的优势，那就是它不太会因水解而引起食物反应，蛋白质在这个过程中被分解成小份。

- 豌豆蛋白粉。素食，不含麸质，不含乳制品，不含大豆，口感温和。但是这种蛋白粉与严格的改善自身免疫的方案不匹配。豌豆蛋白粉可能是从转基因豌豆中提取的，因此我建议你选择有机豌豆蛋白粉。

- 亚麻籽蛋白粉。素食，不含麸质，不含乳制品，不含大豆，气味较重，不易被其他食物的气味掩盖。这种蛋白粉不太适合有雌激素问题的人。与严格的改善自身免疫的方案不匹配。

根据以下要求，选择适合你、对你的身体安全的那种蛋白粉。也许无法找到满足所有要求的，但是越符合你的身体特点的蛋白粉越好。

- 不含麸质。

- 不含乳制品（酪蛋白、乳清、乳糖）。

- 不含大豆（大豆提取物、大豆蛋白）。

- 不含谷物（大米、燕麦、玉米）。

- 不含有害填充物（增稠剂和树胶、植物油、糊精、麦芽糊精、添加纤维）。

- 不含人工甜味剂（阿斯巴甜代糖、三氯蔗糖、善品糖甜味剂、糖精）。如果没有敏感反应，甜味菊的耐受性通常不错，但可能在一些情况下会加重低血糖。

- 不含添加剂、人造色素和人造香料。

- 无农药。

- 无毒。

- 不含转基因配料。

- 草饲，有机。

- 药品级别。

- 第三方实验室检测过其安全性。

适应原草药

我们可以通过摄入适应原草药来恢复健康的应激反应（身体经历压力后回到"休息和消化"模式），从而增强身体应对压力的适应力，改善营养物质的吸收。这些是我在第一章提到的平衡肾上腺素的 ABC 组合中的 A（adaptogens）。

适应原草药包括多种天然草药，有助于身体应对压力。在 20 世纪 40 年代，药理学家尼古拉·拉扎列夫（Nikolai Lazarev）首先提出了适应原的概念：可以提高身体应对生理和精神压力的适应力的物质。

草药必须满足一系列条件，才会被认为是适应原。首先，在正常剂量下，草药是无毒的。其次，草药可以帮助全身应对压力。最后，无论压力如何影响人体的功能，草药都可以帮助身体重获平衡。换言之，适应原草药需要能够缓和过度活跃的身体机能（使皮质醇分泌降至正常水平），并激发不够活跃的身体机能（增加皮质醇的分泌）。

我发现适应原可以帮我保持平衡，特别是在压力爆棚的时期（我好像听到有人说"节日"或"交稿截止日期"？），我过去曾开玩笑说适应原把我生命中的所有人都变得可以忍受了。怀孕期间，我暂停服用适应原。之后除了小宝宝的到来、我又可以趴着睡觉了之外，恢复服用适应原是我最期待的事情之一。适应原草药包括下列品种。

- **西洋参**。这是我最喜欢的人参之一，因为它有太多好处了！研究发现，它可以抗炎、抵抗疲劳，并有抗衰老作用。它所含有的人参皂苷带来了这些好处，动物实验表明人参皂苷可以改善记忆力（可以告别脑雾了！）
- **阿什瓦甘达（印度人参）**。这是另一种颇受欢迎的草药，有很好的抗压效果。除了减少焦虑、改善整体情绪，阿什瓦甘达还有镇静、抗炎、止痛、提高性欲和使甲状腺激素水平恢复正常等功能。阿什瓦甘达还含有大量铁元素，这带来了巨大的好处，因为缺铁是肾上腺失衡患者常见症状。对茄科植物有敏感反应的人，应该避免服用阿什瓦甘达。

- **黄芪**。这种适应原可以改善免疫功能，降低疲惫感。

- **党参**。研究发现党参有许多生物活性属性，我经常推荐用它来支持免疫系统和肠胃功能。

- **刺五加（西伯利亚人参）**。这是我为工作太努力的人推荐的首选草药！研究表明它可以增强线粒体活性，增加耐力，运动后可以促进身体恢复。

- **图尔西（圣罗勒）**。这种草药可以抗炎、稳定情绪、对抗焦虑。它可以优化皮质醇水平，降低 2 型糖尿病患者的血糖。它还可以改善大脑的血液循环，有助于提高记忆力、减轻脑雾。我喜欢喝图尔西茶来对抗我的压力。

- **绞股蓝**。除了帮助调节应激反应，绞股蓝还可以帮助控制血糖。喝绞股蓝茶可以降低空腹时的血糖水平、改善糖尿病患者的胰岛素敏感。

- **甘草**。甘草通过防止皮质醇分解，提高能量水平，从而使肾上腺不必分泌更多皮质醇。甘草可以很好地缓解肾上腺功能障碍后期患者的疲劳症状，还可以减少炎症，有抗病毒和修复肠黏膜的功能。高血压或皮质醇水平高的人群应避免摄入甘草。

- **玛卡（秘鲁人参）**。我发现它帮助我的客户恢复了能量水平，改善了情绪，缓解了激素失衡的症状（脑雾、记忆力差、新陈代谢问题、潮热）。玛卡可以减轻焦虑和抑郁，临床试验发现玛卡还可以提升性欲。

- **灵芝**。这是一种可以增强免疫力的药用菌类（特别是可以抵抗上呼吸道病毒感染）。灵芝可以调节因雄激素过多而导致的情绪问题。如果你想在生活中寻找一些平静时刻，这是很好的选择。我喜欢在白天喝灵芝茶，这样晚上可以睡得更安稳。

- **红景天**。这是一种增强能量的"神药"！研究表明，红景天可以缓解疲劳，带来积极的情绪，改善睡眠，提升大脑功能，缓解疲惫的症状。在一项研究中，有长期疲劳症状的参与者每天摄入 400 毫克红景天，在 8 周后，参与者感受到了疲惫、情绪问题的改善，注意力更集中了，生活质量提升了。在 1 周后就观察到了效果，并在整个研究过程中持续有效。在动物试验中，红景天可以增强线粒体功能，大幅度提高运动能力，减少氧化应激反应对肌肉的损伤。同时拥有抗压效果和能量提升效果是我喜欢用红景天改善肾上腺功能障碍的原因。

- **五味子**。五味子可以改善疲惫状态，提高警觉性，提高学习记忆能力，改善大脑状态和提高注意力，同时它还有助眠作用。

- **长刺天门冬（Shatavari）**。"Shatavari"这个词本身的意思是"百夫女人"，我不确定重点是拥有一百个丈夫的压力，还是对性欲的要求，不过这种草药可以帮助女性调节激素，有催乳剂的作用，有助于分泌母乳，调节内分泌并改善多囊卵巢综合征的症状，提升性欲和生育能力，以及抗抑郁和壮阳。

- **巴西人参**。巴西人参用于抗疲劳、抗炎症、抗压力，并且可以提高免疫力。此外，它还可以减轻疼痛。

补充剂亮点 1：肾上腺支持混合物胶囊

你可以根据自身情况单独摄入适应原。为了方便通过协同效应提高疗效，也为了你不用每天吞下 20 种不同的药片，我通常会建议大家服用一种肾上腺支持混合物，它包括一系列有协同作用的适应原（A）以及因长期应激反应消耗掉的常见维生素（B 和 C）。

我的客户总是抱怨有身体疲劳的症状，所以我建议他们选择包含能够提升能量、耐力和日常机能的适应原（甘草、刺五加和西洋参的肾上腺支持混合物胶囊）。

值得注意的是，含有甘草的肾上腺支持混合物胶囊最好在早上服用，可以提升皮质醇水平。这种混合物胶囊非常适合皮质醇水平较低或忽高忽低的人群，而高血压和皮质醇水平较高的人群应避免服用。

如果你在 ATP 过程中只服用一种补充剂，我建议你尝试含有 ABC 组合的肾上腺支持混合物。我们鼓励项目参与者在开始的第 1~2 周尝试这种混合物。如果服用剂量适当，大约在第 3 天就能感受到能量水平的提高，并能更好地应对生活中的意外情况！

如果需要的话，我还鼓励你饮用适应原草药茶作为补充。比较受欢迎的有玛卡拿铁，又名"恢复性欲的小助手"；图尔西茶或图尔西茶拿铁，用于平衡每天的应激反应；灵芝茶（我最喜欢的喝法是和热可可粉混合饮用），可以帮助你在晚间放松下来，享受平静的夜晚。

肾上腺支持混合物胶囊应谨慎服用，服用效果也因人而异。如果你处于孕期或哺乳期，或者你有高血压、糖尿病、肝脏或肾脏疾病，服用前需要咨询医生。如果服用后出现失眠、头疼、出血或心悸等症状，请停止使用并咨询医生。

市面上的肾上腺支持混合物胶囊含有一些成分，给我的客户造成不好的反应，或者成分本身未经过安全检测。

- 由动物的肾上腺支撑的腺体肾上腺提取物。全肾上腺提取物含有去甲肾上腺素和肾上腺素，这些都会引起焦虑、心悸，因肾上腺素的激增而出现惊恐发作。肾上腺提取物会抑制 HPA 轴，导致其萎缩，意味着 HPA 轴会不再生产类固醇（肾上腺）激素。
- 皮质醇水平较低的人群需要避免包括厚朴、高剂量磷脂酰丝氨酸等在内的降低皮质醇水平的成分。
- 孕烯醇酮、脱氢表雄酮和 7- 酮脱氢表雄酮这些激素如果误服或服用时间不对，可能会不安全。
- 如果有高血压，需要避免服用含有甘草的肾上腺支持混合物胶囊。
- 如果你对茄科植物敏感，需要避免服用含有阿什瓦甘达的肾上腺支持混合物胶囊。

- 尽管有些适应原对哺乳期的妈妈和宝宝是安全的，可以提升母乳分泌量，但我不建议哺乳期的妈妈服用肾上腺支持混合物胶囊，因为有些成分可能不安全。
- 服用含有人参或超过 50 毫克的维生素 B_6 的肾上腺支持混合物胶囊会降低催乳素，而刺五加会导致过量出血。我会推荐哺乳期的妈妈使用图尔西、长刺天门冬、灵芝或红景天，一次只吃其中的一种。这 4 种是最温和的适应原，最常用于哺乳期。图尔西和长刺天门冬可以提升母乳量，所以一定要先和你的哺乳顾问沟通。你还可以添加低于 50 毫克的维生素 B_6，或单独服用 B 族维生素。维生素 C 对哺乳期的妈妈通常是安全的，也能发挥作用。

营养素

补充在"直面或逃避"模式中消耗的营养对恢复肾上腺平衡和改善整体健康是至关重要的。除了食用大量好的脂肪和适量的蛋白质，我们的目标是充分摄入对肾上腺健康恢复最重要的营养。

- 维生素 A。
- B 族维生素。
- 维生素 C。
- 铁。
- 镁。
- 电解质，如钠（将在第五章的"电解质"部分进行具体讲解）

维生素 A

这种重要营养素不仅仅能让我们的视力保持敏锐！维生素 A 的活性形式视黄醇是胆固醇转化为孕烯醇酮所必需的。孕烯醇酮是制造其他肾上腺激素的

"母体激素"，它可以保护皮肤、支持线粒体运转和改善生殖健康。维生素 A 可以调节免疫系统的反应，使其不会过度活跃而出现自身免疫性疾病，还可以增强其对抗感染和清除病原体的能力。维生素 A 还可以通过改善肠道黏膜健康，辅助治疗肠道问题。

维生素 A 无法在体内合成，所以需要从饮食中摄取。动物类食物，如动物肝脏、蛋黄和海鲜，含有最容易吸收、生物利用度最高的维生素 A（视黄醇）。牛肝含有大量的视黄醇，我知道不是每个人都喜欢吃肝脏，但我鼓励你试一试——添加合适的调味料会有所帮助。

那胡萝卜呢？妈妈会告诉你多吃橙色和黄色的蔬菜能让视力更好，这点没错，但她可能不知道这些蔬菜含有的维生素 A 并不容易被人体利用。橙色和黄色的蔬菜（黄椒、红薯、金叶甜菜）、水果（橙子、柠檬）含有 β - 胡萝卜素，可以转化为视黄醇。对有些人来说，这意味着通过摄入植物类食物来获取维生素 A 的效率较低，每天需要吃很多这类食物才能获得足够的维生素 A。研究表明，摄入富含 β - 胡萝卜素的食物时，加上一些脂肪可以促进营养素的吸收，如在菠菜沙拉中洒些特级初榨橄榄油。

但是，像我这样的另一些人（估计占总人口的 45%），BCMO1 基因的遗传变异严重损害了把 β - 胡萝卜素转化为视黄醇的能力，我们很难从植物类食物中获得足够的维生素 A。有这种遗传变异的人群需要从动物类食物中获取维生素 A。

如果你不确定自己的基因情况，确保可以摄入足够的维生素 A 的最好方法就是吃多种类型的食物。我不建议服用维生素 A 补充剂（除非这是医生的建议），因为过量的维生素 A 储存在体内会导致中毒。取而代之的方法是经常吃富含维生素 A（或 β - 胡萝卜素）的食物。

约 85 克平底锅煎熟的牛肝，含 6582 微克维生素 A。

带皮烤一整个红薯（约 200 克），含 1403 微克维生素 A。

生吃一杯（约 240 毫升，下同）菠菜，含 2813 国际单位（约 943.9 微克）维生素 A。

生吃半杯（约 120 毫升）胡萝卜，含 459 微克维生素 A。

一杯橙汁，含 496 国际单位（约 148.8 微克）维生素 A。

生吃一个大的黄色甜椒，含 372 国际单位（约 111.6 微克）维生素 A。

生吃半杯西蓝花，含 274 国际单位（约 82.2 微克）维生素 A。

一个大号水煮蛋，含 242 国际单位（约 72.6 微克）维生素 A。

约 85 克煮熟的红大马哈鱼，含 59 微克维生素 A。

约 88 毫升柠檬汁，含 5.6 国际单位（约 1.68 微克）维生素 A。

如何把更多富含维生素 A 的食物加到日常饮食中？

● 每周的午饭或晚饭吃 1~2 次牛肝。试试附录一中的"肝酱"食谱。加入更浓烈的调味剂会更好吃。我喜欢放一些姜黄，因为味道更好，还有抗炎效果！你还可以把肝脏放到午餐或晚餐喜欢的食物中，比如做成肉丸（用食物加工机将其碾碎，和其他的碎牛肉或碎火鸡肉混合）。试试附录一中的南瓜意面和火鸡肉丸。

● 在早餐蔬果汁中加入菠菜汁、胡萝卜汁和柠檬汁。

● 在沙拉中加入切碎的红椒或黄椒。

B 族维生素

B 族维生素包括 8 种营养素，分别是维生素 B_1（硫胺素）、维生素 B_2（核黄素）、维生素 B_3（烟酸）、维生素 B_5（泛酸）、维生素 B_6（吡哆醇）、维生素 B_7（生物素）、维生素 B_9（叶酸）和维生素 B_{12}（钴胺）。这些营养素对细胞新陈代谢、甲状腺功能和肾上腺功能有重要的作用。所有营养素在应激反应中，从支持能量产生（应激反应需要很多能量）到分泌肾上腺激素的每一步都至关重要。在皮质醇高水平状态下，B 族维生素会消耗殆尽；维生素 B_5 和维生素 B_7 不足一般与动物和人类的肾上腺功能减退有关。

纯素食者或素食主义者非常容易缺乏维生素 B_{12}，因为这种营养素只能依靠摄入（身体无法合成），且这种营养素只存在于动物类食物中，如肉类和乳制品。有自身免疫性疾病和肠道有问题的人群也更容易缺乏维生素 B_{12}。

富含 B 族维生素的食物包括肉类、海鲜、绿色蔬菜和葵花子（泛酸最好的植物来源之一）。

如何在饮食中加入更多的 B 族维生素？
- 在早餐蔬果汁中加入绿色蔬菜汁。
- 每天的午餐和晚餐都摄入富含 B 族维生素的蛋白质。
- 在沙拉中加入葵花子。

含有 B 族维生素的补充剂对大多数患有肾上腺功能障碍的人来说都是有帮助的，特别是能量低、经常感到疲惫的人群。可以单独服用 B 族维生素；也可以服用混合物，通常以维生素混合物的形式配置；或者服用肾上腺支持混合物胶囊 ABC。

B 族维生素是可以溶于水的，所以不会在体内积聚，产生毒性的风险几乎不存在，除了维生素 B_6，如果每天摄入超过 300 毫克的维生素 B_6 会带来神经问题。对严重缺乏该营养素的人来说，无论肾上腺支持混合物或 B 族维生素补充剂中有什么配方，如核黄素、硫胺素、生物素、维生素 B_6、叶酸（这种甲基叶酸的生物利用度最高）或维生素 B_{12}，都需要再额外补充 B 族维生素。整体摄入 B 族维生素是 ATP 刚开始时不错的选择，如果需要，可以在附录二的"营养素指南"部分了解关于 B 族维生素的更多建议，这些建议可以帮你选择最有益的类型和剂量。

维生素 C

肾上腺依靠维生素 C 发挥功能并制造皮质醇，这使得维生素 C 对肾上腺的治疗和恢复 HPA 轴的平衡至关重要。因为长期的压力会很快消耗掉维生素 C，所以适当地补充是必要的。维生素 C 还有助于支持免疫系统，有助于胶原蛋白的产生，以及帮助消灭 EB 病毒和许多其他潜在的病毒。维生素 C 是一种强大的抗氧化剂，可以清除自由基。自由基是不稳定的氧原子，会损害其他细胞或细胞部分，如线粒体。

选择富含维生素 C 的餐食可以滋养并支持肾上腺，这包括开启一天的蔬果汁、熟食肉卷 / 青椒三明治，三文鱼抱子甘蓝沙拉，还可以在日常饮食中加入富含维生素 C 的食物。

富含维生素 C 的食物包括以下几种。

半杯针叶樱桃，含 822 毫克维生素 C。

生吃半杯黄椒，含 137 毫克维生素 C。

一杯芥末菠菜，含 195 毫克维生素 C。

生吃一杯羽衣甘蓝，含 80 毫克维生素 C。

一个猕猴桃，含 71 毫克维生素 C。

生吃或蒸熟半杯西蓝花，含 40.5 毫克维生素 C。

生吃半杯抱子甘蓝，含 37.5 毫克维生素 C。

一杯草莓，含 89 毫克维生素 C。

一个中等大小的橙子，含 70 毫克维生素 C。

如何在日常饮食中加入富含维生素 C 的食物？

在蔬果汁中加入水果汁或绿色蔬菜汁。

午餐和晚餐轮流选择西蓝花、抱子甘蓝和其他绿色蔬菜。

把一份水果和一些含脂肪的食物（如猕猴桃加杏仁）作为零食。

我最喜欢的补充维生素 C 的方法是食用电解质混合粉（参见"补充剂亮点 5"）。单独的维生素 C 补充剂也能帮助改善一些人的身体状况，如维生素 C 咀嚼片。我建议在耐受的情况下，每天摄入 500~3000 毫克的维生素 C。

铁

多年来，我看到许多客户在解决了缺铁问题后变得更加精力充沛，情绪更加稳定，脑雾的症状减轻了，睡眠质量也得到了改善。

怀孕或刚刚生产后的妇女缺铁的风险很高。高达 50% 的育龄女性（因甲状腺功能减退或孕酮引起的月经过多）体内铁含量较低。纯素食者、素食主义者和有肠道问题、甲状腺问题的人群缺铁的比例更高。此外，缺铁是身体处于压力下的标志，可能会导致反 T3 水平升高。

在 ATP 项目的饮食计划中，我们先以食疗法保持体内有适量的铁。铁以血红素铁和非血红素铁的形式存在于不同的食物中。血红素铁是更好吸收的形式，主要出现在动物类食物中。动物器官中有最高含量的铁（又要提到肝脏了，抱歉），牛肉、火鸡肉和鸡肉次之。非血红素铁存在于植物类食物中，如坚果、豆类和菠菜，通常不会很好地被吸收，这就是为什么我们建议素食者每日摄入的铁是肉食者的 2 倍。吃富含维生素 C 和含非血红素铁的食物，如西蓝花，可以显著改善铁的吸收。

富含铁的食物包括以下几种。

一片煮熟的牛肝，含 5.0 毫克铁。

约 85 克碎牛肉，含 2.2 毫克铁。

一杯煮熟的瘦火鸡肉，含 1.9 毫克铁。

一杯煮熟的鸡胸肉，含 1.5 毫克铁。

约 28 克生腰果，含 1.9 毫克铁。

一杯生菠菜，含 0.8 毫克铁。

如何在饮食中加入富含铁的食物？

● 每周吃 2 次煮熟的肝脏。如果你不喜欢吃肝脏，可以试着加一些调味料以改善口感，或者把肝脏碾碎后加到其他肉类中，把味道"藏起来"。

- 每周午饭或晚饭吃几次牛肉。
- 其他时间的午饭或晚饭把含蛋白质的食物换成火鸡肉或鸡肉。

饮食中的铁含量够吗？

如果饮食中的铁含量不够，或者你看到肝脏就想哭，可以服用补充剂。在我们为期 4 周的项目中，我们不会专门服用铁补充剂，因为对于铁这种营养素，我们需要在服用前检查它在体内的含量，1~3 个月后需要再次检查，来确保你补充的量是合适的，不会过多，因为铁含量过多可能会导致中毒。如果 4 周后你还有一些症状没有消失，我建议你检查一下铁含量，特别是铁蛋白水平。缺铁（常见于儿童和育龄女性）和铁中毒（常见于男性、绝经后的女性和有基因状况的人群）都会导致肾上腺应激症状。参见附录二中的"营养素指南"部分，获得检查和推荐补充剂方面的指导。

镁

镁是人体内 300 多个生化反应所必需的营养素，支持免疫系统、神经系统、肌肉功能，维持血糖和能量水平平衡。肾上腺中的细胞需要镁，但是如果皮质醇过多，就会消耗镁。镁也是应激反应中的重要营养素，它调节皮质醇的分泌、让"青春激素"DHEA 保持在健康的水平。所以身体虽然需要镁才能拥有健康的应激反应，但如果 HPA 轴处于超速状态，也会耗尽镁。镁如此重要，但很多人都缺乏这种营养素（大约 50% 的美国人缺镁）。

从食物中获取足够的镁并不容易，常见的富含镁的食物有以下几种。

约 28 克南瓜子，含 168 毫克镁。
约 28 克美国大杏仁，含 80 毫克镁。

半杯煮熟的菠菜，含 78 毫克镁。

约 28 克腰果，含 7 毫克镁。

一杯牛油果，含 44 毫克镁。

约 85 克烤鸡胸肉，含 22 毫克镁。

约 85 克瘦牛肉碎，含 20 毫克镁。

半杯煮熟的西蓝花，含 10 毫克镁。

如何在日常饮食中加入富含镁的食物？

- 在沙拉里加入一些种子或坚果。
- 在午饭或晚饭中加入半杯煮熟的菠菜，我喜欢把它加到汤里。
- 健康的零食。可以将牛油果捣碎，撒些青柠汁、盐和胡椒，再加一点特级初榨橄榄油（可以增加口感），最后加上你喜欢的蔬菜。

补充剂亮点 2：镁

因为镁通常很难从食物中获得，而且压力会消耗镁，所以镁缺乏非常常见，特别是在那些有应激反应症状的人群中。这就是我经常推荐镁补充剂的原因。

我的客户在睡前服用镁补充剂后，身体有很多改善，包括情绪更加平静、睡眠质量更高、精力更充沛了，便秘、痛经、肌肉痉挛、偏头痛和焦虑都得到了缓解，这些也得到了研究的证实。一些桥本病患者服用 8 个月镁补充剂后，在超声检查中，他们的甲状腺的外观恢复了正常。镁还有助于甲状腺问题和乳房结节的改善。

口服镁补充剂有不同的种类。我建议服用柠檬酸镁，因为与甘氨酸镁相比，它的镇静、促进睡眠的效果更好，不过甘氨酸镁有软化大便的功能。对有些人来说，甘氨酸镁会加剧焦虑。

　　我建议服用柠檬酸镁粉末，因为粉末可以很容易地根据个人需要进行调整，十分方便。镁的通常起始剂量为 400 毫克柠檬酸镁，以及睡前摄入 100 毫克甘氨酸镁。不过需要注意的是，具体剂量取决于镁补充剂的配方，所以请一定要检查产品的配方列表。

　　获得足够的镁可以极大地改善很多症状。ATR 参与者分享了镁帮助他们摆脱了肌肉疼痛、睡眠问题、疲劳、肠易激综合征（IBS）、头痛和痉挛等许多症状，还提高了性欲。

　　"柠檬酸镁彻底改变了我的人生。入睡再也不困难了，我也很确定在开始摄入镁以后，我睡得更好了。"

　　"摄入镁之后我的肌肉疼痛几乎立刻就消失了！"

　　"我摄入的是柠檬酸镁和甘氨酸镁，对我的帮助太大了。我再也没有 IBS，再也不头疼，肌肉痉挛也消失了。"

向身体发出高营养密度安全信号的其他方法

- **制作蔬果汁**。蔬果汁营养充足又美味，在不为身体增加消化负担的前提下，帮你开启新的一天。把配料切成小块，放到搅拌机中榨成汁，这样让食物更容易消化、营养更容易被吸收。在早餐蔬果汁中加入一份蛋白粉，可以确保每天都能摄入足够的蛋白质，也可以帮助稳定血糖、减少炎症。

　　我的许多客户都说，在日常饮食中加入蔬果汁后，他们的能量水平有了显著变化，完全不需要咖啡了！事实上，很多人也不再摄入咖啡因了，因为身体感觉好多了！试试我最喜欢的蔬果汁组合——解决根源的绿色蔬果汁，加入了符合项目饮食要求的蛋白粉、健康脂肪（椰奶、牛油果）和营养丰富的蔬菜！

- **吃饱为止**。在 ATP 中我们从不计算热量或限制饮食。不让身体进食，会传递"我们处于饥荒中"的信号，因此不会让身体感到安全（所以我在项目中从不建议禁食）。另外，吃大量正确的食物可以让我们的身体和大脑知道有足够的食物让我们正常生活下去，也就是让身体感觉到安全。所以这个吃饱为止的方法就是重要的安全信号。我们让身体知道食物是充足的，身体就可以保持休息、消化和恢复的模式。

- **吃 6~8 份营养丰富的非淀粉类蔬菜**。不知你是否听说过"彩虹饮食法"？这正是我给你的建议，这种饮食法可以帮助你获得多种营养！非淀粉类蔬菜富含营养，也有助于保持血糖的稳定。这类蔬菜包括绿叶蔬菜（菠菜、卷心菜、瑞士甜菜）、大葱、黄瓜、花椰菜、抱子甘蓝。

甲状腺建议：十字花科蔬菜和桥本病的真相

有一种观点认为，患有桥本病的人应该避免食用十字花科蔬菜，因为它们含有硫代葡萄糖苷，大量摄入这种物质会让甲状腺无法摄取碘。对患有缺碘性甲状腺功能减退症的人来说，这可能是个问题。但大多数桥本病患者并不缺碘，而且大多数十字花科蔬菜所含的硫代葡萄糖苷的量不至于造成缺碘。根据我的经验，桥本病患者能很好地耐受大多数十字花科蔬菜，所以食用这类蔬菜对健康有重要的好处，比如帮助身体排毒。

- **添加高营养密度的"超级食物"**。如果你希望将更多的营养素加入饮食中，可以考虑尝试以下方法。其中许多食物不仅营养丰富，味道也很鲜美，可以添加到饮料、蔬果汁、沙拉和其他食物中。还有几种食物的味道比较像药物。它们最适合加到食物中，改善健康。

食物	好处	食用方法	分量
黑孜然籽	改善肠道健康,平衡血糖	加在沙拉中,榨油食用	每天 1 汤匙(2 克)
蓝莓	提升肌醇含量,平衡血糖,支持甲状腺激素	加在蔬果汁、沙拉和零食中(和蛋白质或脂肪一起吃)	每天半杯到 1 杯
骨头汤	改善肠道健康	用作汤底,用于炖肉,当作饮品	每天半杯到 4 杯
卡姆果粉	补充维生素 C	加在蔬果汁中,当作饮品	每天 1/4 茶匙到半茶匙
奇亚籽	提供健康的脂肪	加在蔬果汁、沙拉中	每天 1~2 汤匙
肉桂	平衡血糖	加到饮品、拿铁和水果中	每天一小撮到半茶匙
椰子油	提供健康的脂肪,平衡血糖	用来煎蔬菜,加到温热的饮料和果汁中	每天半茶匙
椰奶	提供脂肪,抗病毒	加在蔬果汁、汤里,放到调味料里	每天 1/4 杯
椰子酸奶	保持肠道微生物群平衡	加到蔬果汁中,当作零食	每天半茶匙到 2 茶匙
鳕鱼肝油	减少炎症	加到沙拉、海鲜中	每天半茶匙到 1 茶匙
发酵椰子水	保持肠道微生物群平衡	加到饮料中	开始时每天约 15 毫升,逐步加量
发酵蔬菜	保持肠道微生物群平衡	当作小菜,放到沙拉上	开始时每天半茶匙,逐步加量
肝脏	补充铁和维生素 A	做成肝酱,混在肉丸中或做成肉酱	每周约 113 克
玛卡粉	保持激素平衡,提升性欲	玛卡拿铁,加入到蔬果汁中,加在椰子酸奶上	1~3 茶匙
南瓜派香料	保持血糖平衡,减少炎症	放到拿铁、蔬果汁或水果中	每天一小撮
南瓜子	补镁,保持血糖平衡	放到沙拉里,作为零食	每天 1 汤匙
海盐	平衡血压,提升皮质醇水平	万能调料,用于"纯享饮品"	每天一小撮
姜黄	减少炎症	放入饮品,烹饪时加入	每天一小撮

安全信号 2：减少炎症反应

我们体内有炎症的原因有很多。一些原因是显而易见的，还有一些则是隐藏的，可能需要一些"侦查"工作才能找到背后的"主谋"。我们的身体是一个整体，应激反应削弱了我们的肠道功能，所以无论出现炎症的初始原因是什么，为肠道功能提供支持可以发出强有力的安全信号，有助于解决压力反应症状。

减少肠道炎症

肠道健康问题可能是慢性炎症的主要原因，也是导致肾上腺失衡和自身免疫性甲状腺疾病的头号压力的来源。

我们要避免食用最常见的抗炎食物，增加支持肠道健康的食物，以及食用名为布拉氏酵母菌的有益酵母来减少肠道炎症，这种酵母可以帮助降低肠道对食物的不良反应，培养健康的肠道菌群，并消除会引起炎症的肠道病原体。

避免食用引起反应的食物

某些刺激性食物会在体内引发自身免疫反应，导致大范围的炎症。这些食物会在体内引起毒性反应，我们称之为食物敏感性。

食物敏感性与食物过敏不同，食物敏感性是由免疫系统的免疫球蛋白 G 和免疫球蛋白 A 产生的，而食物过敏是由免疫系统的免疫球蛋白 E 调节的。食物敏感性和食物过敏在体内产生的反应也不同。食物敏感会产生诸如肠易激综合征、头痛、头晕、脑雾、关节痛、胃酸反流、焦虑、瘙痒、鼻后滴漏、充血、心悸、疲劳、失眠等症状和皮肤问题，这些症状可能需要长达 4 天的时间才能出现，而过敏反应会立即出现，而且症状更严重，通常包括麻疹、瘙痒、咽喉和嘴巴肿胀、呼吸困难。

避免食用最常见的反应性食物，以及其他可能给身体带来压力并干扰愈合的食物，可以减少炎症、改善肠道健康，并促进肾上腺平衡。

从饮食中去掉这些反应性食物可以在几天内显著改善症状，而痊愈可能需要几周或几个月的时间。我的大多数客户说，他们从饮食中去掉以下食物后，身体明显感觉好了很多。

1. 麸质

许多人对麸质敏感，特别是那些有血糖问题和自身免疫性疾病的人。麸质是一种蛋白质，存在于大麦、黑麦、小麦等谷物和包装食品中。麸质会导致肠道出现炎症反应，反应一般持续几分钟到几周，具体取决于肠道的敏感度。而患有乳糜泻的患者摄入麸质后的反应会更严重，且一般会立即出现反应。

2. 无麸质谷物

在我们项目的饮食法中，我们建议去掉麸质和所有谷物，包括不含麸质的谷物，以避开所有可能引起肠道炎症的物质，支持血糖平衡。即使是不含麸质的谷物，也可能会和麸质发生交叉反应，导致血糖激增。

需要避免食用的谷物包括大麦、荞麦、干小麦、玉米、硬质小麦、法老小麦、卡姆小麦、藜麦、燕麦、大米、黑麦、粗面粉、小黑麦和小麦。

3. 乳制品

人体食用乳制品会有炎症反应，这其中有多种原因，包括乳制品的质量、乳糖不耐受、对乳制品中的酪蛋白和乳清蛋白敏感。在我们的项目中，我们将去掉所有奶牛、山羊和绵羊的乳制品，包括牛奶、奶酪、奶油、酸奶、冰淇淋、黄油、酥油和某些蛋白粉。

4. 大豆

大豆是一种豆类，用来制造许多不含肉类和乳制品的食物。它也经常用于加工食品中，用来将原料粘在一起或改善食物口感。对大豆蛋白敏感是很常见的，所以我们要避免食用毛豆、豆奶、豆腐、印尼豆豉、味噌、酱油、加工食品等，这些产品通常含有大豆成分。还要避免食用一些无麸质、素食和纯素食的产品，这些产品含有大豆卵磷脂、豆腐、水解性大豆蛋白或水解性植物蛋白。

5. 除绿豆和豌豆蛋白外的其他豆类

豆类含有植酸盐，当植酸盐与营养物质结合时，会导致锌吸收不良。植酸盐与肠道通透性和感染的增加有关。我们需要避免食用的豆类食物包括豆类（黑豆、大豆、蚕豆、鹰嘴豆、四季豆、利马豆、扁豆）和花生。绿豆和豌豆蛋白的耐受性通常更好，因此出现在了 ATP 饮食计划中。

6. 糖

糖不仅会导致血糖波动和炎症，还会加剧肠道微生物群的失衡。我们需要避免食用糖（蔗糖）和含有糖或高果糖玉米糖浆的加工食品。糖存在于许多食物中，包括谷物，特别是无麸质的谷物和零食、酒、果汁、水果、预包装食品和肉类。

我们要尽量减少甜味剂的使用，但如果加入糖可以帮我们坚持改善肾上腺功能的饮食法的话，可以用甜叶菊、枫糖浆、罗汉果或蜂蜜替代糖（请适量使用）。

7. 海藻

肾上腺问题会使我们面临患自身免疫性疾病的风险，包括桥本病，所以我们要避免食用海带，因为它会调节免疫系统，导致碘含量过高。在那些遗传易感的人群中，高碘是桥本病的已知触发因素。我建议去掉所有类型的海藻：海苔、昆布、海带和裙带菜。

8. 辣椒

辣椒素是使辣椒变辣的成分，它会导致漏肠，因此应避免食用含有这种化合物的辣椒。含有辣椒素的辣椒产品包括红辣椒、泰国辣椒和辣椒粉。黑胡椒的味道来自胡椒碱，不含辣椒素，因此它不会产生同样的炎症反应，可以安全食用。青椒对大多数人来说也是可耐受的。

9. 酒精

酒精会导致血糖失衡、肠漏、小肠中细菌过度生长，以及体内像氨这样的炎性毒素的积聚。在为期4周的项目期间，我们将避免所有类型的酒精。没错，包括葡萄酒，尽管我们中的许多人都认为葡萄酒对健康有好处（当然，是否有好处，学界还未得出最终的结论，但为了项目能帮助大家，咱们就不能喝酒啦——抱歉）。

选购优质食材

如果你不确定是否能吃某种食物，可以想想古人是否会吃它（我称之为"穴居人测试法"）。

我们还需要知道常规种植的作物有不同程度的农药残留，如草甘膦，这是一种常用的除草剂，同时也是线粒体毒素。

用传统方式种植的农产品的营养含量往往也较低，部分原因是它们生长在重复使用、养分枯竭的土壤中。这是我们经常需要补充营养的原因之一，即使日常饮食富含营养也需要补充；这也是为什么我鼓励你尽可能地购买有机食品。研究表明，有机水果和蔬菜的农药残留量较低，抗氧化剂含量较高，具有抗炎功效。

肉类：如果可能的话，寻找当地的、有机的、草饲的或野生捕获的动物的肉。肉的运输距离越短越好。有机的要求是牲畜至少在一年中的部分时间生活在户外并自主觅食。这种更自然的生活方式使这种动物肉的蛋白质中含有更多有益的 ω-3 脂肪酸，含量大约比普通的肉高出50%，而 ω-6 脂肪酸的含量较低。我知道这种肉可能很贵，如果你想节省开支，可以去买深色的鸡肉（如鸡腿），更有韧性的牛肉块（用来慢炖），以及特价的野生捕捞的鱼。

海鲜：选择汞含量较低的野生捕捞的海鲜。每周享用约170克汞含量最低的海鲜，如文蛤、蟹（美国国内产的）、黑线鳕鱼、鲭鱼（北大西洋）、牡蛎、鲑鱼、沙丁鱼、扇贝。

鸡蛋：我建议购买散养鸡的鸡蛋和有机鸡蛋。

蔬菜和水果：尽可能购买当地的有机蔬果。非有机农产品中有不同程度的农药残留。食用含有毒素的食物会给肝脏带来负担，使其加速运转把毒素从体内清除。

非乳制品的"奶"制品：现在大多数超市都有种类繁多的非乳制品（和不含大豆）的"奶"制品。如果可能的话，寻找有机的、不含卡拉胶和树胶等添加剂的产品。

坚果和种子：选择生的有机坚果和种子，这样你可以在需要的时候让其发芽，发芽后，抗氧化剂的含量会增加，植酸等抑制营养素吸收的成分的含量会下降。加入油或盐只会伤害身体（烘烤过的坚果和种子通常会加入促炎的油类和加碘的食盐，所以最好买生的，自己制作）。

加入改善肠道健康的食物

以下食物可以滋养你的肠道，带来健康的肠道微生物群，并加强肠壁、降低炎症。试着有规律地把它们加入你的饮食中。

1. 发酵食品

发酵是一种食物保存过程，它产生益生菌或"好的"细菌，可以平衡肠道菌群，帮助缓解便秘、消化不良和焦虑等症状。我最喜欢的发酵食品包括发酵的椰子酸奶、发酵的椰子水和发酵的卷心菜。尽量不食用麦芽醋，因为它是由大麦制成的，大麦是一种含有麸质的谷物。在超市的冷藏区逛逛，寻找发酵食品，因为这些发酵食品中含有相当多的益生菌。

2. 骨头汤

骨头汤含有丰富的有利于受损组织愈合的矿物质和氨基酸，包括胶原蛋白和明胶，可以改善肠道健康，支持免疫系统，提升关节健康和改善皮肤。骨头汤中的明胶可以帮助密封肠道的连接处，使肠道不再具有渗透性。渗透性降低后，我们讨厌的物质不能再穿过肠壁了。这促进了肠道的愈合，进而降低了对食物的敏感性。骨头汤还有益于平衡血糖，并可能抵消饮食中摄入果糖的一些负面影响。自己制作骨头汤既简单又快捷！

3. 纤维

纤维在消化系统中就像海绵一样，帮助吸收毒素和过量的激素，最终帮助将其排出身体。最近的研究还将纤维与一种健康的微生物群联系起来，这种微生物群充满了有益的细菌，对肠道健康和维持强大的肠道内衬至关重要。最好从水果和蔬菜中获取纤维，而不是纤维补充剂（除非你正在遵守特定的肠道治疗方案），因为纤维补充剂已被认为会加剧肠道通透性和小肠细菌过度生长（SIBO）。如果你平时摄入的纤维不多，我建议你在饮食中逐步加入富含纤维的食物。

补充剂亮点 3：布拉酵母菌

我推荐的一种重要的消炎补充剂是布拉酵母菌。这是我最喜欢的补充剂之一，因为它可以改善肾上腺、肠道和免疫系统的健康。我在刚做药剂师时，接触到一个患者患有非传染性旅行者腹泻，那是我第一次了解到布拉酵母菌的好处。这是一种温和、有益的酵母（也称为益生菌酵母），经常被推荐给服用抗生素的人（像这样的益生菌可以在抗生素疗程结束后帮助恢复有益细菌的平衡）。

布拉酵母菌是呼吸道和胃肠道的第一道防线，可以增加免疫球蛋白

A（或 SIgA）的分泌。它可以防止寄生虫、细菌、病毒和其他促炎病原体附着在我们的呼吸道和肠道内衬上，这样身体就能够更好地清除和防御慢性感染，包括来自肠道的机会致病菌，如幽门螺杆菌、人芽囊原虫（桥本病的常见诱因）、酵母过度生长/念珠菌和 SIBO，SIBO 是导致肠道渗漏和炎症常见但往往隐藏的原因。

但就算没有肠道感染，补充布拉酵母菌也能让我们受益。它可以中和毒素，减少病原体，减少消化系统过度活跃的免疫反应引起的炎症，并有助于培养健康的微生物群。通过帮助提高免疫球蛋白 A 的分泌，布拉酵母菌已被证明可以恢复并加强排列在小肠上细胞之间的连接，甚至可以减少肠道渗漏。一项研究检测了布拉酵母菌对炎症性肠病（IBD）患者结肠细胞的影响，发现布拉酵母菌保护了上皮细胞（表面组织），并改善了细胞之间的黏附性，这些促进了肠屏障功能的全面恢复和加强。

我发现布拉酵母菌可以解决肾上腺功能障碍和自身免疫性甲状腺炎中常见的肠道炎症，同时还可以改善皮肤问题和脑雾、焦虑、关节疼痛等症状。

我建议每天早餐和晚餐时分别服用 1 次布拉酵母菌，每次 1 粒，（250 毫克，50 亿菌落单位或菌落形成单位，这个数字代表了单次剂量中的活生物体数量）。开始时服用剂量要少，慢慢增加。如果出现腹胀、恶心、头晕和腹泻等症状，就减少到每天 1 粒；如果你仍然感到消化不适，减少到每天半粒，然后每 3~5 天增加一点剂量。如果无法忍受的症状一直存在，则需要停止服用这种补充剂。肠道需要先有所改善，才能服用这种补充剂且没有副作用。

安全信号 3：平衡血糖

血糖的剧烈波动会给身体带来压力，并导致肾上腺功能障碍，让人感觉疲劳、易怒或焦虑。平衡血糖对我来说是巨大的转变，我的许多客户都说，平衡血糖是这个项目中最有帮助的部分，能帮助他们恢复健康。你也可以通过调整营养摄入和养成好习惯来保持血糖平衡，从而显著改善症状。

通过调整饮食方式稳定血糖

有肾上腺问题的人通常都有低血糖，调整营养素的摄入量和频率可以改善这个问题。要了解如何保持血糖稳定，我们需要了解身体是如何吸收各种常量营养素的。

血糖指数（GI）是衡量食物被身体吸收速度的指标，也可称之为"消耗率"，也就是我们消耗从食物中获得的"燃料"的速度。摄入那些消耗较慢的食物有助于平衡血糖。

下方图表告诉我们 2 个小时内低 GI 食物和高 GI 食物对血糖的影响。如图所示，低 GI 食物会让血糖达到一个小高峰，下降相对较慢；而高 GI 食物会导致血糖水平飙升，然后在 30 分钟后急剧下降（并消耗糖分）。

不同的常量营养素类别往往有相似的消耗率。糖和淀粉（碳水化合物）的消耗速度非常快，因此会显著提高血糖水平。这种快速的消耗会让我们在进食不到 1 小时后再次感到饥饿。脂肪和蛋白质的消耗速度较慢，血糖水平不会上升得那么快，所以可以保持更长时间的饱腹感。

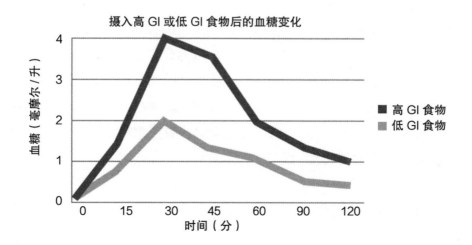

摄入食物的类型和饥饿时间

摄入食物的类型	再次感到饥饿的时间
碳水化合物	45 分钟 ~1 小时
蛋白质	2~3 小时
脂肪	4 小时

少吃含碳水化合物的食物、多吃富含脂肪和蛋白质的食物可以稳定血糖，让你的饱腹感保持更长时间，还可以改善情绪。在恢复血糖平衡的早期阶段，我建议每 3 小时进食一次。

对"饿极成怒"的情绪管理

血糖平衡策略将逐渐控制你的血糖波动，防止高血糖和"饿极成怒"引发的低血糖。从长远来看，这将稳定你的情绪和能量水平。但如果皮质醇水平较低，你可能患有低血糖，开始参加项目后，你可能需要一段时间才能稳定下来。因为皮质醇和葡萄糖有复杂的反馈体系，而且通常遵循相似的昼夜规律，皮质醇水平低的人往往在一天中的相同时间段出现低血糖。早上醒来后感到头晕目眩或脑袋迷糊，这些都是患上低血糖的迹象。

出于这个原因，我在早上的"开启一天蔬果汁"中加入了橙汁，这样早上的第一件事就是提升血糖。我在蔬果汁中加入蛋白质与椰奶，这样血糖不会激增，同时也能得到果汁的好处，大约 1 小时后可以再来一杯蔬果汁。

然而，患有急性低血糖的人需要一种更速效的低血糖药物。在这种情况下，可以喝约 118 毫升的果汁，如橙汁、苹果汁或葡萄汁。这样，10~15 分钟内可以提高血糖水平。需要注意的是，果汁比直接吃水果起作用更快，因为水果中的纤维会减缓吸收过程。

平衡血糖的实用秘诀

● **永远不要不吃早餐**。早餐是最重要的，可以补充营养和平衡血糖，让我们为成功的一天做准备。

- **避免食用大多数包装食品。**包括曲奇饼干、蛋糕、咸饼干、糖果、燕麦棒、苏打水、意大利面、早餐谷类食品，以及大多数含有高度加工、含碳水化合物的即食食品。

- **避免只喝果汁。**大多数果汁都含有可以快速消耗的糖分。但我们应该选择混合了健康脂肪的果汁或蔬果汁，或者将果汁与含有足够脂肪和蛋白质的食物搭配（除非你患有急性低血糖）。

- **适量食用低糖的"甜"水果（每天吃一两份）。**低糖的"甜"水果包括蓝莓、草莓、覆盆子、青苹果、李子、石榴、小红莓和橙子。

- **在每顿饭或零食中加入（健康的）脂肪和蛋白质。**当你摄入碳水化合物时，将它们与脂肪或蛋白质结合起来，以将血糖飙升值降至最低。我建议碳水化合物和蛋白质的比例不超过 2 : 1，确保一餐的血糖负荷在较低的水平。例如，你要吃约 113 克的牛排，就应该吃约 227 克的红薯以平衡血糖。

- **善用低糖"甜"水果。**这些水果包括葡萄柚（可以促进皮质醇），牛油果（可以提供健康的脂肪），柠檬、青柠和西红柿（富含支持肾上腺的维生素 C）。

- **适量食用淀粉类蔬菜（每天一两份）。**注意不要过度食用红薯和南瓜等淀粉类蔬菜。我建议不要吃土豆，因为它们会显著提高血糖——几乎和纯葡萄糖一样！

- **吃低碳水化合物的零食。**每 2~3 个小时吃一小份富含蛋白质和脂肪的低碳水化合物的零食，有助于平衡血糖和补充营养。这样的零食包括坚果、种子、煮熟的鸡蛋和蛋白质蔬果汁！（在"食谱"部分有很多美味零食的建议。）

- **添加肉桂。**研究表明，肉桂可以减缓消化道中碳水化合物的分解速度，让血糖水平适度上升。我还想推荐南瓜派香料（由肉桂、肉豆蔻、生姜、丁香和多香果混合而成），这是可以稳定血糖的美味食材。你可以把它添加到蔬果汁、无麸质烘焙糕点或热饮中！

- **有规律地进食。**许多人都会"饿极成怒"了才想起来要吃饭。在项目开始时，为了重新调节身体饥饿的生物学和神经机制，我们每隔 2~3 个小时要进食一次。

  - 我们需要在起床后 30 分钟内以易于消化的"开启一天蔬果汁"开始新的一天，1 小时后再喝一杯早餐蔬果汁。
  - 在早餐和午餐之间加入零食或不含咖啡因的拿铁、茶、绿色蔬果汁，以帮助平衡血糖、饥饿激素和能量水平，并在白天增加热量的摄入来调节昼夜节律（更多内容见下文）。
  - 安排营养均衡的午餐，然后在 2~3 个小时后再来一个零食、拿铁、茶、绿色蔬果汁，以防下午无精打采。正如朱莉（Julie）所说："下午 3 点的拿铁零食给我带来了太多改变了。下午 3 点再也不困了！"
  - 在傍晚早些时候吃一顿容易消化的晚餐，这样可以睡个安稳觉。
  - 在项目开始时，我们可以在晚饭后来点零食或茶，这样夜间的血糖可以稳定，有助于睡眠。

这样的进食安排可以神奇地缓解疲劳。在项目结束时，参与者感觉更有活力和满足感，体重也得到了控制。参与者按方案进食和摄入营养剂，可以获得充足营养、保持血糖平衡，然后可以逐渐延长两次进食之间的时间间隔。

补充剂亮点 4：肌醇

肌醇是一种重要的营养物质，也是一种天然糖醇，存在于许多动植物中。它调节与肾上腺、内分泌和甲状腺健康相关的几种关键功能和激素，并已被证明具有抗炎和抗氧化特性。

研究表明，肌醇可以增加胰岛素敏感性，从而帮助维持血糖平衡。它还可以帮助缓解情绪波动、焦虑和强迫症（OCD），这些症状与紧张的肾上腺和波动的甲状腺激素有关。这可能是因为它刺激了让人感觉良好的血清素的产生。我向客户推荐肌醇是因为我相信，至少对一些人来说，它可以有效地缓解焦虑、强迫症、睡眠问题等。

肌醇还对经期健康和生育有好处。在对患有多囊卵巢综合征的女性的研究中，补充肌醇被证明可以改善卵巢功能、妊娠率和胚胎质量。

此外，肌醇还为甲状腺健康提供支持，可以减少甲状腺抗体，降低TSH水平，甚至可以缓解桥本病患者的症状。2017年的一项研究证实，在服用肌醇和硒（一种可以有效降低甲状腺抗体的营养物质）后，甲状腺抗体、TSH水平和生活质量都得到了显著改善。有趣的是，在这项研究中有一例甲状腺功能亢进症，肌醇补充剂将这位患者的TSH水平提高到正常水平。

我们的身体可以产生肌醇，但研究表明，一些人可能无法仅通过合成来满足身体的新陈代谢需求。在饮食中添加更多蓝莓（富含营养）之类的食物是获得更多肌醇的方法，但如果消化能力较差、营养吸收不良，你便难以获得足够的营养，就像大多数肾上腺功能障碍的人一样。

服用肌醇补充剂是有效的。我选择服用的是一种肌醇粉，我喜欢把它加到茶里，让茶有一丝甜味。我建议每天饭后服用 1/4 茶匙（约700毫克）。

甲状腺小贴士：肌醇加硒可改善甲状腺功能，减少甲状腺抗体。你可以在项目饮食计划的肌醇中添加200微克的硒，或将肌醇粉末替换为肌醇和硒的混合物。在开始使用肌醇后，一定要让医生检查相应的甲状腺数值，因为补充剂可能会减少你对甲状腺药物的需求。

救助多囊卵巢综合征：肌醇与D-卟啉醇联用可改善卵巢功能，使月经恢复正常，所以可以在项目饮食计划中的肌醇中添加 D- 卟啉醇，作为单独的补充剂（每天服用 100~1000 毫克），或者可以用混合肌醇（每天服用 2000 毫克肌醇、50 毫克 D- 卟啉醇，分两次服用）取代肌醇粉末，这种剂量组合已被研究证明是最有帮助的。

ATP 成功案例

这个项目帮助我平衡了血糖。我没意识到以前摄入了这么多糖，现在我很高兴自己不再渴望吃甜的食物了……我觉得我在减少糖、谷物和乳制品的摄入量方面取得了很大的进步。

——克里斯汀（Kristen）

从项目的第一天开始，我就不吃面包、谷物和奶制品了……第二天我一醒来，鼻窦和胸部第一次没有黏液了。胃酸反流症状在两天内就开始减轻了，现在症状完全消失了。

——珍妮弗（Jennifer）

我不吃糖了（包括甜食和糖果）……项目开始后我再次承诺不吃含麸质和乳制品的食物，我感觉好多了。现在我不会特别想吃这些东西，这本身就是个奇迹了。另外，我对孩子也更有耐心了，也不会觉得每天都被困在情绪的过山车上了。我已经减掉了大约 2.5 千克体重，衣服更合身了，皮肤看起来也更健康了。我已经等不及想看看项目结束时的效果了！

——劳伦（Lauren）

早上喝了"开启一天蔬果汁"后，我的精力变得更充沛……这个项目用不同的方式让我认识到，进食的时间和吃的东西可以在很大程度上改善疲劳和精力。此外，除了饮食、补充剂和锻炼之外，我们的健康需要很多其他的东西。我一直在努力调整心态和改善健康，而这个项目真的帮我把这些事情分解为具体的步骤，帮助身体自我愈合。我以前没有意识到血糖平衡对保持充沛的精力和减少疲劳是如此关键。我认为这真的让我大开眼界。

——玛格达（Magda）

补充营养的具体方法

- 在厨房里储备大量营养丰富的食物，并清除那些会阻碍你恢复健康的高糖、促炎食物。
- 用简单易行的方法。使用这本书中的食谱制作美味且容易上手的蔬果汁、正餐和零食。
- 在日常生活中添加核心补充剂。如果你想简化补充剂的添加方案，可以在平衡肾上腺的补充剂中加入调节肾上腺的 ABC 组合：适应原草药、B 族维生素和维生素 C。

第五章

重获精力

目标

- 精力充沛地完成日常任务，通过平衡电解质和补水来放松。
- 白天感觉更专注、更有活力、头脑更清醒。
- 晚上获得更多高质量的睡眠以恢复活力

疲倦是肾上腺功能障碍患者最常见、最令人感到虚弱的症状之一。你会感觉像是每天都在拖着大约 25 千克的混凝土，这种情况会出现在肾上腺功能障碍的后期，那时你的皮质醇已经耗尽了。我曾亲身体会到疲倦是如何影响到日常生活，让人感到精疲力尽的。在我的肾上腺痊愈之前，我每晚需要睡 12 个小时才能正常运转……"正常运转"的意思是在 2 个小时中不断地按下闹钟上的"稍后提醒"按钮（问问我可怜的丈夫就知道了），我才能把自己从床上拉起来，然后每天不得不喝 4~6 杯咖啡来让自己保持清醒。我早餐经常需要喝功能饮料和可乐，是"很亢奋也很疲惫"的状态。消除疲劳是治愈肾上腺和继续正常生活的重要一步，本章中介绍的安全信号可以恢复能量，帮你实现这个目标。

食品药理学有很多方式让我们重新充满活力。通过摄入食物和有针对性的补充剂来满足身体的营养需求、降低炎症、平衡血糖，这些与我们在前一章中介绍的 3 个安全信号的内容是一致的，这有助于恢复能量水平，但还有更多方法可以帮助你改善健康。你还可以做更多的事情。你会发现，在缓解疲劳和其他与肾上腺功能障碍相关的症状的过程中，什么时候进食、什么时候进行日常活动与我们吃什么一样重要。

为了帮助我们在白天感觉更有活力，在晚上放松下来并能够获得高质量的睡眠，我们将在保证营养的同时，调节昼夜节律，一起向我们的身体发送以下安全信号。

1. 补水

适当地补水对身体的所有细胞和系统都是至关重要的，如果没有水，我们只能存活几天（但如果只是没有食物，可以活几周）。脱水会影响主要能量分子三磷酸腺苷（adenosine triphosphate，ATP）的产生，减少流向肌肉和大脑的血液，扰乱睡眠周期，使我们筋疲力尽、虚弱、产生脑雾和易怒。我们在白天需要摄入充足的盐分和水分，特别是在早上（但晚上不要摄入太多，以免半夜起来上厕所），通过保持健康的血压和皮质醇水平来帮助恢复体内的能量和动态平衡。

2. 支持线粒体功能

产生炎症的原因有很多，产生线粒体功能障碍的原因也有很多。我认为线粒体是神秘的小细胞器，虽然很小，功能却非常强大。它们需要最佳的环境才能产生强大的肾上腺激素和三磷酸腺苷。因为身体是一个整体，支持线粒体功能可以发出安全信号，带来健康的能量水平并减轻脑雾症状。

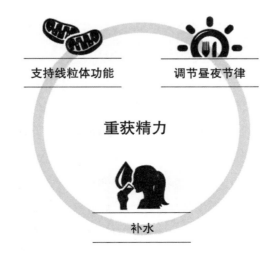

3. 调节昼夜节律

为身体提供改善健康所需的东西时，时间安排很重要。如果我们晒太阳的时间不对，或者在错误的时间吃了错误的食物，身体会感受到压力。我们的重点是安排好日常活动的时间，包括何时进食、何时摄入关键的补充剂，配合我们的昼夜节律，带来健康的皮质醇水平和能量水平。

还有两种补充剂可以改善健康和增加能量，为我们提供更多支持。

- 电解质混合物，可维持体内水分平衡，减少炎症，并调节昼夜节律。
- 肉碱，能改善能量、平衡血糖，改善线粒体的功能。

安全信号 1：补水

当谈到肾上腺健康时，补水可能不是你首先想到的事情，但充足的水分和电解质是改善健康的关键成分，尝试了项目中补水方法的 93% 的参与者都认为补水很有帮助！那么，你应该喝多少水呢？

一般的建议是每天喝 6~8 杯（1.8~2.4 升）干净的、经过过滤的水。要想了解适合你的精确摄入量，可以使用下面这个简单的方法计算。

体重（磅）÷2= 每天的水分摄入量（盎司）①

例如，如果你的体重是 150 磅（约 70 千克），你的目标是每天喝 75 盎司（约 2200 毫升）的水，当然每个人的需求可能会有所不同。

为了确保你每天的饮水量，在健康日记中记录饮水量或者在智能手机上下载免费的记录饮水量的应用程序，可能对你有所帮助。

如果你喝腻了白开水，可以在水中添加水果、蔬菜和草药来改善口味。我喜欢把以下混合物之一加到一壶水里，喝一整天。

---

① 1 磅 ≈ 0.45 千克，1 盎司 =29.57 毫升。

- 草莓、黄瓜和薄荷。
- 柠檬和青柠。
- 罗勒叶和橙子。

或者，你可以探索自己喜欢的口味！

值得注意的是，补水只是任务中的一部分，我们还需要补充电解质。

一位名叫凯特（Kate）的参与者说她以前喝水挺多的，但在有意补充电解质后，她的症状和能量有了显著改善。她分享道："我的脊椎按摩师总是告诉我'你有些脱水'，我觉得很奇怪，我明明喝了很多水啊。后来我发现按摩师说对了！电解质混合物让我平静了下来，我不会再感到心悸了，平生第一次觉得我一切正常了！添加电解质混合物是我做出的唯一的改变。我的精力更充沛了……而且因为我感觉很平静，我觉得这个改变也治愈了我受伤的肾上腺。太感谢你们了！"

补充电解质

你可能认为只有运动员才需要补充电解质来保持水分，但肾上腺功能障碍和甲状腺功能减退的人群往往也缺乏这些营养物质。我们可以通过补充电解质获得更持久的体力和稳定的情绪。因为应激反应受损，我们度过平常的一天就像是跑了一场马拉松一样疲惫！恢复电解质平衡使完成日常活动变得容易得多。

然而，需要注意的是，许多电解质产品（包括运动饮料）不一定是健康的选择，因为其中含有大量的糖、食用染料和调味剂。在电解质补充剂中加入一点天然糖分是可以的，因为葡萄糖有助于身体吸收电解质矿物质。我建议选择一种补充剂混合物来补充身体所需的主要电解质，如钠、氯化物、镁和钾。

钠和钾等电解质是身体中的矿物质，使身体可以正常运行。它们通过让肌肉适当收缩来支持肌肉健康（提示：肌肉抽筋和酸痛可能是电解质失衡的迹象），保持体内水分充足，在消化、神经系统和心血管健康方面发挥关键作用，特别是在调节血压方面有所帮助。

这就是为什么低血压经常伴随着肾上腺失衡。当电解质失衡时，我们会脱水，可能会出现疲劳、心跳加快、腹泻或便秘等症状。电解质可以让我们更加专注和充满活力，所以补充电解质是很重要的。

电解质存在于多种食物中，包括肉和鱼、骨头汤、水果和蔬菜、海盐、海菜和茶。我们需要知道，就肾上腺平衡而言，钠是最重要的电解质，所以我建议重点摄入海盐形式的高质量富钠电解质。盐的种类是非常重要的。避免食用加工过的或富含碘的盐（"碘化"盐），选择高质量的海盐。下列海盐产品含有极少量的碘，主要由钠和微量矿物质组成。

- 喜马拉雅粉盐。
- 喜马拉雅灰盐。
- 凯尔特 / 地中海白盐。

甲状腺小贴士

虽然缺碘会导致缺碘性甲状腺功能减退，但这种类型的甲状腺功能减退并不常见。高碘摄入已被证明会加重桥本病，这是导致甲状腺功能减退最常见的原因。

钠和钾对皮质醇水平和血压的影响

富钠盐对健康有好处，但患有高血压、梅尼埃病、糖尿病、血管性痴呆和哮喘的人在摄入富钠盐之前应该咨询医生。需要记住的是，在肾上腺功能障碍的后期，人们往往会有低血压，且皮质醇水平较低（而盐可以同时增加血压和提升皮质醇水平）。

在肾上腺功能障碍的早期阶段，人们更有可能出现水肿、皮质醇水平升高和高血压的症状。一定要聆听你的身体发出的信号。在某些情况下，聆听时可能需要测个血压。

皮质醇水平低	皮质醇水平忽高忽低	皮质醇水平高
在早上和下午早些时候，在饮食中加入更多的盐来提升皮质醇水平、保持健康的血压	如果早上或下午感到疲倦，可以考虑在饮食中加更多的盐，但如果有高血压，则不要加盐	避免在饮食中加入更多的盐，因为会提高皮质醇水平，使血压升高

钠和钾是两种重要的电解质，共同使用时可以维持二者在体内的平衡。如果钠的水平失调，钾的水平很可能也会失调。如果出现以下症状，你可能需要补充钾。

- 特别口渴。
- 想吃咸的食物。
- 水肿。
- 认知问题。
- 高血压。
- 心率波动。
- 紧张。

在以下情况下，你可能需要减少钾的摄入量。

- 血压低。
- 正在服用氯化钾补充剂。
- 出现恶心或呕吐等胃肠道症状。

如果你正在经历这些症状中的任何一种，我建议你做一个血钾水平检查，以确定以下两种补水混合物中的哪一种更适合你。

> 钾含量较少的补水混合物：约 946 毫升过滤水；半茶匙海盐（白盐、灰盐或粉盐皆可）。
>
> 钾含量较多的补水混合物：约 946 毫升椰子水；1/4 茶匙至半茶匙海盐（白盐、灰盐或粉盐皆可）。

如何将电解质加到日常饮食中？

- 每顿饭都要在食物上撒些海盐调味。
- 在饮用水或其他对饮食有益的饮料中加盐。我建议你用"开启一天蔬果汁"开启新的一天，这里面有适量的海盐。
- 制作"纯享饮品"，这是一种喜马拉雅海盐和过滤水高浓度融合的饮品。每天可以喝一杯，每次最多取一茶匙，倒入水中稀释，空腹服用或与其他食物搭配。
- 想吃什么就去吃，除非你的身体状况需要你忌口。有肾上腺问题的人通常会想吃咸味食物（"我刚才不小心吃了一整袋薯片综合征"）。所以，只要吃高质量的海盐就可以了！
- 多喝骨头汤，这是一种富含电解质的食物。
- 试试钠和钾补水混合物。
- 最后一点，也是非常重要的一点，试试电解质混合物。

补充剂亮点 5：电解质混合物

电解质混合物是一种很好的电解质补充剂，含有钠、钾、氯化物和镁等。

你可以直接摄入水中的电解质，也可以把"开启一天蔬果汁"升级，把配料中的盐换成一勺电解质混合物。我喜欢在我的蔬果汁中加一勺电解质混合物，可以获得清新的柑橘味道。

需要注意的是，剧烈运动、炎热或干燥的气候以及饮用咖啡因或酒精可能会加剧电解质失衡。如果你有以上任何经历，你可能需要补充更多的水和电解质。

治疗纤维肌痛和慢性疲劳综合征（CFS）：研究显示，针对纤维肌痛和慢性疲劳综合征等情况，需要每天服用 0.25~15 克的 D- 核糖。

减少对咖啡因的依赖

我们该聊一下"咖啡因摄入量和肾上腺素"这个"禁忌"话题了！过多的咖啡因会引发应激反应，增加包括皮质醇在内的肾上腺激素的分泌，从而削弱我们的肾上腺功能。咖啡因降低了胰岛素的敏感性，因此我们的细胞不再对胰岛素做出正确的反应，导致血糖水平保持在高水平。高血糖被身体视为一种压力，会提高皮质醇水平。

在肾上腺功能障碍的早期阶段，咖啡因会进一步提高皮质醇水平，随着肾上腺功能障碍进展到后期阶段，我们会依赖咖啡因来获得皮质醇水平的提升。咖啡因让我们的身体正常运转，但我们的肾上腺也变得越来越虚弱了，我们往往会感到压力越来越大、越来越焦虑。睡眠质量会受到影响，如果没有足够的休息，我们很可能会去喝 1~3 杯含咖啡因的饮料。恶性循环就此开始了：摄入咖啡因，肾上腺越来越虚弱，摄入更多的咖啡因，肾上腺更加虚弱。

咖啡因还会增加肠道通透性，进一步加剧肾上腺功能障碍。

那么，为什么咖啡因没有被排除在项目饮食计划之外呢？

因为我逐渐意识到，虽然对咖啡因的依赖可能会加剧肾上腺功能障碍，但这通常不是导致肾上腺功能障碍的原因，相反，它是一种结果。

要求疲惫的人戒除咖啡因，却没有提供帮助让他们有充足的能量度过一整天的方法，可能会导致症状的恶化，比如情绪不稳定和疲劳，甚至会导致哪怕意志最坚定的人"破戒"，破坏整个恢复健康的方案，因为没有咖啡因，他们的身体就无法正常运转了。

此外，咖啡因是一种成瘾物质，所以如果突然完全戒掉咖啡因而不是逐渐戒掉，可能会出现头痛、疲劳、恶心、易怒、腹泻甚至呕吐等症状，特别是如果过去长期摄入大量咖啡因的话。（这不仅仅是一个理论，这是我吃亏才发现的事实。）

所以 ATP 不会要求你立即完全戒掉咖啡因，我们会帮助你自然地增加能量，帮助你慢慢减少对咖啡因的依赖。如果你现在每天喝 2 杯以上的茶或咖啡，特别是在中午过后会摄入咖啡因的话，我建议你制订一个逐步减少咖啡因摄入量的计划，并将咖啡因的摄入时间提前到一天中较早的时候。ATP 参与者和我们分享了以下成果。

"多年来，我第一次真正戒掉了咖啡因，没有出现令人讨厌的副作用！"

"我完全戒掉了咖啡因，并且毫不费力地戒掉了糖分的摄入。"

如何逐步减少咖啡因的摄入量

要戒掉咖啡因，我建议在为期 4 周的项目过程中逐步减少咖啡因的摄入量，每周减少咖啡因摄入量的 25%，并结合本章中介绍的一些提升能量的方法。

以下是每天都要喝 4 杯咖啡的人的参考计划。

● 项目第 1 周开始前：每天 4 杯。

● 项目第 1 周结束前：每天 3 杯。

● 项目第 2 周结束前：每天 2 杯。

- 项目第 3 周结束前：每天 1 杯。

- 项目第 4 周：完全戒掉。

  如果你正在考虑戒掉咖啡因，以下策略会对你有所帮助。

- 尝试符合昼夜节律规律的 ATP 饮食和补充剂方法 1 周后，再开始减少咖啡因摄入量。

- 用泻盐浴来帮助预防和减轻头痛。

- 尝试加入适应原草药的低咖啡因饮料替代咖啡。记得要对照补充剂和食品中的适应原草药，避免过量服用。

  - 混水（咖啡替代品），由红茶和药用蘑菇制成。

  - 蘑菇咖啡，不同咖啡和适应原草药的组合。

  - 其他咖啡替代品（含有一些与肾上腺支持混合物相似的成分，因此仅可用作咖啡的替代品）。

- 尝试温和的排毒饮料。

  - 蒲公英速溶草本营养粉：这种速溶草本饮料是咖啡的美味替代品。由蒲公英制成，是一种不含麸质和咖啡因的咖啡替代品，可温和地帮助身体排毒，将戒除咖啡时产生的症状降至最低。可以说是相当棒了！

  - 柠檬水：早上将半个或一个有机柠檬榨汁，加入一杯热水中，喝下可以提升能量。

- 尝试一下不含咖啡因的"平衡身心的茶饮"。

体验茶改善健康的功效

项目进行过程中，每周的周初，我和团队成员会开会讨论下周的事情。如果问他们在那次会议上对我印象最深的是什么，他们会说是我那倒满了花草茶的精致杯子！我喜欢茶，希望你也会喜欢上它。在这个项目中，我鼓励你试着每天喝上一两杯。

长期以来，茶一直被认为具有良好的保健效果和药用价值，许多研究表明，茶具有缓解压力、减少炎症和增强免疫力等特性。现在有这么多不同种类的茶可供选择，每一种都有自己独特的香味和治愈功效。

在 ATP 中，我们主要尝试的是不含咖啡因的花草茶（由植物的花、果实、叶、种子或根制成），以改善肾上腺和甲状腺健康。想了解我喜欢的放松身心的茶饮，请参见下表（"平衡身心的茶饮"）。我们可以直接按照包装上的说明泡茶，并根据需要饮用。每天下午，我都喜欢把喝茶作为缓解压力的日常仪式的一部分，以此来加强茶的治愈能力。我会花一些时间在安静的地方慢慢地喝上一杯茶，静静地思考，感觉一天的压力都减轻了。这样的仪式可以帮助我们放松，让我们的大脑和身体为接下来的事提前做好准备。

一定要留意饮用每种茶的注意事项，如果你正在服用任何药物、处于孕期或哺乳期，或有既往的健康状况，请务必与医生沟通。

平衡身心的茶饮

茶饮	介绍	注意事项
甘菊，可以带来更好的睡眠，帮助放松	甘菊中的黄酮类和芹菜素等化合物可激活大脑中的"睡眠模式"，所以甘菊有催眠特性	－ 对菊科植物敏感的人不能饮用 － 如果雌激素会加重你的症状，请避免饮用 － 怀孕期间避免饮用 － 可能会增加哺乳期女性的母乳量
柠檬香蜂草，可以缓解焦虑	柠檬香蜂草中的活性化合物会促进 γ-氨基丁酸（GABA）的产生，GABA 是一种神经递质，有助于调节情绪、减轻压力和焦虑	－ 怀孕期间避免饮用 － 会减少哺乳期女性的母乳量
图尔西，全天维持健康的皮质醇水平、减少焦虑	让身体更能适应压力的适应原草药。有稳定情绪的作用，可以与抗焦虑药物安定相比	－ 因其有避孕功效，怀孕或备孕期间避免饮用 － 在草药医学领域，被用作催乳剂
西番莲，晚上饮用可帮助入睡，也可以缓解焦虑	促进睡眠，并可能减轻焦虑。研究发现，它可以通过促进最佳的快速眼动睡眠和慢波睡眠（这两种睡眠对高质量睡眠都很重要）来增加睡眠时间和睡眠质量	－ 孕期或哺乳期女性应避免饮用

续表

茶饮	介绍	注意事项
甘草根，让你清晨活力四射	有助于增加皮质醇的产生，从而产生更健康的应激反应	- 有高血压、肝脏或肾脏疾病病史的人或孕妇应避免饮用 - 哺乳期女性饮用前应咨询医生或助产士
玫瑰果，可以止痛	玫瑰果茶富含几种化合物，有强大的抗氧化功能，如多酚与维生素 C、维生素 E，支持健康的免疫系统，而半乳糖脂是细胞膜的主要脂肪，具有强大的抗炎作用，可以减轻疼痛	- 孕期、哺乳期女性或有深静脉血栓、肺血栓或其他涉及血栓的病史的人应避免饮用
薄荷，可以帮助消化	可以放松胃肠系统，带来"休息和消化"的状态，可以让身体进入最佳消化状态	- 有任何疾病或正在服药的话，请咨询医生是否可以饮用 - 怀孕期间避免饮用 - 可能会抑制哺乳期女性的母乳量
生姜，可以帮助消化	生姜的抗氧化和抗炎特性可以减少对身体和免疫系统造成压力的氧化损伤	- 患有胆囊病或正在服用血液稀释药的人应避免饮用 - 怀孕期间避免饮用 - 对于哺乳期女性，暂时没有需要注意的事项，但最好还是咨询一下医生
木槿花，可以降低血压、血糖和胆固醇水平	富含维生素 C，还含有酚类和类黄酮类化合物，可以减少氧化损伤，增强免疫力	- 低血压和低血糖患者应避免饮用 - 有任何疾病或正在服药的话，请咨询医生是否可以饮用 - 对于孕期和哺乳期女性，暂时没有需要注意的事项，但最好还是咨询一下医生
猫薄荷，可以催眠、缓解焦虑	含有的一种名为奈派内酯的化合物起到了镇静的作用，使这种草本植物具有镇静、减压的特性	- 孕期、哺乳期女性及患盆腔炎或月经过多者不宜饮用

安全信号 2：支持线粒体功能

当我意识到依赖咖啡因是肾上腺功能障碍的结果而不是肾上腺功能障碍

的原因时，我的观念发生了巨变。我惊奇地发现，我们依赖咖啡因的潜在原因之一是它刺激到了线粒体。我越深入了解线粒体，就越意识到它们是许多问题的重要根源，包括肾上腺功能障碍。因此，为了改善健康，摆脱对咖啡因的依赖，我们需要适当地支持线粒体的功能。

肾上腺功能转变方案（ATP）如何支持线粒体功能

如果你像我一样是个书呆子，你可能已经注意到这个改善肾上腺功能转变方案的缩写是 ATP，是的，这是有意为之！你可能还记得，线粒体在肾上腺中负责制造肾上腺激素，线粒体也会消耗饮食中的脂肪酸，并将它们转化为三磷酸腺苷（ATP）。三磷酸腺苷就像人体的能量银行，在细胞中储存和转移能量，为人体所有系统的运行提供所需的"燃料"。

长期压力会逐渐破坏线粒体的生理结构，并损害它们的工作方式。当线粒体受损，不再以最佳状态工作时，我们可能会经历能量不足、疲劳和所有肾上腺激素（包括皮质醇和雌激素）的失调，以及伴随而来的情绪变化、性欲低下和肌肉无力！

我们将通过确保线粒体拥有有效制造能量和修复任何身体损伤所需的所有营养来支持线粒体。

作为肾上腺功能转变方案的一部分，我推荐了几种饮食和补充剂，它们有多重效果，也是产生能量和改善线粒体功能所必需的。

- **摄入大量脂肪**。线粒体需要脂肪中的脂肪酸来制造三磷酸腺苷，所以缺乏脂肪会导致缺乏能量。
- **补充 B 族维生素**。B 族维生素维持线粒体运转，作为线粒体运转所有过程的辅因子或辅酶。如果 B 族维生素含量不足，一切过程都会变慢。
- **补充维生素 C**。维生素 C 是分解脂肪酸并将其转化为能量所必需的。
- **补充镁**。镁可以帮助线粒体修复压力造成的损伤，提升能量。
- **补充多重效果的适应原草药**。阿什瓦甘达、刺五加和红景天被发现可以增强线粒体功能，并作为肾上腺支持混合物的一部分发挥最佳协同作用。

● **补充 D- 核糖**。除了可以补水外，D- 核糖还有助于产生三磷酸腺苷。

除了上述方法，我们还可以尝试其他方法。肉碱是一种关键的线粒体营养物质，有多种好处，将它添加到混合物中可以支持线粒体，并有助于改善疲劳和脑雾。请参见补充剂亮点 6：肉碱。

补充剂亮点 6：肉碱

我的很多客户都有疲劳的症状，而肉碱补充剂往往会为他们带来巨大的改变。它可以增强能量，改善大脑功能，并支持肌肉力量。正如一位参与者分享的那样："由于补充了肉碱，我以前经常经历的虚弱疲劳状态似乎少多了。"我亲眼看到，人们补充肉碱之后从脑雾的"懒惰模式"中苏醒过来，我自己的产后肌肉无力和疼痛也被肉碱逆转了！研究也支持了我的观察和经验，研究发现补充左旋肉碱可以改善疲劳。在一项研究中，"大脑疲劳"的改善最为显著。

肉碱将脂肪酸输送到线粒体中使用，从而优化身体"燃烧"脂肪的能力，这对平衡血糖有很大的帮助！肉碱还可以从肠道中清除有毒的脑雾物质（如氨），并促进肠道运动。所有这一切意味着我们会有更多的精力，疲劳和脑雾会减少，便秘和消化问题会得到改善，肌肉无力和疼痛也会缓解。

虽然我们可以在适当的条件下制造身体所需的大部分肉碱，但我们也需要从饮食中获得肉碱，这些食物主要包括肉类和其他动物产品。成年人的平均饮食提供了约 75% 的日常肉碱需求（约 25% 的肉碱需求是由

身体制造的）。纯素食者和素食主义者通常无法摄入足够的肉碱，研究发现，他们的肠道微生物群可能会无法充分代谢肉碱。即使有均衡的、富含肉碱的饮食，肾上腺或桥本病患者也可能会很难合成足够的肉碱或将肉碱保持在健康水平。与这些疾病相关的常见问题，如营养缺乏、炎症和消化问题，会损害制造肉碱所需的 B 族维生素和维生素 C 的吸收。事实上，肉碱缺乏与甲状腺失衡有关，在患有甲亢和甲减的人中都发现了肉碱缺乏。

为了确保你摄入足够的肉碱，首先要确保饮食中含有优质、无污染的肉碱来源，比如优质、不含激素或抗生素的有机肉类。红肉／深色肉（牛肉）中含有肉碱最多（约 85 克牛排中含有 81 毫克肉碱），其次是猪肉（约 85 克猪肉中含有 24 毫克肉碱），鱼肉和鸡肉所含肉碱的量较少。

如果我告诉你多摄入红肉在某些情况下可能是有益的，你可能会觉得不可思议，但在能量产生方面这的确是真的，身体的状态真的会变好。我和我的丈夫曾开玩笑说，我怀孕时身体缺汉堡，汉堡的确可以提供很多铁和肉碱，这是怀孕期间通常会消耗的两种营养物质。

此外，我建议服用肉碱补充剂（每天补充 1000 毫克肉碱），以维持最佳的肉碱水平，并确保支持线粒体功能，促进新陈代谢。肉碱有几种形式，每一种都有独特的好处。

- 左旋肉碱：可以消除疲劳，支持体内的抗氧化活性。它对肌肉功能来说也是必不可少的。研究已经证明它可以解决肌肉无力和酸痛等问题，并经常被加到补充剂中，专门用来提高运动员的成绩，让脂肪达到最佳的"燃烧"状态，并帮助肌肉恢复。
- 乙酰肉碱：比左旋肉碱更有益于大脑，有助于减轻精神疲劳（脑雾，再见了）。

除了饮食和补充剂，保持健康的昼夜节律也可以支持线粒体功能。

当人们听到昼夜节律这个词时，可能只会想到睡眠，但白天在户外晒太阳、晚上尽量保持黑暗也可以帮助我们保持能量水平。黑暗的环境可以帮我们制造更多的褪黑素，帮助我们保护线粒体的功能，而光可以帮助线粒体制造更多的能量。这就是为什么让你的身体知道它是安全的，并帮身体增强能量的最后一个、也是超级重要的方法——调节昼夜节律。

安全信号 3：调节昼夜节律

恢复昼夜节律平衡不仅仅是为了改善睡眠质量。在第二章中我提到，睡眠不足会以最快的速度带来 HPA 轴功能障碍。也许你已经猜到了，充足的睡眠是重新平衡 HPA 轴的最有用的方法之一。不过，虽然睡眠很重要，但昼夜节律远不止是要休息好。昼夜节律与我们的肾上腺功能、情绪、能量和健康密切相关。因为昼夜节律，即人体的生物钟，调节着几种身体功能，包括睡眠和清醒、分泌激素、体温、消化及新陈代谢的日常变化。

当昼夜节律正常运行时，它与每天 24 小时的昼夜交替同步运行。我们的视网膜感受到阳光后会向大脑发出信号，告诉它该醒来了，大脑启动一系列机制让身体为即将到来的一天提供能量，包括激活皮质醇的产生，帮助我们活力满满地跳下床（大约在醒来后 1 个小时，我们的能量会达到顶峰），还会向消化系统发出信号，让其为即将进入到身体的营养做好准备。

当天黑下来的时候，大脑会收到信号，让身体"断电"，为睡眠做准备，晚间是休息和恢复的时间。皮质醇水平在一天中缓慢而稳定地下降，在睡前会降至非常低的水平，让我们感到疲倦，这样才可以入睡，皮质醇水平会在午夜前后达到最低点。消化系统的运行也会变慢，所以在深夜吃东西的话，会引起胃部不适，帮助身体生长和修复的激素会释放出来。

当这种自然节奏被打乱时，能量水平和睡眠都会受到很大的影响。我们可能白天会非常疲惫，能量水平低下，或者保持一种亢奋却疲惫的状态，导致晚上很难入睡，尽管身体已经精疲力尽。我们会很难入睡或很难睡整觉，也可能会很早醒来。随之而来的出现消化和免疫问题、脑雾、情绪波动、性欲低下。

导致昼夜节律失衡的原因有很多，大部分都与现代生活中的人造灯光有关，这些灯光让夜间变得像白天一样明亮，因此身体不会收到"断电"的指示，这也包括电子设备（手机、笔记本电脑、平板电脑等）不断发出的蓝光。研究发现，蓝光在夜间使用时会显著影响昼夜节律，让人保持清醒的状态，并导致睡眠问题。此外，许多人一天中的大部分时间都是在室内度过的，早上，甚至一整天都远离自然光。昼夜节律失衡的其他原因包括以下几点。

- 通宵或上夜班。
- 工作班次频繁变动。
- 穿越一个或多个时区，也就是时差。
- 服用药物。
- 睡眠呼吸暂停，这是一种导致睡眠中呼吸暂时停止的情况（打呼噜和睡眠呼吸暂停有关，所以如果你睡觉打呼噜的话，你需要做个检查。有关睡眠呼吸暂停的更多信息，请参见第十章）。

昼夜节律失衡非常普遍，但我们中的许多人甚至不知道这就是我们疲劳、易怒、失眠和脑雾背后的原因，所以完全不会想到要改善这个情况！我们完全可以去解决这个问题，这是非常值得的。在参加 ATP 的人中，有 86% 的人反馈，在项目中调节昼夜节律和优化睡眠的方法帮助他们改善了健康。

光疗

由于昼夜节律高度依赖于光，恢复平衡的有效方法是白天多晒太阳，晚上减少光亮。

白天保证享受充足的阳光

早上第一件事就是在醒来的第一个小时内多晒太阳，让身体释放出大量的皮质醇来开始我们美好的一天（这就是皮质醇唤醒反应）。自然光是最好的光源，它包含了各种颜色和波长的光（全部光谱，就像彩虹）。阳光富含蓝光，这是一种向大脑发出强烈信号的短波长光，它告诉我们该醒了，需要提高注意力、缩短反应时间并改善情绪。研究发现，与昏暗的光线相比，早晨暴露在短波长光下可以显著增强皮质醇唤醒反应。

聪明的妈妈们知道，早上的充足阳光也能帮助年幼的孩子晚上睡得更好。如果天气允许，可以一醒来就出去走走。是的，即使当了父母，这也是可以做到的。有的家长喜欢清晨推着婴儿车散步。我喜欢在露台上喝咖啡或茶，让我的儿子在附近玩耍。即使一天只晒几分钟太阳也能有效果。如果你生活的地方不是一直都阳光明媚，我们还有别的方法。我知道，在高纬度地区，早晨可能很难晒到太阳，尤其是在冬天，所以早上使用光疗或蓝光灯（也称为"快乐灯"或季节性情感障碍治疗灯）、晚上戴蓝光眼镜等可以帮助模拟这些自然环境。最近的研究表明，蓝光疗法可以增强免疫细胞功能，蓝光疗法设备也被证实有助于改善季节性情感障碍，又名"冬季忧郁症"。

对我来说，在阳光明媚的时候享受清晨的阳光，没有阳光的时候就用蓝光灯，成功地帮我调节了昼夜节律，改善了清晨疲劳的状况，提高了皮质醇水平。

我一生中的大部分时间都在与季节性情感障碍做斗争，直到我搬到南加州之后，季节性情感障碍消失了。我没有多想，直到2011年搬回芝加哥时，这种障碍又回来了。这个特殊的冬天是如此寒冷、漫长和阴郁，芝加哥被戏称为"芝伯利亚"（意思是就像西伯利亚一样冷）。1月，我乐观且快乐地离开了南加州，但到了3月，我发现自己深陷悲伤，总是泪流满面。在短短几天内，光疗法极大地改善了我的情绪和能量水平，在芝加哥的每个冬天，在阳光明媚但经常下雪的科罗拉多州的一些日子，以及在浪漫但经常下雨的阿姆斯特丹的大多数时间里，我都会使用它！如果你早上也很难起床，这个方法也会帮到你。我建议你在床边放一盏蓝光灯，当你醒来时把它打开，或者把它放在浴室里，在你洗漱的时候把它打开。

全天感受自然光

通过我们眼睛后部的光感受器，大脑会记录一天中自然光强度的变化，了解它在 24 小时周期中的位置，并同步身体功能（以及分泌皮质醇）。

光照与昼夜节律

即使我们全天沐浴在阳光下，许多人也无法获得足够的正确的光线来保持昼夜节律的平衡并释放适量的皮质醇。虽然灯光可以帮我们看东西，但在帮助我们同步一天 24 小时内光线的自然变化方面，它们就没有那么万能了。因为照亮家和办公室的人造灯光的强度在一天中保持不变，大脑难以记录变化和时间的流逝，而且人造灯光的强度远低于室外的自然阳光。

在光线充足的室内，我们的眼睛会感受到 100~500 勒克斯的照度（这是一种测量光线从约 91 厘米远的光源到达物体或视网膜的标准量度）。但在晴朗无云的户外，我们可能会感受到 15 万勒克斯的照度。即使是阴天，也会感受到 1000 勒克斯的照度！大脑触发皮质醇唤醒反应需要大约 10 000 勒克斯，自然光的强度更接近这个数值，且提供的波长也很重要。

思考光和昼夜节律这个问题，我发现"穴居人测试"很有帮助。古人会接触到人造光吗？没有路灯、电子邮件、手机和流媒体电视，白天和黑夜的生活要简单得多！但通过遵循 ATP 中提到的简单饮食法和生活方式，我们可以恢复昼夜节律的平衡。

减少夜间的人造光

蓝光向大脑发出强烈的信号，告诉我们该起床了，它会增加皮质醇的分泌，提升注意力，缩短反应时间并改善情绪。在早上和白天我们需要制造更多的皮质醇，这些蓝光是有好处的，但如果晚上我们想放松的时候出现这些光，可能就不是好事了。由于 LED 灯、电视、电脑和智能手机发出的蓝光出现在晚上，许多人都难以入睡，并在错误的时间产生过量的皮质醇。晚上我们本该睡觉了，但所有的蓝光都在告诉大脑，现在是白天！在傍晚和晚上，我们应该减少蓝光，向大脑发出信号，让身体准备好休息。

为皮质醇水平而调整光照

皮质醇低水平阶段	皮质醇水平忽高忽低阶段	皮质醇高水平阶段
在上午和下午接受光照，自然地提高皮质醇的分泌量	早上和下午获得光照，日落后减少光亮和蓝光	日落后减少光亮和蓝光，避免夜晚皮质醇分泌过多

日常习惯

我们可以利用其他的日常习惯来告诉身体什么时候该醒，什么时候该休息。

找到适合你的睡眠时机

尽管每个人的情况不同，但我们都会经历一个时段——感觉到疲惫，该准备睡觉了。如果继续熬着不睡，错过了这个时机，我们就可能会经历由皮质醇分泌过多造成的"二次精力大爆发"，使我们几个小时都无法入睡。很多人的睡眠时机是晚上 9 点到 11 点之间。不过这也会因季节变化而变化，太阳下山越晚，入睡时间就会越晚。

养成睡前的好习惯

我们的思想和身体都喜欢保持一致、有规律。如果我们在睡前习惯做一些事情，如泡个泻盐浴或听一些放松的音乐，我们的大脑就会意识到，现在该减少皮质醇的分泌了，身体需要放松下来，进入到恢复模式了。

睡眠环境保持凉爽、黑暗、舒缓，就像洞穴一样

在黑暗、凉爽和安静的空间里会让你睡得更好，醒来时感觉精力充沛。体温在晚上自然会下降，在更凉爽的环境中（约 15.5~19℃）睡觉可以睡得

更沉，并经历不同睡眠阶段，完成睡眠周期，根据我的经验，还可以减少噩梦。可以调低恒温器（或打开一扇窗户），或者使用降温床垫来调节体温。使用白/粉噪声机器屏蔽屋子外面的声音。我个人喜欢使用空气净化器，不仅能让房间里的空气清新，还能发出白噪声。还可使用音响设备，有各种声音供你选择。如果可以，尽量选择不含多溴二苯醚（PBDE）等有害物质的天然材料制作的被褥。最后，也是很重要的一点是，确保房间里一点光亮也没有，这样可以促进褪黑素的分泌。

即使有一点点光亮，褪黑素的分泌也会减少，这会影响入睡。可以使用遮光窗帘或遮光百叶窗，关掉卧室里的所有电子设备，或者在电子设备发出灯光的地方贴上深色的贴纸或胶带，这些方法都会改善你的睡眠。

养成晚间写日记的习惯

通常，无法入睡的原因是大脑过度活跃，导致皮质醇分泌过多。当我们为明天的待办事项清单上的事情操心，或者当我们不停地回想白天和伴侣的争执时，几乎不可能停下快速思维模式，进入梦乡。有时，把脑海中的想法写下来就可以减少它们对我们的控制，让我们停止思考，开始休息。

使用薰衣草精油

一些有肾上腺问题的人在睡前皮质醇会激增，这就是所谓的"二次精力大爆发"，这类人群即使很累也无法入睡。薰衣草精油可以带来平静和安宁的睡眠。常用的方法包括：将精油放到床边的香薰机中，滴几滴精油在枕头上，或者将精油稀释到椰子油之类的载体油中，涂在皮肤上。

调整锻炼安排

剧烈运动会立即提高皮质醇水平，从而干扰睡眠，所以，尽量不要在睡前2个小时内锻炼身体。如果你喜欢在晚上锻炼，可以进行低强度的促进睡眠的运动，比如修复瑜伽（每个瑜伽姿势会停留较长的时间）、拉伸和打太极。

早点摄入咖啡因

我在前文提到过，咖啡因是肾上腺功能障碍的后果和加重因素。摄入咖啡因会提高皮质醇水平，从而导致睡眠困难。2013 年的一项研究发现，在睡前 3 个小时，甚至睡前 6 个小时内喝含咖啡因的饮料会影响睡眠。最好的办法是：睡前 8 个小时内尽量不要喝咖啡。

睡前喝点放松身心的饮料

甘菊、猫薄荷、西番莲和图尔西茶等花草茶可以带来安宁的睡眠。有关各种茶的益处和注意事项等内容，请参见"平衡身心的茶饮"。适应原蘑菇灵芝也有镇静作用，我喜欢喝蘑菇热可可加人参。

追踪睡眠情况

我鼓励你在项目期间追踪睡眠情况。你可以用好玩的穿戴设备和应用程序，也可以在健康日记中记录睡觉、醒来的时间，还有睡眠质量。多关注生活方式、饮食和补充剂给睡眠带来的改变。每个人都是不一样的，提示身体该醒来或者休息的信号也许对你比对别人更有效。

利用饮食和补充剂调节昼夜节律

我们知道，肾上腺与昼夜节律有关，睡眠不足是导致肾上腺功能障碍的最快方式。为了在白天获得更多的能量，晚上获得更好的睡眠，我们可以充分利用符合昼夜节律规律的饮食方法。和睡觉与醒来一样，消化也与昼夜节律有关，通过与之相适应的饮食和某些补充剂，我们可以让白天拥有更多的能量，让晚上拥有更好的睡眠。在正确的时间摄入正确的饮食有助于保持健康的皮质醇水平。

我们已经提到了要在一天中早点摄入咖啡因，并通过花草茶和适应原草药调节日常生活的节奏，你也已经学会如何平衡血糖，按照昼夜节律规律饮食了。血糖波动会导致皮质醇水平在白天下降，而在半夜则会激增。如果你曾经在凌晨两三点醒来，感到焦虑，需要吃点零食才能睡着，就说明你需要平衡血糖。

还有一种维持昼夜节律平衡的方法是在有太阳的时候进食（最好是在光线充足的地方进食，如室外），避免在太阳落山后进食（这种缩短进食时段的方法也称为间歇性禁食法）。

你现在就可以开始在白天大量进食，最好在户外进食，ATP 饮食计划就是为此而制订的。我们尽量早一点摄入大部分热量，从丰盛的早餐开始（做一大杯蔬果汁），午餐吃一大份沙拉或喝一碗汤，到了晚上，食物分量要减少，吃蔬菜和富含蛋白质的食物。

然而，在平衡血糖的最初阶段，你可能需要少吃多餐，甚至在睡前吃一点零食，这是可以的。当血糖平衡取得进展时，你也许可以尝试间歇性禁食法了。

与此同时，我们还可以实施其他饮食策略。

- 早上吃高脂肪饮食，确保体内有足够的胆固醇和脂肪酸，在身体最需要的时候可以分泌激素、产生能量。早上先来一杯"开启一天蔬果汁"，1 小时后再来一杯绿色蔬果汁，美味又健康！早上（不是晚上）吃葡萄柚也可以减缓皮质醇的分解。但葡萄柚与很多药物有相互作用，所以如果你正在服用任何药物，请务必先咨询医生。
- 提升能量的适应原草药和 B 族维生素最好在早上服用，这样可以在需要的时候帮助你制造更多的能量，而不会让你整晚都保持亢奋状态。甘草补充剂也最好在早上服用，可以帮助提升早晨的皮质醇水平。
- 玛卡拿铁和图尔西茶拿铁可以在早上饮用，用来对抗下午的能量下滑。
- 镁和肌醇都有促进睡眠的作用，最好在睡前摄入。

- 晚餐吃富含 ω-3 的鱼类有助于降低皮质醇水平，从而让你更好地休息和放松。

当昼夜节律随着生活方式的改变而重新平衡时，你很快就会更容易入睡和睡整觉了，也会在一天中感到更加精神，精力更加充沛。如果你的睡眠问题仍没有改善，我们在项目的后面还会再次讨论睡眠问题，必要时会进行更深入的探究，找出导致你的睡眠问题的其他原因，并讨论如何解决这些问题。

重获精力的具体方法

- 根据体重补充足量的水，确保摄入富含电解质的食物、高质量的海盐、补水混合物或电解质混合物补充剂来补充电解质。
- 我们都爱万能的线粒体！补充肉碱，以获得额外的支持。
- 早上获得充足的光照，确保整个白天都有充足的自然光照，晚上减少人造光亮，给其他日常习惯安排好时间，这样可以调节昼夜节律、改善睡眠和情绪、增加能量，重获激素平衡。

第六章

重获活力

目标

- 通过积极的想法和愉快的活动给身体带来安全感。
- 每天都更爱自己，善待自己。
- 把内心的批评者换成鼓励自己的朋友。

我们的身体需要感到安全才能感觉良好。在面临威胁时，身体从休息、消化和恢复模式转变为慢性应激状态，这会激发"直面或逃避"反应，并将HPA 轴的功能推向极限。恢复健康的关键是向身体发出安全的信号，这样它就知道自己可以关闭生存模式，专注于恢复健康了。我们已经谈到了 6 个强大的安全信号，可以通过饮食、补充剂和生活方式发送给身体。这一章讲述的是如何善待自己，恢复活力，重新燃起生活的乐趣。

不幸的是，我们不能直接告诉身体："嘿，我们现在安全了。是时候改善健康了！"我们必须用身体能理解的语言与它"交谈"，并通过我们的心理状态和具体行动发出安全信号。在这一章中，我们将使用积极的心态、自我同情、令人感到愉快的活动和简单的自我表达行为来发送安全信号，让我们进入一种改善健康的副交感状态，这种状态已被证明可以缓解压力和焦虑、抗击炎症、支持免疫系统、提振情绪和提高性欲。

1. 保持积极的心态

改善健康很重要的一个方法是拥有积极的心态。我们需要给自己发送积极的、治愈的信息，使身体从"直面或逃避"模式转变为"休息和消化"模式，并为我们的健康和生活目标提供更多信心和动力。

2. 进行令人感到愉悦的活动

做让我们感觉更好的事情会促进催产素的释放，这是一种简单但非常有效的减压方式！

3. 进行纯粹的创作

涂鸦、织毛衣、制作剪贴簿、画手指画，或者做任何能带来冷静和积极心态的事情。我们要让想象力自由发挥，找到表达自己的方式。

对我的许多客户来说，这些"处方"是 ATP 中带来最大改变的方法。正如戴安娜（Diana）分享的那样："我的大部分症状都已经解决了。最有帮助的部分是行为部分的内容，即建立更好的日常生活习惯，给睡觉和放松留更多的时间。我希望这些也能帮你们改善健康，减少压力，带来更多乐趣！"

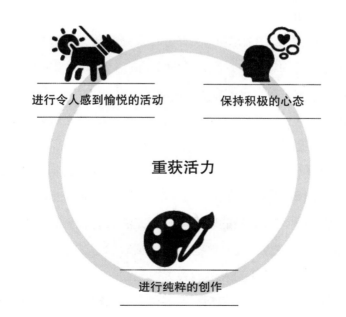

进行令人感到愉悦的活动　　　　保持积极的心态

重获活力

进行纯粹的创作

安全信号 1：保持积极的心态

不管你认为自己能不能做到，你都是对的。

——亨利·福特（Henry Ford）

有研究表明，消极的想法会给我们的身体带来炎症。如果身体有许多压力症状，就会让人觉得自己是无助的受害者，这点是很好理解的。当处于受害者状态时，我们会放弃自己的权利，陷入消极的想法中，提醒身体我们处于不安全中，努力了也无法让事情变好。

最重要的是，这些思维模式让我们无法意识到自己的强大。我知道这一点，因为我也经历过这一切。我曾经认为自己是人生处境的牺牲品，试图改变生活是没有用的。

我不认为我可以改善健康（因为医生告诉我桥本病是无法治愈的），我觉得我的症状会伴随我一生。我感到如此无能为力。但是，我有权做出选择。我可以选择停留在受害者的状态中，等待有人来拯救，或者可以采取一种积极的心态，成为自己的救世主。我开始改变我的生活，对着镜子说："我是伊莎贝拉·温兹，我掌握着自己的命运。"

已故的路易丝·海（Louise Hay）是 Hay House 出版公司的传奇创始人，也是《生命的重建》（*You Can Heal Your Life*）一书的作者。她认为，我们所想的和所说的创造了我们的经历，对我们的健康起到了重要作用。她发现，特定的思维模式与发生在我们身上的事情和我们的症状有关。

她在著作中提到陷入羞耻的思维模式、无法表达我们的创造力、感觉永远无法做我们想做的事情，我对这些内容很感兴趣，这是导致甲状腺功能障碍的原因之一。有这种模式的人可能会觉得他们一生都在取悦别人，一生都是为了别人而活（"别人"可能包括父亲、母亲、老板、伴侣、孩子等）。

她注意到，有肾上腺问题的人的思维模式是有失败主义倾向的，他们不再关心自己，有严重的情绪营养不良，生自己的气。焦虑和失眠的人的思维模式是不相信生命的发展，而疲倦的人则表现为反抗、感到无聊和不热爱自己所做的事情。此外，低血压的症状通常见于肾上腺功能障碍，也与失败主义和儿时缺少爱有关。这些模式有没有让你产生共鸣？有的话，可以将它们列在下面。

1.

2.

3.

消极的思维模式会让人生病，积极的思维模式则有助于恢复健康。

埃米尔·库埃（Émile Coué）是一位法国药剂师和心理学家，他发现积极的想法可以改善健康。积极的想法可以以宣言的形式出现，你可以一整天重复这样的话。埃米尔·库埃的原创宣言是我很喜欢的一句话，在桥本病治疗过程中我也引用了这句话："每一天，我都在每一个方面变得越来越好。"使用这样的宣言，我们可以打破消极的循环，推动我们的转变。

在一天中重复这些积极的话语有助于重塑你的思维模式，对未来更加期待，并减轻压力的影响。下列还有一些有帮助的宣言。

- 我爱我自己。
- 我很强大。
- 我在治疗自己。
- 我是被爱着的。
- 世界是一个安全而美丽的地方。
- 我很美。

以下是项目参与者分享的一些宣言。

- 我为自己的感受负责，我选择幸福。
- 我会释放对自己的负面感觉和想法。

- 我不会被小事牵绊。
- 我值得拥有更好的!
- 我是安全的,我是被保护着的。
- 我是坚韧的!
- 我可以做很难的事!
- 每一天,我都在每一个方面变得越来越好。
- 我是一个强大的人,任何需要用心去做的事情我都能做好。

针对具体症状的宣言

路易丝·海建议我们确定自己的思维模式,并接受一种新的思维模式,选择针对具体情况的宣言。

路易丝·海为具体症状设计的宣言如下。

甲状腺功能减退症:我超越了过去的限制,现在允许自己自由和有创造力地表达自己。

肾上腺问题:我喜欢并认可自己。对我来说,照顾自己是安全的,我会用心照顾我的身体、我的思想和我的情感。

焦虑症:我爱自己,认可自己,我相信生命的发展。我很安全。

低血压:我选择生活在永远的快乐中。我的生活充满喜悦。

疲劳:我对生活充满热情,我能量满满,对一切都充满热忱。

失眠:我满怀深情地放走白天,进入宁静的睡眠,我知道明天的事可以交给明天去办。

月经问题:我接受我作为一个女人所拥有的全部力量,接受我所有的身体感受都是正常和自然的。我爱我自己,也认可我自己。

　　下面，请你写一些治愈自己的宣言，可以用于整个 ATP 期间或之后的生活中。你可以使用前文中的宣言，也可以自己创作。你还可以经常回顾这一页，而且可以在必要的时候添加一些新的宣言到列表中。也可以写好后用手机拍下这一页，随时回顾。

_____

_____

_____

_____

_____

_____

_____

_____

　　宣言是自我同情的一种形式，善待自己会带来真正的身心健康。克里斯汀·内夫（Kristin Neff）博士是研究自我同情的领军人物，她发现善良会带来许多回报，包括增加幸福感、乐观情绪、个人主动性和减少焦虑。内夫认为，自我同情的人不会对自己过于苛刻，不太可能焦虑或抑郁，更有能力在生活中做出有意义的改变，并对生活更加满意。其他研究也得出了相似的结果，认为那些自我同情的人一般有较少的焦虑、抑郁及对失败的恐惧。

　　在一项研究中，与那些对自己过于苛刻的参与者相比，那些被要求将善意和富有同情心的想法运用到自己身上的学生在实验结束时的心率和出汗量都较低。首席研究员汉斯·基尔施纳（Hans Kirschner）博士总结道："这些发现表明，善待自己可以屏蔽掉威胁，让身体处于一种安全和放松的状态，这对身体的重生和康复非常重要。"

　　如果你是一个总是对自己很苛刻并无法自我同情的人，请停下来想一想，你是如何对待可爱的小孩、心爱的宠物的，如果最好的朋友在某些方面失败了，你又会如何安慰。这也许会给你一些思路。

练习宣言的客户卢德米拉（Ludmila）分享了与基尔施纳博士的发现类似的感受："项目的一个持久效果非常有帮助，那就是我更擅长停下无休止的消极自我对话了！重新学习如何跟自己对话非常有帮助。项目不仅帮我从疾病中恢复过来，还帮助我对自己有了更多的同情，并帮我停止了对自己的消极想法的循环。"

我们知道了如何使用思维模式和自我对话来支持改善健康的过程，现在我们来看看如何通过行动来展示我们的善良和温柔。我们值得拥有更好的！

安全信号 2：进行令人感到愉悦的活动

我们中的许多人都身负多重责任，既要照顾孩子，又要照顾年迈的父母（被称为"三明治一代"），需要消耗很多精力和时间。睡觉的时间太少了，更不用说和朋友见面、追求业余爱好、拥有只属于自己的时间了。照顾好自己被放在了次要的位置。但是，正如注册心理咨询师、医学硕士劳拉·科泽耶（Laura Koziej）所说："这样的状态可能会导致精疲力竭、抑郁和焦虑，并会产生严重的后果，比如免疫系统较弱，心脏负担过重，以及由于没有精力锻炼和不健康饮食而导致的肥胖。"我们想要确保自己所爱的人能够拥有一切，这是可以理解的，但为了照顾好别人，我们需要先关心自己。投入时间照顾好自己，可以保证我们所爱的人能够得到所需的所有精力和关注。这听起来可能和我们的直觉相违背，但留点时间给自己，才能让我们为他人付出更多。照顾好自己，你和你周围的每个人都会从中受益。

哪些事情会让你感觉不错

当我们每天的生活都很有趣，充满了让我们感到快乐的人和事情时，我们就会拥有更为积极乐观的态度，这可以帮助我们管理好压力。清晨在附近的公园散个步，花 1 个小时安静地看本好书，和朋友打个电话，睡前给孩子读个故事或者花几分钟逛一下你最喜欢的小店，这些都可能让你感到充实、充满活力。无论这个活动的时间是长还是短，每天让我们感觉更好的时刻都会一点一滴地为我们带来安全感和积极的心态。

而当生活中充斥着让我们不快乐的事情时，比如那些毫无意义的任务、漫无目的的会议、和不喜欢的人共处（就像吞了个苍蝇一样令人难受的事情），我们会感到枯燥、心情沉重，很容易灰心丧气。我们的身体承受着巨大的压力，能量会消耗殆尽。

此外，孤独和被孤立的感觉在新冠肺炎疫情期间非常普遍，这种感觉也会导致压力。即使在关心你的人身边，你也会有孤独感。我鼓励你坦诚地评估你对日常活动的感受，以及你最常见到的人，以了解哪里有可能和有需要做出改变。

我们中的许多人都知道，有些事情让我们感觉更好，有些事情让我们感觉更糟。然而，我们还是每天都在"吞苍蝇"，没有给自己机会去做那些让我们感觉良好的事情。朋友们，我想告诉你们，让你感觉更好的事往往可以帮你改善健康。

如果你不确定什么能让你感觉更好或者更糟，我鼓励你继续往下阅读，因为这一章是专门帮助你发现如何做更多让你觉得愉快和充满活力的事情，而不是让你筋疲力尽的事情。我们从一个简单却可以带来重大改变的练习开始。我希望通过这个练习，你可以多做喜欢的事情，少做不喜欢的事情。

当我帮助客户的时候，我会让他们拿出一张纸，在中间画一条竖线，左边写上"让我感觉更好的事物"，右边写上"让我感觉更糟的事物"。然后我鼓励他们写下具体的事物，我们的目的是弄清楚如何将左边一栏中的事情融入他们的日常生活中，并尽量避免右边一栏中的事情发生。

项目参与者劳拉（Laura）提到，列出她喜欢做的事情，然后在生活中做更多这样的事情，可以帮助她重塑恢复力，并让她顺利度过每一天。每天早上，她都会问自己："今天我要做件什么好玩的事呢？"每天只做一件有趣的小事，哪怕只有 5 分钟，也能带来很大的不同！

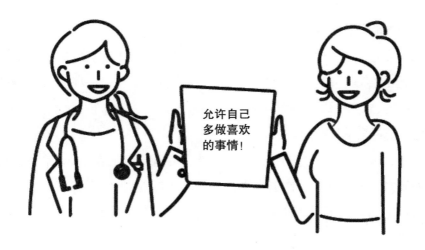

让我感觉更好的事物	让我感觉更糟的事物

通过刺激感官促进催产素的释放

我们的感官会感受到环境的变化，并告诉身体正在发生的事情，发出如何更好适应环境的信号。我们要尽可能多地使用感官，让身体知道我们是安全的。用舒缓的触摸、声音、气味和温度，以及其他方式愉快地刺激我们的感官，可以促进催产素的释放。催产素是一种化学物质，是与鼓励信任、建立关系和放松有关的强大安全信号。

你可能知道催产素被称为"爱的激素"，因为它在人际关系的建立中扮演着重要的角色，同时它也对我们的心理健康、恢复健康的能力，甚至是我们感知疼痛和饥饿的能力有很大的影响。

催产素的分子结构

催产素

催产素是一种独特的激素，它在下丘脑产生，并储存在垂体。它充当神经递质或化学信使，可以迅速将身体转变到副交感神经的康复状态。传统观念认为催产素有助于分娩、增加母乳，在与婴儿进行皮肤接触时，母亲会大量分泌催产素。催产素在分娩和哺乳期间大量释放，导致子宫收缩。婴儿吮吸时会释放催产素（你是否注意到婴儿是多么喜欢奶嘴），如果坚持母乳喂养婴儿，母亲体内释放的催产素可以增加母乳，帮助母婴建立联系。催产素水平高的母亲更有可能滋养和关爱孩子，会经常触摸、抚摸婴儿，并对着婴儿轻声低语，与婴儿进行眼神交流。这样的婴儿会发育得更好，如有更好的社交、控制食欲的能力，以及更好的大肌肉运动技能。你不一定非要生产或哺乳才能释放催产素，简单的照顾和被照顾的行为也会让你释放催产素。

人们牵手、拥抱、做爱或社交（交谈、大笑）时，就会释放催产素。一项研究发现，与单身人士相比，处于恋爱关系早期阶段的人体内的催产素水平更高，而且这种高水平会持续至少 6 个月。

研究人员使用催产素鼻腔喷雾剂来提高社交能力、缓解焦虑和减轻压力。此外，催产素已经被证明可以促进身体的自我愈合和修复，并可以通过减少炎症细胞因子和阻断疼痛信号达到抗炎和缓解疼痛的效果，同时刺激体内天然止痛剂的释放。除了减轻分娩期间的疼痛外，最近的研究发现它可以缓解与头痛、慢性背痛和 IBS 相关的疼痛。

成为新手妈妈后，我开始喜欢上这种激素了。我的儿子迪米特里（Dimitry）睡在我卧室的婴儿床上，而我的丈夫因为失眠和新的神秘健康问题睡在另一个房间里。每晚孩子会醒来至少 4 次，而每次我都需要完成一套"仪式"：从床上爬起来，走到婴儿床前，把他抱起来喂他或者安抚他。

为了让儿子睡得更好，我彻夜难眠，疲惫不堪。有一天我实在受不了了。那时候迪米特里大约 8 个月大，我决定不把他放回婴儿床上睡了，而是把床垫放在地板上，我和他安全地睡在一起，我偶然发现了如何利用催产素的力量让自己处于休息得更好、更快乐、身体也更健康的副交感状态。

我睡得更多了，依偎着婴儿有助于我释放催产素，并可以进入恢复健康的状态。我惊讶地发现，再次入睡变得如此容易，虽然我每晚还是需要至少醒来 4 次，但和我的孩子一起睡让我感觉身体好多了。不过虽然婴儿很美好，也不一定非要一个软乎乎的小婴儿来帮忙释放催产素。

虽然已经有很多研究关注实验室制造的催产素是如何治疗一系列疾病的，但我们没有必要去开相关的处方，因为我们的身体可以自然地产生催产素。对外向的人来说，多和那些了解我们、爱我们的人在一起是一个可以增加催产素的好方法，但不管是外向的人还是内向的人，可能都想了解一下有没有其他方法可以让我们在日常生活中增加更多的催产素，我的答案是"有"，触摸、笑声、气味、声音和获得温暖都是好方法。我希望你尽快尝试这些方法，促进催产素的释放，并把这些方法融入日常生活中。

身体接触

疗愈触摸可以迅速提高我们的催产素水平，降低压力水平！研究表明，拥抱这个简单的动作可以增加催产素水平。如果你只能完成清单上的一个目标，那就是从你所爱的人那里得到更多的关爱！抚摸、拥抱、深情爱抚，哪怕只是坐在我们关心的人身边，都会增强催产素的释放，并带来缓解压力、建立纽带的积极作用。每天应该有多少个拥抱最好呢？心理治疗师维吉尼亚·萨蒂尔（Virginia Satir）提出："我们一天需要 4 个拥抱才能满足生存需求，需要 8 个拥抱来维持健康的身体，需要 12 个拥抱才能改善健康。"我不知道你对此感觉如何，但我是绝对可以完成这个挑战的。

　　拥抱的对象也不局限于人类。研究表明，在抚摸狗狗后，人和狗的催产素水平都会增加，这就是为什么在抚摸狗狗后心情都会变好（我和我的狗都感同身受）。抚摸猫、兔子，甚至像乌龟这样不能直接拥抱的动物也是一样的。我更喜欢抚摸适合拥抱的动物，但我的儿子在抚摸蜥蜴和最近在大自然中发现的一只小潮虫时，他整个人都兴奋了起来，我感到很奇妙！而且不仅是宠物主人可以拥有这样的福利。我曾经有个很亲近的亲友自杀身亡了，那段时间我下班回家会在一家宠物店驻足，和小猫小狗依偎在一起，这让我感到很疗愈。我觉得这些可爱的动物们也会很开心。所以如果你没有自己的宠物，可以去照顾一下别人的宠物或者去光顾一下动物收容所。动物和我们一样，都需要拥抱！

　　如果你不能接触到真正的动物，我想告诉你一个你童年经历过但现在可能忘了的秘密：抱着柔软的东西，比如毛绒动物玩具或毯子，可以释放催产素，也会给我们带来安慰。是的，即使你是成年人也有用！我儿子最近喜欢抱着毛绒玩具娃娃、山羊和蜘蛛侠玩具睡觉。有时候他让我也抱着它们，每次我都感到很开心！在为写这本书做研究时，我了解到彩鸿连锁酒店（Travelodge）让 7.5 万多只被人们遗忘的泰迪熊玩偶重聚后做了一项调查，发现 35% 的英国成年人承认他们现在还会抱着泰迪熊玩偶入睡，因为这样可以帮助他们在辛苦一天后减压，让他们更容易入睡。

　　还有一个方法就是盖加重的被子睡觉。它和普通的被子类似，但多了一些珠子或小球增加重量，加重的被子通过模仿安慰拥抱或所爱的人帮忙盖被子的感觉来帮助缓解压力和焦虑。我建议使用你体重7%~15%的加重被子，并咨询医生，确定这个方法对你是否合适。有睡眠呼吸暂停或其他睡眠障碍、呼吸问题或其他慢性病的人可能不适合使用加重的被子。

但如果想被拥抱抚慰的话，你只需要自己就可以做到。在经历了漫长的一天后，或者当你感觉压力很大时，只需抱住自己。杰出的自我同情研究者克里斯汀·内夫（Kristin Neff）认为，温暖、有爱的拥抱会增加对自我的爱和温柔的感觉。也可以试试蝴蝶拥抱法，这是一种简单的放松和自我安慰的技巧，是由治疗师露西·阿蒂加斯（Lucy Artigas）在1998年墨西哥阿卡普尔科（Acapulco）飓风波琳（Hurricane Pauline）过后帮助儿童和成年人时开发的。蝴蝶拥抱法最初是为了与眼动脱敏和再处理（EMDR）疗法一起使用的，EMDR是一种专注于创伤的疗法，为大脑提供了重新处理创伤记忆的新方法。蝴蝶拥抱法本身也可以用来缓释压力。它的原理是同时激活大脑的两侧（称为双侧刺激），从而使身体的感觉与放松身心保持同步。具体做法是交叉双臂，把手指放在胸部，在锁骨下面的位置，像蝴蝶翅膀一样左右轮流轻拍自己，至少8个回合，直到你感觉更放松为止。现在就试试这个方法吧！我敢肯定结束后你会很开心的。

我很喜欢的疗愈触摸方式是按摩疗法。在2012年的一项研究中，仅仅在按摩了15分钟后，参与者就感觉更放松了，催产素水平也更高。不同类型的按摩疗法可以满足几乎所有人的需求。比如瑞典式按摩（我最喜欢的是滑动手法），热石头按摩和反射疗法（按压手、脚等部位）。2015年，我以我的读者为对象做了一项调查，共有2232人参与，其中1991人患有桥本病。调查显示，62%的人认为按摩疗法有助于缓解疼痛，80%的人认为这个疗法可以调节情绪。有趣的是，一项研究要求住院患者在接受按摩治疗之前和之后对自己的疼痛程度进行从1到10的评分。治疗前平均分数为5.81分；治疗后，该分数降至2.33。患者还认为情绪健康、放松和睡眠能力等方面也有所改善。一位声誉不错的按摩治疗师可以帮助你决定哪种疗法对你最有益。如果你不想离开舒适的家，可以在家中按需接受服务。你也可以邀请伴侣做一些情侣按摩。在一项小型研究中，参与调查的夫妻分享说，虽然双方都没有足够的专业经验，也没有受过专门的培训，但为伴侣进行按摩后，双方的身体和情感健康状况得到了显著改善。这就是催产素的力量。

一笑治百病

笑真的是身体最好的良药，可以提高催产素水平、减轻压力、增强免疫力。积极联络伴侣或朋友对有的人很有帮助，但如果这样会消耗你的能量，你可以选择别的方法。我的许多客户喜欢在情绪低落时向所爱的人寻求帮助，这样他们可以感受到自己有所属；也有一些人更喜欢躲起来独处以修复自己。如果社交活动可以给你带来活力的话，你可以通过和好友相聚、分享欢笑来提高催产素水平、抵消压力激素皮质醇所带来的负面影响。

当然，还有很多其他的方式可以让我们大笑，比如看搞笑的视频或电影，阅读杂书或者听书，我喜欢珍妮特·伊万诺维奇（Janet Evanovich）的作品，也可以去看喜剧表演。做任何能让你开怀大笑的事情，和别人一起或者一个人都可以！

芳香疗法

芳香疗法是一种古老的治疗方式，它使用天然植物提取物来改善身体和情绪健康，带来放松和平静的感觉。1000 多年来，世界各地一直使用植物来制作香膏和精油，用于改善情绪，达到医疗和宗教目的。1937 年，法国化学家雷内－莫里斯·盖特福斯（René-Maurice Gattefossé）首次使用了"芳香疗法"（aromatherapy）一词，他为我们了解精油的治疗功效做出了贡献。精油是通过蒸馏或机械提取的方法（如冷榨）从植物中提取的化合物，它保留了每种植物独特的治愈特性。这些超浓缩的化合物含有植物的香气和味道，或称"香精"。今天，精油非常受欢迎，你甚至可以在家附近的超市货架上看到它们！

芳香疗法的很多好处来自精油的气味。气味被认为与记忆有关（嗅觉系统和大脑的记忆系统是相互联系的），我相信我不是唯一会被飘过的气味所影响的人，栀子树的气味总是让我想起春天去祖母家的快乐时光，而已故亲人的古龙水随时会让我流泪。

　　研究表明，吸入精油调节激素能令人精神平静、身体放松，使压力水平降低，改善睡眠，并使激素水平更平衡。有研究发现，鼠尾草和薰衣草可以增加催产素水平。

　　精油有很多不同的使用方法，可以扩散在空气中，用于身体表面（我建议将它们放在杏仁油或椰子油等载体油中，避免灼伤和刺激皮肤），或者在泡澡时加入。我最喜欢的方式是泡个有泻盐和薰衣草精油的澡。用精油前请咨询受过精油知识培训的专家。

　　需要注意的是，某些精油是禁止在宠物、孕妇、哺乳期女性和幼儿周围使用的。此外，那些有多种化学敏感性、水杨酸盐反应和哮喘的人群也需要完全避免精油。不过大多数人都能使用精油。对许多人来说，精油已经成为日常生活的重要组成部分，在帮助他们克服压力的同时改善健康。

　　下面列出了一些对缓解压力最有益的精油。我建议你先使用其中的一到两个，看看会不会带来什么效果。

我最喜欢的减压精油

　　薰衣草（*Lavandula Angustifolia*）：
- 带来安稳的睡眠，有抗焦虑效果，并可以增加催产素水平。

　　乳香（*Boswell lia carterii, B.frereana, B.Sacra*）：
- 带来平静和放松的感觉。
- 支持免疫、神经和消化系统。
- 有助于甲状腺健康。

　　佛手（*Citrus bergamia*）：
- 消解焦虑情绪，振奋情绪。

- 净化心灵和身体。

  白柏（*Juniperus Virginiana*）：

- 舒缓身心，带来充满活力和放松的状态。

- 平衡情绪，改善整体健康。

- 让身体找到一种自然平静的状态，增强自信。

  鼠尾草（*Salvia sclarea*）：

- 支持催产素的功效，使大脑和身体平静放松。

- 缓解肌肉紧张和抽筋。

- 缓解精神紧张和焦虑，让你睡个安稳觉。

  野生橙子（*Citrus sinensis*）：

- 提神醒脑，为身心注入能量。

- 缓解消化不适的症状。

- 净化和刺激身体功能，特别是改善免疫系统的功能。

在购买精油时，寻找满足以下要求的产品。

- 瓶子是密封的，瓶子颜色是琥珀色或深色的。

- 标签上列出了拉丁文名称、"100% 纯精油"的字样和所有成分的名称（如果你购买的是一种纯精油，标签上应该只有一种成分）。

- 气味是令人感到愉悦、清爽和自然的。如果气味让你头疼，或者莫名其妙地让你觉得不舒服，那就不要购买这种精油。如果在网上购买，仔细查看是否有负面评价。

- 价格是合理的。如果价格低到不可思议，那很可能就是假的！

- 厂家是致力于生产高标准产品、有严格质量管控的公司。官网上要有完整清晰的质量标准，以及给顾客的承诺。我建议直接从值得信赖的公司、专卖店或天然保健品店购买，以确保货真价实。

声音疗法

在现代世界中，我们不断地受到有毒物质的"轰炸"——我指的不仅仅是杀虫剂和污染物。

- 有线电视台的"爆炸新闻"会启动我们的"直面或逃避"反应，让身体释放肾上腺素，让我们紧紧盯着电视，等待最新的消息。（你有多少追踪"爆炸新闻"的经历？肾上腺素给肾上腺造成压力，让我们的肠道微生物菌群失衡，使肠道更容易病变，并可能使人对这种活动上瘾。）
- 社交媒体算法让我们放不下手机。
- 谈话节目总是有太多的探讨和争论。
- 八卦网站充斥着戏剧化的故事。
- 媒体公司使用这些策略来吸引受众，为了从广告商那里获得最高营收。
- "独立的"电子邮件营销者使用引发恐慌的邮件内容来刺激消费。

即使是电影和歌曲也能让我们开启生存模式。你有没有在看完电影后做过噩梦？我们中的一些人可能对不同类型的媒体更敏感。在成长过程中，我的父母总是喜欢告诉我们各种各样的新闻，但每当我和哥哥播放我们最喜欢的音乐（说唱、重金属和朋克摇滚）时，父母就会感到压力很大。我不能看负面新闻、恐怖或暴力电影，但我可以听任何类型的音乐。而我丈夫看任何电影都没有问题，但会因负面新闻和社交媒体产生负面情绪。

我建议你避开那些让你感觉不好的负面新闻、音乐和媒体。这听起来可能并不容易做到，但如果尝试一下，你会惊讶于"闭关"的影响力有多大！以下是一些帮你躲避"轰炸"的建议。

- 不看新闻。
- 不关注八卦频道。
- 取消关注社交媒体上让你产生负面情绪的人。

●不看暴力节目和暴力电影。

●不听那些会激起你负面情绪的音乐。

●取消订阅会引发恐慌的营销邮件。

我们可以每天听一些治愈类的音乐，古典乐、器乐演奏、福音音乐，或者你喜欢的任何音乐，都能提升你的情绪，放松心灵。以下是我非常喜欢的一些音乐。

●恩雅（Enya）的作品。

●摇篮曲（既对婴儿有效，也对成人有效）。

●帮你达到"心流状态"的音乐（可以提高注意力的音乐）。

●Wholetones 音乐系列，如迈克尔・蒂勒尔（Michael Tyrrell）在疗愈频率上创作的治愈类音乐。

保暖

处于温暖和舒适的状态会让我们超级有安全感。患有甲状腺和肾上腺疾病的人总是会觉得很冷，所以我们需要努力让自己暖和起来，让自己感到舒服。体温升高可帮助甲状腺和肾上腺减轻负担，并可能有助于促进新陈代谢。体温升高有助于清除毒素、促进淋巴管循环、对抗感染和提高我们的催产素水平。提高体温通常会让我们感觉更好！

可以试试以下活动来提高体温。最好慢慢地提升体温（或者说，我们要慢慢地热身），在此过程中需要用常识做出判断，聆听自己的内心，不要用力过猛。

去海滩或在户外晒太阳。对于患有甲状腺或肾上腺疾病的人，去海滩度假是我最喜欢的建议之一。坐在阳光明媚的海滩上会立刻让大多数人放松下来，并享受到更多好处，包括提升增强免疫力的维生素 D 的水平。就算没有海滩，我也是户外活动和享受阳光的坚定支持者。

为什么在海滩上感觉这么好

- 阳光可以帮助我们将胆固醇转化为孕烯醇酮。
- 温暖会提高我们的催产素水平。
- 白天的强光会导致瞳孔收缩，这有助于打开副交感神经系统。
- 阳光会增加维生素 D 水平，这是一种对免疫系统和骨骼健康至关重要的营养物质，并能改善情绪。

桑拿疗法。桑拿有很多好处，包括缓解压力和提升情绪。这种疗法让你感觉如此好的一个主要原因是桑拿浴的高温会让有效止痛剂 β- 内啡肽的水平上升，而皮质醇等压力激素的水平不会上升。你的肌肉也会放松下来，身体可以释放紧张和压力。在桑拿浴中，副交感神经系统占据主导地位，身体处于完全放松的状态。

热瑜伽。瑜伽是一种很好的提高催产素水平的方法，是一项对身体不会产生太多负面影响却具有一些挑战的运动，让人出汗、释放毒素。此外，瑜伽结合了身体运动和呼吸，可以让你在加强身心联系的同时，清理大脑思绪。在练习的时候调高室内温度会有好处的！热瑜伽通常意味着在炎热潮湿的房间里练习一种给人带来活力的瑜伽，房间里的温度最高可达约 40.6℃。比克拉姆瑜伽是一种特别剧烈的瑜伽，对那些肾上腺功能障碍后期的人来说可能太有挑战性了，所以我建议在阳光下练习，以升高体温和提升维生素 D 的摄入！

在热水或温水浴时加入泻盐。我是泻盐浴重度爱好者！泡个热水澡是让身体放松和分泌催产素的最简单、最快速的方法之一。即使经历了漫长的药学院学习、帮助病患、怀孕、照顾蹒跚学步的孩子和新冠肺炎之后，温水浴也是我能够保持健康的主要原因之一。我的丈夫也很喜欢泡澡，我们会轮流照顾孩子，让另一个人去泡个澡。我丈夫曾开玩笑说每天泡澡比任何婚姻疗法都有效。

就像服用补充剂一样，添加泻盐（镁的一种形式）可以提高你体内的镁含量，产生镇静效果，缓解关节和肌肉疼痛。

我建议使用泻盐，而非沐浴炸弹，因为后者中大多含有很多化学染料、香味剂和闪光剂，会刺激阴道皮肤（这个超级痛苦的），并扰乱阴道菌群。如果大量使用，还会增加酵母菌和尿路感染的风险。此外，有些人可能喜欢在泻盐浴的载体油中加入自己喜欢的精油（如一茶匙椰子油或杏仁油与几滴精油混合），而我更喜欢使用已经含有精油的泻盐，以避免错误地添加太多精油。精油可能会灼伤浴缸，甚至伤到你的私处。

泻盐可能会使用过量，因此在浴缸中不要加超过 2 杯的量，并遵循包装上的说明。你需要泡上至少 12 分钟。沐浴时加一些精油，播放一些令人舒缓的音乐，就可以获得成倍的快乐。

其他方法。其他可以升高体温的方法包括喝热饮、汤或肉羹；盖上可加热的被子，舒舒服服地躺一会；或者使用加热垫。我喜欢我那条充满薰衣草香味的加热垫，里面的填充物是大米。

多花时间亲近大自然

在大自然中散步是一种多感官的体验，无论是徒步走在小路上、海滩上，还是后院、当地公园、社区花园中，都可以帮助你释放催产素和减压。你可以试试脱掉鞋子，让皮肤直接接触大地，增加与大地的连接。如果有机会去森林更茂密的地区，可以考虑深入其中。研究表明，进行"森林浴"或在森林中待上一段时间，催产素水平会提升，并进入副交感状态。

我鼓励你抓住每一个机会，把更多可以产生催产素的活动融入日常生活。你可以坚持完成这些活动中的一个或几个，让它们成为每天、每周或每月固定的活动。

哺乳期妈妈的 ATP 恢复模式

作为一个新手妈妈，重新平衡我的肾上腺是一个任务。虽然我已经在遵循抗炎、恢复血糖平衡的饮食法了，并服用布拉氏酵母菌，但当我因为睡眠不足而进入到了肾上腺扁平阶段后，我发现我不能依靠一般的治疗方案了，所以我尝试了许多这本书中介绍的方法。

我利用了催产素的力量，与儿子共眠，在日常生活中增加更多简单、愉快的活动，比如洗泻盐浴、使用精油，以及参加有趣的母婴课程，课程涵盖艺术、瑜伽等多个领域。在那些课程中，我可以与其他母亲建立联系，进行社交活动，有时还会学到一些瑜伽动作。

我白天增加大量的户外时间，专注于平衡昼夜节律。当我的儿子还在蹒跚学步时，我们住在科罗拉多州，我们在当地的一条徒步小路和我们最喜欢的小湖附近度过了很多美好时光。

搬到洛杉矶后，我们去了海滩和当地的一个公园。在那个时候，因新冠肺炎疫情引发了很多的恐惧，新手妈妈基本上都睡眠不足，日子实在不好过。所以我们经常会在海滩上做"婴儿在沙滩裸奔"的活动，让只穿着尿布或者内裤的儿子在海滩上探索。这是一个很好的方法，可以缓解压力、提高维生素D水平，也让我们一家子放声大笑，享受家庭时光。

我们会早早上床睡觉，使用遮光窗帘，以提高褪黑素水平。褪黑素除了保护线粒体功能外，还会提高睡眠质量，在黑暗中，褪黑素会自动分泌出来。

当第一次发现我的肾上腺功能障碍开始进入扁平阶段时，我正在哺乳期，所以我不想服用激素和肾上腺补充剂的混合物。有的女性会口服孕酮，但对我来说，这似乎会减少我的母乳量，所以我尝试了图尔西茶。这种茶非常好喝，也有适应原功能，在传统医学中被用作催乳草药（一种帮助分泌乳汁的草药）。

在我的儿子大一点的时候，我在经过儿科医生的同意后开始使用肉碱、镁、肌醇和电解质。产后女性可能会缺少肉碱。肉碱在我的大脑功能、能量水平和体力恢复方面都提供了极大的帮助。镁有助于月经复归，让人感觉更平静，而肌醇让我感觉不那么焦虑了。我还添加了很多能恢复大脑的补充剂（胆碱、苯硫胺、核黄素和鱼油）来应对脑雾的症状，这些补充剂通常是安全的，而且对哺乳有好处。当我的儿子对母乳的依赖程度降低时，我添加了外用孕酮（参见附录二中的"女性激素失衡"部分）。

在我儿子出生之前，我已经踏上了个人成长之旅，做了很多 EMDR 工作，但没有太多时间进行更深入的研究。相反，我专注于使用神经反馈机制来帮助大脑恢复平静，减少其活跃度。生产之后，我经常一边完成治疗，一边给儿子哺乳或抱着他午睡。

直到他长大一点，我才能收拾房间，不过我确实雇过人来帮我做饭、洗衣服、打扫卫生，还有完成其他那些"迷人"的、永无止境的"属于妈妈们的"任务。我也不再为耗费我的精力或者让我感到焦虑的人浪费精力了。

我知道在怀孕初期最需要支持的时候是很难找到支持的，所以我写了《哺乳期妈妈的应对锦囊》(*Nursing Mother's Formulary*)，里面提供了有帮助的功能性药物策略和补充剂。

安全信号 3：进行纯粹的创作

进行纯粹的创作可以提高多巴胺的水平，多巴胺是一种让人感觉良好的神经递质，参与能量产生、提升思维清晰度，并提供动力。如果我们不用再体会不得不完成一些任务时的压力，创作就变得轻松起来了。进行纯粹的创作可以向身体发出强大的安全信号，让我们放眼当下，提高意识和正念，使我们处于一种完美的平衡中，既有交感神经状态时的专注，也有副交感神经状态时的放松和修复。这就是我们所知的"心流状态"。无论是绘画、缝纫、写作还是烘焙，我鼓励你花时间做一些有创意的事情，即使你的日常生活或工作也是有创意的。通过不去有意期待，专注于享受乐趣和过程，你会从这段经历中得到最大的收获。

你甚至不需要做传统意义上的艺术作品来享受创作。我大学的时候非常忙，没有时间上艺术课，但是在每周 3 小时的合成化学实验室课上，我可以创造各种化学物质，在这里我可以专注并感受到自己的思绪。

当我和父母住的时候，我的爱好是烘焙（这让我想起了化学实验室的经历）和做剪贴簿。但在婚后，我开始每天做饭，还有大量的婚礼相册要做，这两个任务就完全不会让我放松身心了。为了减压，我开始尝试写作。但成为专业作家后，我需要按期交稿，对写作质量也有了更高的要求，这时我又开始了艺术创作。我很喜欢创作的过程，更重要的是，我并不擅长艺术，所以艺术创作只能娱乐自己，这样就不会承受太多压力。最近，我的艺术创作是和我儿子一起涂鸦。

我喜欢把一张大白纸挂在和小孩子一样高的地方，摆出许多不同颜色的颜料和各种泡沫画笔，然后我们就开始创造出五颜六色的涂鸦杰作了。让想象力恣意地奔跑吧！

这些活动可以让我平静下来，停下来闻一闻玫瑰的芬芳（也让我的孩子参与进来）。我的两位才华横溢的团队成员创作的艺术作品是可以当作礼物赠送给别人的。我们的营养学家斯蒂芬妮（Stephanie）会缝制可爱的围裙，我们的项目经理蒂娜（Tina）会制作漂亮的卡片。

如果你正在寻找一种将艺术融入日常生活中的简单的方法，我想给你推荐专门给大人设计的涂色书。你之前听说过这个吗？是的，就是为提前印好的图画上色。这个活动和画画有同样的好处。

供你涂色的并为你带来改变的曼陀罗蝴蝶

众所周知，蝴蝶和曼陀罗象征着强大的转变，曼陀罗还与治愈有关。画出曼陀罗蝴蝶（或者给其涂色）可以帮助我们处理所经历的情绪。虽然曼陀罗蝴蝶的设计在形状、颜色和图案上可能有所不同，但它们所代表的是完整、平衡、和谐、整体和生命的循环。

试着在睡前给下面这只曼陀罗蝴蝶上色，特别是当你进行日常睡前活动（如看电视、上网）让你无法平静下来的时候。当你涂上每一种颜色时，脑中不断重复一个积极的想法或宣言，直到这部分的颜色都涂完了为止。

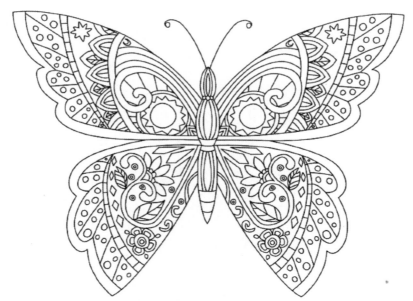

插画师：蒂娜·陈（Tina Chan）

非常感谢我们才华横溢的项目经理蒂娜，是她画了这只曼陀罗蝴蝶！

重获活力的具体方法

- 把自我同情放在首位。从今天开始用言语和行动去爱自己。
- 通过宣言获得积极的心态和思维模式。
- 用更多让你感觉更好的方法（包括增加催产素分泌的练习）来避免那些不会让你感觉更好的东西。
- 进行纯粹的创作。

第七章

重塑恢复力

目标

- 做出一些小的改变来重塑恢复力，可以让你走出舒适区，变得更加灵活，不那么死板。
- 远离会让你身体发炎的想法、行为和人。
- 增加积极、健康的应对机制和方法。
- 更加深刻地认识到你是独特的个体。
- 在寻找自己改善健康的需求时，欣赏自己的优势。

为什么有些人会在压力下崩溃，而另一些人则会调整自己、重新出发？我的导师 JJ·维珍曾经说过："不要希望困难变得更容易，要让自己变得更强大。"恢复力是能够经受住生活风暴的关键，但它到底是什么，我们如何重塑恢复力呢？

我把恢复力看作通过灵活应对周围的事所带来的力量。就像芦苇一样，当我们允许自己改变和适应时，我们摈弃决定着我们是谁、我们应该如何采取行动的固有规则，开始探索更适合自己的新规则，这样我们就可以在精神上、身体上和情感上处于最强的状态。高大的橡树外表看起来坚不可摧，但由于过于死板、一成不变，它在风暴中其实非常脆弱，不堪一击。许多人为了掩盖自己的脆弱而变得越来越死板，但是为了从生存模式过渡到恢复健康模式，我们应该在生活中更加灵活。否则，我们会重蹈覆辙，再次患上肾上腺功能障碍。

在这一章中，我们将利用一些强大的治疗模式，通过重塑恢复力来发送身体安全信号。不要担心，我不会让你尝试任何极端的方法，我不会让你跳入冷水中或者做间歇性冲刺训练的。我只会建议你做一些小的改变，稍微走出舒适区，完成一些会带给你活力的运动，放慢呼吸节奏，学习健康的应对策略，放下生活的负担，重新找回属于自己的空间。

我将向你介绍把精神和身体联系起来的治疗模式，这些模式通过重塑恢复力和进一步减少炎症来发送更多的安全信号。炎症是肾上腺功能障碍的四大压力源，会让身体和精神过于死板僵化。

1. 做让你感觉很好的运动

我们应该进行那些可以带来活力的运动，而不是让我们感到更加疲惫的运动，这样才可以缓解长期压力所带来的负面影响。

2. 放慢呼吸的节奏

放慢呼吸的节奏可以缓和应激反应。

3. 为导火索制定健康的应对策略

我们可以选择有效的应对机制来分散压力因素对我们的影响，重获身体平衡，并长期改善健康。

4. 放下影响你健康的负担

研究证实，自我同情是重塑恢复力、保持健康和改善健康的有利方法，但仅仅靠这一点并不足以带来巨大的改变。当我们练习自我同情时，还需要识别并积极消除（我们感受到的）障碍和促炎因素，如怨恨、消耗能量的事物、被限制住的认知和阻碍我们康复的创伤，这样我们就可以创造空间以改善健康和实现人生目标。

5. 重新找回属于自己的空间

建立边界感的机能是我们可以习得的，练习得越多就越熟练！我们要坦诚地与他人沟通彼此的期待，同时让自己尽量不要处于压力当中。

　　我在 21 岁的时候就开始学习了解个人成长方面的知识。当时，我发现了自我疗愈过程中成长和改变的重要性。

　　我还发现许多客户和社区成员不仅消除了他们的症状，还成功地清理了对他们毫无帮助的事物，给生活带来了重大的转变。当会让身体发炎的想法和人占据我们的生活时，我们成长和适应的空间就变小了。我相信我们需要清理这些事物，才能像风中的芦苇一样，拥有足够的空间，可以足够灵活和坚强。我希望你们也能通过重塑恢复力，拥有健康。

ATP 成功案例

　　我更了解自己了。以前完全没意识到情绪的重要性。我非常努力地完成这些练习，并发现了情绪在我恢复健康之旅中所起的重要作用。这 35 年来，我一直通过掩饰个人创伤和情绪创伤来保护自己，而这个项目强迫我去面对这一切，并开始应对这些创伤。过程并不容易，但我现在可以妥善处理好这些创伤……你们为我提供了获得零症状人生的方法，拯救了我的生命。

——杰奎琳（Jacquelyn）

　　项目中有一部分……清楚地阐释了特定的行为模式和人际关系模式。让我了解了很多相关的知识，从而可以直面现实……我能看出我出现了其中的哪些行为……这个过程给了我很多力量，让我更加健康并感到轻松多了。这个过程也让我有更多的精力去改善健康，而不是去改变让我产生不健康的行为的人。

—— 塔尼娅（Tanya）

　　这个项目改变了我的人生。积极思考、学会原谅、服用补充剂……很多事情帮助了我，我的家人也感受到了我的变化，他们的个性也改变了！我非常感谢这个项目。你们改变了我的人生！爱你们。

——玛泽纳（Marzena）

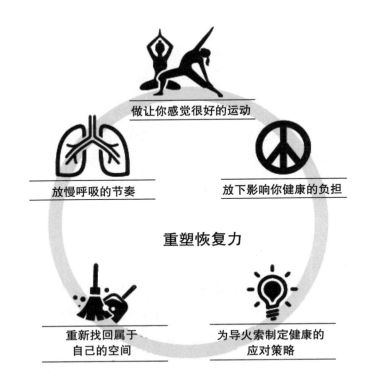

安全信号 1：做让你感觉很好的运动

为了身体健康而做的运动需要让你在运动后感觉良好，你知道这件事吗？

在一组锻炼之后，如果你无法判断是否还能再做一组，那这种运动可能不适合你或运动量太大。我们知道运动可以帮助身体恢复，但当肾上腺出现问题的时候，错误的运动类型会让人觉得很疲惫，会加重肾上腺问题。许多有肾上腺功能障碍的人都说在运动后会感到疼痛，难以练出肌肉，而且会感觉更不舒服。这是因为肾上腺功能障碍患者的身体处于分解代谢状态，这是一种可以自我代谢的状态。为了平衡这种状态，我们需要合成代谢运动，或者说是增强身体的运动。具体的运动类型取决于每个人不同的需求和所处的肾上腺功能障碍的阶段。越到后期阶段，越无法完成高强度的运动。

如果处于肾上腺功能障碍的第 1 或第 2 阶段，你会觉得很紧张、压力很大，因为在这 2 个阶段皮质醇的水平要么一直很高，要么在错误的时间达到顶峰。定期做一些适度的骑行或跑步等有氧运动，可能会非常有帮助，因为心率升高时，我们的身体会消耗掉更多在体内循环的皮质醇，加速葡萄糖、脂肪和肌肉蛋白质的分解。所以简单地说，有氧运动可以使升高的皮质醇水平正常化，让我们感觉更平静、更放松。

但问题是，有氧运动会促进肌肉的分解（因此，它们有时被称为分解代谢运动，与合成代谢运动形成对比，合成代谢运动可以锻炼肌肉）。如果身体有足够的养分让肌肉更强壮，有氧运动是有好处的。研究表明，长期有规律地做有氧运动可以促进肌肉的恢复和生长，并有助于降低皮质醇水平。

然而，对患有第 3 阶段肾上腺功能障碍的人群来说，分解代谢运动可能会使肌肉状态变差，因为身体养分不足——已经都被耗尽了，所以无法有效地增肌。

分解代谢运动后，我们的身体是否能修复肌肉，取决于我们运动后的感觉。一般来说，如果在运动后感觉更平静、更放松，那就可以继续做下去；如果在运动后感到更累，就表明在这个阶段有氧运动对你来说可能太过剧烈，会带来分解代谢。

在肾上腺功能障碍的第 3 阶段，每天的皮质醇水平都很低，有氧运动会进一步降低皮质醇水平，让身体状态更糟糕，这绝对不是我们想要的！皮质醇水平过低可能会导致激素的级联反应，从而降低具有合成代谢作用的其他激素的数量，包括脱氢表雄酮和睾酮（健身健美运动员经常使用这些类固醇，但我们的身体是可以自然分泌的）。当分解代谢运动遇上皮质醇低水平状态，肌肉和身体都会变得更加弱，而不是更强壮。这就是为什么处于肾上腺功能障碍第 3 阶段的人群需要多做温和的力量训练（即合成代谢运动），如瑜伽和拉伸，用能够增肌的营养物质为身体补充能量（蛋白质、含核糖的电解质和对线粒体功能的支持都是关键因素），然后逐渐增加更高强度的增肌运动，如举重或普拉提，逐渐进入全面的合成代谢／康复状态。

分解代谢运动

- 会分解肌肉。
- 也被称为有氧运动。
- 强度不太大的运动种类有园艺、慢走和游泳。
- 强度较大的运动种类有跑步、骑行，以及其他可以在较长一段时间内保持稳定活动状态的活动。
- 处于肾上腺功能障碍第 1 阶段的人群进行这类运动后会感觉更放松。
- 处于肾上腺功能障碍第 2 阶段的人群进行这类运动后可能会感觉更好，也可能更差，要看锻炼的时间和当时的皮质醇水平。
- 处于肾上腺功能障碍第 3 阶段的人群可以考虑减少或停止进行分解代谢运动，当身体状况有所改善后再逐渐加入这类运动。

合成代谢运动

- 可以增肌、保持肌肉状态。
- 力量训练。
- 强度不太大的运动种类有修复瑜伽、哈他瑜伽、阴瑜伽和拉伸。
- 强度较大的运动种类有流瑜伽、阿斯汤加瑜伽、力量瑜伽、举重和普拉提。
- 这类运动对处于任何阶段的肾上腺功能障碍患者都有帮助，但对第 3 阶段的患者尤其重要，只要运动强度合适，就不会感到疲惫。
- 开始时最好每周进行 2 次 15~30 分钟的合成代谢运动，2 次运动中间要留有充足的时间恢复身体。

> 需要记住的是，对于一些患有严重的肾上腺功能障碍的人群来说，即使是做瑜伽和散步也可能强度过大。试一试这些强度不太大的运动中的一项或几项，并一如既往地聆听你的身体发出的信号，观察这种运动是否适合你。

有客户担心如果不做有氧运动会突然胖回去，其实完全无须担心！我建议你减少运动量，坚持几周，看看身体感觉如何。我让一位患有严重肾上腺疾病的客户暂停每天快走的习惯时，她非常吃惊。但2~3周后，她就减掉了之前一直无法减掉的体重！这是因为休息可以让她的身体进入合成代谢状态。当我们的皮质醇水平过低、又过度运动时，身体会得到不安全的信息，会通过保持体重来做出反应。我的建议看起来可能不太符合逻辑，但在这个阶段，减少锻炼真的会帮我们治愈肾上腺，同时实现我们想要减重的目标。

不是说皮质醇不足就永远都不能做有氧运动了，如果是在对的时间做有氧运动，还是有很多好处的。而如果在皮质醇水平恢复正常前暂停有氧运动，会给身体带来好处。对有些人来说，这个过程可能要几周，而有的人可能需要长达2年的时间。所以要聆听身体发出的信号。在恢复健康的过程中，你可以关注身体对强度不大的运动的反应。如果你有体重方面的烦恼，需要注意的是，长期来看，营养丰富、健康的昼夜节律和适当的力量训练可以帮助你增肌，从而燃烧更多的热量，降到目标体重。

值得注意的是，运动不耐受也是线粒体功能低下的症状，是潜在的根本原因，也是加剧因素，甚至是肾上腺功能障碍的后果。在ATP 4周的时间内，我们会补充营养，主要通过食物和营养剂摄入支持线粒体功能的营养物质，包括B族维生素、维生素C、镁、适应原草药、肉碱和D-核糖。

运动方面的重点内容包括以下几点。

（1）皮质醇越多，就越能耐受有氧运动。在肾上腺功能障碍的早期阶段，皮质醇水平通常较高或者会激增，有氧运动可以降低皮质醇水平，从而使身体保持平衡。

（2）在肾上腺功能障碍的后期阶段，有氧运动会进一步降低皮质醇水平，身体会感觉更糟。

（3）合成代谢运动，如力量训练和瑜伽等放松身心的运动，只要强度不会让人感到疲惫，在肾上腺功能障碍的任何阶段都是有帮助的。

（4）运动就像补充剂或药物一样，"处方"应该完全个性化。每个人都需要选择适合自己的运动类型，选择适合自己的运动时长（或在一天中的运动时间），选择适合自己的运动量。

（5）运动时要多关注自己的身体状况，问问自己："运动后我感觉更放松还是更疲惫？"

如果感觉更放松，那你就找到了适合你的运动类型、运动时间和运动量。

如果感到更加疲惫，那就给自己一点时间来恢复。下次选择强度较低、时间较短的运动。

瑜伽帮助身心重塑恢复力

我们在第五章谈到了瑜伽是一种可以让身心愉悦的活动。我喜欢在阳光明媚的日子里做户外瑜伽，也喜欢热瑜伽，还有许多其他类型的瑜伽，它们不仅令我心情愉悦，还能帮助我增强恢复力。在瑜伽中，我们让身体做一些稍微超出舒适区的事情，以重塑恢复力、提高灵活性以及增加身体和精神上的力量。我们要关注自己的呼吸，在完成比较难的动作时保持沉着冷静。瑜伽练习得越多，我们在遇到困难时就越能保持沉着冷静。

安全信号 2：放慢呼吸的节奏

身体是一个很奇妙的反馈机器。当感到压力时，我们往往会加快呼吸频率，心率也会加快，身体进入交感状态。放慢呼吸可以使我们进入改善健康的副交感状态。我总是惊叹于我们祖先的智慧。科学家们发现，瑜伽咒语和背诵玫瑰经可以让我们每分钟呼吸 6 次，这样可以增强心率变异性，这是衡量自主神经系统的一个指标。我们可以通过祷告、瑜伽咒语和冥想等古老的方式，以及现代的生物反馈和神经反馈机制来减缓呼吸节奏。

祷告

祷告会引起"放松反应"，这个术语是教授、作家、心脏病专家赫伯特·本森（Herbert Benson）博士提出的，他也是哈佛大学本森亨利心身医学研究所（Benson-Henry Institute for Mind Body Medicine）的创始人。"放松反应"描述的是"直面或逃避"反应的对立面。祷告还能给人生带来意义、联结感与平和，让我们找到平静、生活的目的和自我反思的机会。

瑜伽咒语

传统的瑜伽咒语是我们可以大声吟唱或在脑海中不断重复的话，通过让脑中思绪暂停，帮助我们意识到自己的精神，给我们的身、心、灵带来巨大的改变。"Om"和"Om Shanti"（意思都是和平）是两个流行的咒语。

冥想

冥想的发展史可以追溯到大约公元前 3000 年的印度。冥想包括不断练习如何不产生期待、活在当下。你可以在安静地躺着或坐在公园里时，甚至是散步的时候进行冥想。

尝试冥想

没有什么所谓的完美的冥想环境，只要你觉得舒服的地方都可以练习冥想。如果你还没尝试过冥想，我建议你设定一个目标，从每天只练习几分钟开始。以下是一些小贴士，可以帮你入门。

- 专注于一个事物。可以专注于你的呼吸，也可以选择一个词或一段宣言，盯着火苗，听一段锣声或音乐，或数数线珠的珠子。从几分钟开始，然后慢慢加长关注某一个事物的时间。

- 散步冥想。如果你觉得坐着无法冥想，散步冥想的练习可以让你身处大自然，静静地观察周围的环境，这样你的思绪就会成为背景的一部分，慢慢地，你可以和环境融为一体。

- 寻求专业的指导。有很多播客和应用程序有专业的指导来帮助你冥想。声音可能会引导你想象特定的意象，或者会引导你进行一系列呼吸练习和咒语练习，帮助你练习冥想。

- 向大师学习。你可能想从备受尊敬的冥想专家那里学习独特的冥想技巧和方法。我听说许多人使用艾米丽·弗莱彻（Emily Fletcher）开发的 Ziva 冥想法减轻了压力和焦虑，改善了睡眠。

- 使用设备。缪斯大脑感应设备（Muse brain-sensing device）可以在你冥想时跟踪你的大脑活动、心率、呼吸和身体活动。当你把这个设备像发带一样戴在头上时，你就会得到大脑活动的实时反馈，这将指导你的冥想，让你保持专注！

我最喜欢的冥想方式就是专注呼吸。我会闭上眼睛，坐在一个能让我放松的地方，吸气，然后呼气，保持这个模式 5~15 分钟。

研究发现，冥想能够提高关键激素和神经递质的水平，包括血清素（可以调节情绪的"快乐"激素）、神经递质 γ－氨基丁酸（可以舒缓精神）、肾上腺激素 DHEA（也称为"青春激素"）、生长激素（有助于保持身体强健）以及褪黑素（可以帮助入睡），这些使冥想成为改善整体健康的有力工具。研究还表明，冥想可以显著降低皮质醇水平、减轻压力，从而改善肾上腺功能。冥想的其他好处包括减少炎症，提高免疫力，降低患心脏病、中风甚至癌症的风险。

生物反馈机制

通过听觉和视觉反馈，我们可以识别身体在受到压力时的表现——心率加快、肌肉紧张、出汗，并控制我们的反应，比如用深呼吸的方法来缓解应激反应。

"心灵数学（Heart Math）"是一种生物反馈技巧，使用心脏活动的不同模式来帮助我们从交感状态转换到副交感状态。

神经反馈机制

如果我们可以训练大脑冷静下来，更容易地从压力模式转换到放松模式，从而使我们不那么容易受到焦虑、抑郁、脑雾和睡眠不良等压力症状的影响，会怎么样？研究表明，神经反馈（也被称为脑电生物反馈或神经疗法）可以做到这一点。它的工作原理是监测脑电波，并用令人感到愉快的音频和视频奖励积极的大脑活动，而压力增加时的大脑活动会带来负面反馈，比如降低音乐的音量。大脑渴望有回报的、积极的反馈，因此当它转向"直面或逃避"反应时，它慢慢地学会了自我纠正，并可以保持更好的平衡。神经反馈利用大脑神奇的适应能力和改变的能力（即神经的可塑性），来教大脑学习更健康的模式和反应。这个机制的好处是，我们可以更加集中注意力，再次处理创伤，改善睡眠和减轻焦虑。

安全信号 3：为导火索制定健康的应对策略

当我们允许一些人、事、物或者创伤成为导火索的时候，就意味着我们放弃了属于自己的权利，让过往经历控制我们的感受和当下的反应，这也会影响我们的未来。面对导火索，我们可能会处于一种死板、不灵活的状态中，但我们不需要一直保持这种状态。我们可以把导火索当作做出改变的跳板，重塑恢复力。每当我们对导火索做出不同的反应时，我们的大脑就会重新连接起来，获得更健康的模式。

到底什么是导火索呢

导火索不仅仅会让你感觉到不舒服，它们还会让你想起过去的创伤或部分创伤经历中的特定行为或情景。你需要记住，任何令人痛苦、不安的事件或经历都可能是创伤的来源，包括患病、受伤，还有拥有非常苛刻严厉的父母。导火索会激起你强烈的情感或身体反应，你可能会想尖叫、哭泣或大发脾气，或者想逃跑、退缩、隐藏受伤的感觉。无论具体反应是悲伤、愤怒、焦虑、恐慌还是其他情绪，都会引发令人承受不住的强烈情绪反应和痛苦。有时导火索会生动地重现过去，带你离开当下的时刻，你感觉又经历了一次创伤。

导火索以多种形式出现：语言、声音、气味、画面、人、地点、记忆、情绪（脆弱、孤独）或身体感觉（疼痛、肌肉紧张）。创伤可能源于童年经历，如情感虐待、被忽视、不良童年经历（ACE）中的家庭功能障碍，或最近发生的不良事件。请记住，任何不堪重负的经历都可能是创伤的来源。

应对导火索的难度在于，它们可以在日常生活中的任何时间和地点发生。有时可能是可预测的，比如与特定的节日、周年纪念或活动有关的导火索。我曾经在从大学回家的路上遭遇了一场创伤性的车祸，当时轮胎突然爆了，我在一条繁忙的高速公路三车道上突然转向迎面而来的车辆。我奇迹般地活了下来，只是颈部有些扭伤。然而，在高速公路上开车成了我的导火索，所以我会尽可能避开高速公路。有一次，朋友让我开车送他去某个地方，我不知道需要上高速。上了高速后，我的反应非常极端，我完全无法正常驾驶，整个人惊慌失措，出了一身冷汗，忍不住哭了起来，最后不得不靠边停车，让朋友开我的车。这些反应很明显与我曾经遭遇的车祸有关，但很多时候并不总是有如此明确的联系。导火索可能是看起来突如其来的意外，也可能以各种方式呈现，引发我们的"直面或逃避"反应。

如何应对导火索

如果不能找到健康的方法来解决导火索，放下与它们相关的创伤，或者找到积极的方法来应对它们在我们体内引发的情绪，它们就会控制和破坏我们的生活。

我希望在你应对导火索的时候，你已经创造了一些修复身体和反思的空间，你可以改变导火索自动引发的反应。

放下过去的经历可能很简单，也可能需要做出许多努力，包括接受心理治疗或其他咨询方法，这可能需要很长时间（我们将在本章稍后的部分介绍释放创伤的方法）。但现在我们可以按照以下3个步骤，以更健康的方式开始应对我们的导火索，并增强我们的恢复力。

第一步：找到导火索

找到导火索是了解如何处理困难状况的第一步。当你感受到强烈的焦虑、恐慌、悲伤或愤怒时，思考一下到底发生了什么。可能是什么导致你出现了这些感觉？是有人曾经说了什么，还是某件事引发了负面情绪的涌动？你可能会发现一些原因。导火索也和我们每个人一样，是独特的、个人的，影响一个人的事物可能不会影响另一个人。对有的人来说，感觉自己不被重视可能是导火索；而对有的人来说，感觉有人试图控制他们可能会引发他们的负面情绪。如果你很难识别导火索，可以在心理治疗师的帮助下找出来。

花点时间找出你的导火索。可以回想过去几次你感到沮丧、不想说话或羞愧，觉得自己不够好，与另一个人激烈争吵，或无法保持冷静时的情景。

描述你产生负面情绪的一次经历。

例：我丈夫告诉我最近花太多钱购物，超预算了，我很生气，冲他大喊让他别管我。

_____

_____

这次经历让你有什么感受？

例：我觉得我丈夫想控制我，并不认可我对家庭的付出。

_____

_____

这次经历有哪些很明显的导火索？

例：感觉有人想控制我，感觉自己不被重视。

_____

_____

第二步：找到应对机制

你可能已经有了一些应对机制，当遇到导火索时，可以依靠这些机制帮助你平静下来，改变情绪状态——大多数人都是这样做的。在导火索出现的时候，当你不知所措，想要大发雷霆，或者被焦虑吞噬时，你会怎么做？

一些应对机制是健康的，在短期和长期都会产生积极的效果。这些机制通过让我们意识到真实的情况来减少导火索所带来的影响。然后我们可以减少导火索对我们的控制，重新控制自己的情绪。积极的应对机制是有益的，因为它们让我们回到当下，减轻压力，重获平静。导火索往往会把我们带回到痛苦的过去。正念练习（如深呼吸、写日记、冥想）和其他稳定身心的活动（如散步、锻炼和抚摸宠物）可以帮助我们与当下重新建立联系，并允许我们有意地控制思想和情绪，而不被它们淹没。当我们准备好并有能力处理创伤的时候，健康的应对机制给了我们再次深入处理创伤的机会。

不健康（消极）的应对机制往往会让我们麻木，分散我们对当下的关注，掩盖真正的压力和负面情绪，这样只会让压力越来越大，并制造新的问题。我们经常后悔采用了下面这些应对机制。

- 采取攻击性行为或暴力行为（打人、扔东西或踢东西、辱骂）。
- 饮酒、吸烟。
- 暴饮暴食。
- 疯狂购物。
- 自残。
- 逃避社交（看电视、使用社交媒体、睡懒觉、疯狂工作）。

在大学时代，我抽烟是为了应对我的导火索。我甚至在姐妹会中获得了一个"最常坐在外面抽烟的新人"奖项。如果有人说了或做了让我生气的事情，我会走到外面抽根烟。在内心深处，我知道香烟并没有让我感觉更好，当然我也知道香烟对身体不好，但这是我当时的应对机制。

在某个时间点之后，在感到不堪重负的时刻抽一支烟只是一种本能反应。在药学院期间，我决定戒烟。作为一名吸烟者，我给人提供健康建议时感觉自己很虚伪！我意识到，每当无法处理悲伤、愤怒、被拒绝、压力大或孤独的感觉时，我就会伸手去拿一支烟。直到我更加确定这是我的应对机制后，我才发现这些机制给我造成的负面影响。

一天下午，在我的未婚夫（就是我现在的丈夫）和我吵了一架后，我怒气冲冲地走出了家，我知道可以做一些会让健康状况变得更糟糕或者更好的事情。我可以开车去烟酒行买香烟和打火机，也可以开车去超市挑选一些健康食品，学习做个新菜。我选择了后者。从那时起，我就不再吸烟了，这以后，在不同的十字路口，我都像这样迈出了很小的一步，最终，我改变了我的生活。吸烟很明显对我毫无益处！一而再、再而三地，我陷入一种循环，不断进行一些伤害身体、情绪和心理状态的自我毁灭的行为，让我无法处理最初引起负面情绪的事情。

打破这种循环需要首先承认这种行为的危害性，然后以健康的应对机制取而代之。现在，我控制住了这些导火索，为生活留出了足够的治疗和自我照顾的空间，有机会停下来修复自己。我也增加了一些应对机制，对付那些会产生负面情绪的时刻。我希望你也能这样做。

我鼓励你现在想一下你的应对机制。你将用什么应对机制来应对在第一步中找到的导火索？

_____

_____

_____

_____

_____

你认为这些机制是帮了你还是害了你？为什么？

_____

_____

_____

_____

_____

_____

第三步：改变你处理导火索的方式

在遇到导火索后，没有万能的方法可以安慰自己或让自己的身体恢复平衡，但如果你一直在用消极的应对机制，我建议你换成更加积极的习惯和方法。

- **导火索**。萨莉（Sally）在办公室度过了漫长的一天后回到家，对没有完成的工作任务和一大堆要做的家务感到焦虑。她想在孩子们上床睡觉前花点时间陪他们，怕自己给予他们的关注不够多。她一边教儿子做数学作业，一边把一大堆要洗的衣服放进洗衣机里，这时她的伴侣回到家，问道："晚餐吃什么？"这把她的压力水平推到了顶峰。

- **目前的应对机制**。萨莉立即给自己倒了一杯酒，酒帮助她平静下来，熬过了睡前的几个小时。酒让她昏昏欲睡，但她凌晨2点醒来的时候却再也睡不着了。第2天起来她又累又暴躁。

- **改善健康的空间和新的应对机制**。在下班回家的路上，萨莉听着一些舒缓放松的音乐。晚上回到家，当压力开始飙升时，她做了几次深呼吸，完成了一套拉伸运动，泡了一杯图尔西茶来恢复身心平衡。她没有在睡前查看工作邮件，而是花了15分钟为刚出生的外甥编织婴儿毯。

有时我们可以避开导火索，不过不一定都能成功或有所帮助。当我没有孩子时，我会建议有孩子的父母在需要休息的时候找个保姆。但现在作为一名母亲，我知道这个方法不一定现实，甚至不是最好的策略。

这就是为什么在你的"导火索工具箱"中应该有各种各样积极的应对机制。你会发现有些方法在有些情况下效果会更好。可以把你认为对你有帮助的策略列出来，这样当你需要帮助时，就有了现成的资源。你可以在需要帮助的当下迅速选择自己最想要的机制。你可以为下一次遇到导火索的时刻制订计划，来帮你更优雅、更轻松、无须经历心痛和任何痛苦地渡过难关。你有哪些新的应对机制可以用来取代那些不能帮助到你的机制呢？

_____

_____

_____

_____

_____

设计你的"导火索工具箱"

你可以在减压和正念技巧的"导火索工具箱"中加入第六章中提到的增加催产素分泌的方法，以及本章提到的策略，如活动身体或放慢呼吸节奏，当遇到导火索时，这些技巧可以帮你转换到副交感状态。

- 吸入薰衣草精油的香味。
- 拥抱你所爱的人（最好是不会给你带来负面情绪的人）。
- 抚摸你的宠物狗或猫。
- 洗个澡。
- 去做个按摩。
- 记录下你的感受。
- 创作一些东西。
- 接触大自然。
- 活动身体。
- 冥想。
- 祷告。
- 使用宣言。

可以帮我缓解负面情绪的一些我最喜欢的宣言和想法

- 我感到愤怒，但这不是我造成的。
- 永远不要接受你不想效仿的人的批评。
- 从大局来看，这真的很重要吗？
- 我能从中学到什么？
- 我想要如何在这个世界上展示自己？
- 我应该感恩什么？
- 我会让这件事毁了我的一天吗？
- 还有一句古老的波兰谚语："这不是我的马戏团，更不是我的猴子。"（意思是"这不是我的问题"。）

以下是我鼓励你尝试的一些其他方法。特别感谢我的朋友——"健康肠道"项目的史蒂夫·赖特（Steve Wright），他给我提供了许多思路。

- **深呼吸时要大力吐气**。使用横膈膜，以深沉、均匀的节奏呼吸，这样腹部会随着每次呼吸而起伏，关闭"直面或逃避"反应，开启休息、放松和由副交感神经系统控制的恢复模式。除了使身体平静外，这种类型的呼吸还能将人的注意力集中到呼吸上，从而使精神平静下来。用力呼气，感受每一次呼吸中最令人放松的部分，随着呼气慢慢"放下一切"。我最喜欢的方法之一是由安德鲁·韦尔（Andrew Weil）博士提出的 4-7-8 练习。在这种呼吸模式下，先用鼻子吸气数到 4，屏住呼吸数到 7，然后用嘴呼气数到 8。

- **为了某个时刻暂停一下**。拥抱当下，留意你周围的环境。尝试以下这些有用的技巧。

  - 留意你的四周，找出你能看到、触摸到、听到、闻到和尝到的事物。
  - 准备一块薄荷糖（当然，不能含有促炎成分）或一颗蓝莓。留意它的外观、手感和气味。把它放进嘴里转动，留意它给你带来的感受。
  - 把水泼在脸上，留意水在你皮肤上的感觉，以及你用毛巾擦干水时毛巾的质地。用文字来描述你的感受。

- **与信任、支持你的朋友、家人或治疗师交谈**。与你的社会支持网络谈论你的问题，确定你的感受，减少孤独感，获得有用的建议或有价值的观点可以带来许多好处，如可以有效地缓冲压力的负面影响。练习如何进行真实的分享，开诚布公地与他人交流你的内心想法，与此同时，保持开放的心态去接受新的见解和关于如何处理好负面情绪的建议。

- **活动**。跳舞，甩掉一切烦恼！做瑜伽；去徒步！活动身体会增加内啡肽的产生，内啡肽是神经系统产生的化学物质，通过和大脑中的受体相互作用产生积极的感觉，从而减少你对疼痛和压力的感知。皮特·A. 莱文（Peter A. Levine）博士提出了身体体验疗法，他发现，在面对威胁时无法选择"直面或逃避"而"僵住"的野生动物会因为颤抖而产生大量被压抑的能量。如果能量没有释放出来，身体就会认为它还处于威胁之中。

- **利用视觉法**。不要过于关注导火索让你释放出的恐慌、焦虑、愤怒或悲伤，而是闭上眼睛，用想象力把注意力转移到一个平静、愉快的画面上，比如白色的沙滩、大片开阔的花田、美丽的山湖，或者其他让你放松的场景。一直想象这个画面，直到你恢复平衡，身心都平静下来，能以更好的状态回到当下。有很多可以指导你完成整个可视化过程的方法，我鼓励你试一试。一项研究发现，每天练习在脑海中形成视觉效果图的患有纤维肌痛的女性，与没有做这个练习的女性相比，她们的压力、疲劳、疼痛和抑郁等症状显著减少了。

- **改变你的观点**。当有人挑战或评判我时，我会产生负面情绪，这时我会用同理心换位思考，站在他们的立场上看世界，这个方法非常有用。同理心不是说要完全赞同他人的言行（这是不太可能的），而是允许他人有不同的观点。这样可以消除在这类情况下所产生的愤怒、烦躁和怨恨。这个方法对我的儿子、父母和其他我所爱的人，以及我并不熟悉的人都很有效。

在我的个人经历和帮助客户的过程中，我逐渐感觉到，找到引爆我们的导火索以及确定我们的应对机制，可以提供一个反省、个人成长和自爱的机会。在一次突发事件之后，花一些时间以积极、治愈的方式支持自己，是可以把我们变得更有恢复力的最佳方式之一。这些方法可以帮助我们处理一些与解决导火索和重塑恢复力相关的更深层次的问题，例如原谅。

在我自己的亲身经历和客户的经历中，我知道有一些适应性思维模式和行为曾经帮助我们生存下来，但现在它们已经不再被需要了，还会影响肾上腺平衡。我们是习惯性的生物，很容易一次又一次陷入同样的旧模式。ATP会帮助你改变一些根深蒂固的思想和行为模式，这些模式曾经帮助你生存下来，但现在已经对你没有什么好处了，只会影响你的健康。

例如，我在药学院读博士时的那些习惯（没日没夜地学习，每天都汗流浃背，老是不洗澡，非上课或工作的时候从来都不出门）是为了能修完课程并通过考试，它们和我遇到灵魂伴侣时期的习惯是不同的（那时网上约会还是新事物，所以我为了见他不得不出门）。你需要抛弃那些对你不再有益处的模式，并开始养成新的可以改善健康的习惯，这样才能改善健康和生活。

回顾总结：我的新应对机制

用以下表格中的提示帮你回顾现阶段的导火索和你目前的应对机制，并找到积极的替代方案。在表格中写下你的答案。

我的导火索	目前的应对机制	为什么这个机制不适合我	新的应对机制
当发生 X 时，我感到很疲惫	我会去拿咖啡	晚上我无法入睡，因为太亢奋了	喝一种可以提神的饮料，如混合了电解质的水
当发生 Y 时，我感到很沮丧	我会去拿酒	次日早上我会很难受	喝一种可以放松的茶饮，如图尔西茶

就像我们需要走出身体的舒适区才能练肌肉一样,我们也需要走出心理的舒适区来塑造心理恢复力。到目前为止,我已经分享了很多方法,可以让你的身体摆脱应激反应,进入到一种可以帮助恢复身体的副交感状态。当你做一些更深层次的治愈工作时,这些策略可以被看作基础方法。

我喜欢这句谚语:"相信上帝,但也要绑好你的骆驼。"你不需要信教,甚至不需要养一头骆驼就能理解这句话。它提醒我,我们不仅需要专注于自己的想法,也需要采取行动。我们需要做一些更深层次的治愈工作,专注于解决我们会被导火索引爆的根本问题,这和使用积极的宣言和积极的自我对话一样重要。俗语说,如果你只相信上帝,你的骆驼可能会逃跑;如果你只是绑好了你的骆驼(却不相信上帝),你就会焦虑。如果只使用积极的宣言,你可能无法明白为什么会深陷在对你不利的习惯中;如果只专注于深入了解自己的想法,而没有给出重振旗鼓的安全信号,你可能会感到不堪重负。

在你需要处理创伤时,
却只是说了一些积极
的宣言……

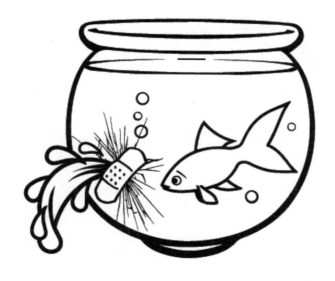

安全信号 4：放下影响你健康的负担

我们中的许多人都背负着怨恨、自我设限和创伤等沉重的负担，让我们陷入"直面或逃避"状态，阻止我们恢复健康。当我们放下这些负担时，不仅释放了影响我们健康的压力和紧张情绪，还为那些鼓励和支持我们的人、事、物腾出了空间。

原谅所有事物和所有人，包括你自己

你可能听过一个说法，怨恨就像自己喝毒药，却希望另一个人死掉。随身带着怨恨，就像我们无论走到哪里都拖着一袋 10 千克重的土豆。[谢谢《女战神训练》（*Warrior Goddess Training*）一书的作者希瑟阿什·阿马拉（HeatherAsh Amara）写出了这个恰如其分的比喻！]

在一项研究中，参与者被要求回想那些伤害、虐待或冒犯过他们的人，参与者表现出明显的感受到压力的迹象，包括血压和心率增加、面部紧张和出汗。当被要求练习原谅时，他们的压力回到了正常水平。除了引发更多应激反应外，不肯原谅的状态还可能在许多方面损害免疫系统，包括失去产生激素和细胞抵御感染的能力。

除了身体上的影响，怨恨可能还会对其他关系和经历产生负面影响，使我们很难享受当下，因为我们总是沉浸在过去。

原谅是一种有意识的决定，包括放下与伤害我们的行为相关的仇恨、愤怒和其他情绪，去掉我们肩上这些负面情绪的负担。研究发现，原谅与一系列身体、心理和情感健康益处有关，包括减少焦虑、改善睡眠、增强幸福感和给人以权力和力量。

我一直无法学会原谅，直到意识到学习原谅是为了我自己的利益，而不是为了伤害我的人的利益。原谅将我们从一直背负的情感包袱中解放出来。需要注意的是，原谅某人并不意味着我们必须与他们"言归于好"，让他们再次伤害我们，或者为他们的行为造成的伤害开脱。所以，原谅不需要与伤害

我们的人接触，而且即使伤害我们的人已经去世了或不再出现在我们的生活中，我们也可以去原谅他们。

除了对他人怀有怨恨之外，我们中的许多人还对自己做过或没有做过的事情感到内疚。当谈到反思过去的行为时，我们必须意识到，大多数人都会利用当时掌握的信息做出最好的决定。在某些情况下，我们在事后会获得更多信息，或者我们睁开眼睛想到了以前完全没有意识到的事情。原谅自己没有做到一些事情往往比原谅他人更难，但原谅自己同样重要，甚至可能比原谅他人更重要。

原谅是一个过程，通常包括以下几项。

- 找到你身上背负的伤痛。
- 承认这些伤痛对你的情绪造成的影响。
- 认识到背负这种伤痛对你产生了影响。
- 如果你准备好了，选择释放这些感觉并开始原谅。
- 采取一些具体的行动，如在日记中以安全的方式表达感受，或者与值得信赖的、支持你的亲人、导师或治疗师交谈。
- 寻求专业的支持。有些伤害，尤其是创伤，比其他的伤害更难原谅，你无须独自面对。

思考练习：原谅自己和他人

用以下练习完成日记。

1. 我喜欢释放情绪，写出"我本该做的事情"和"我那时还做不到的事情"。这个可以带来力量的方式来自大卫·霍金斯（David R. Hawkins），用于原谅自己。大卫·霍金斯是多本自我赋能书籍的作者，其中包括《臣服之享》(*Letting Go*)。大家也可以试试这个方法。

我本该做的事情	我那时还做不到的事情
我本该在妹妹离婚的时候多支持她的	我那时无法支持她，但我可以现在改善我们的关系

2. 写下经常伴随你的所有怨恨、愤怒、受到的伤害和悲伤的情绪。
接下来，你打算采取什么措施来释放它们？

_____

_____

_____

_____

_____

_____

情感虐待

我们中的太多人经历着情感虐待，这种有规律的行为通过批评、操纵他人和让对方感到羞愧、尴尬来控制和影响另一个人。我们通常会认为虐待是身体上的，一般会容忍情感上的虐待，因为西方文化认为："棍子和石头可能会打断我的骨头，但言语永远不会伤害我。"我认为这种"坚强"的心态影响了我们的心理健康，给我们带来了职业倦怠和慢性病。这是一种非黑即白的思维，但情感虐待是有一个谱系范围的。

情感虐待可以在许多方面给人造成伤害，包括带来自我怀疑、觉得自己毫无价值的感觉，体内产生密集且严重的炎症。不良关系中的紧张和冲突会带来"直面或逃避"的持续状态，研究表明，冲突、威胁、孤立和拒绝会导致炎症的增加，而且敌意程度高的人炎症增加最多。将促炎的人从我们的生活中移除与移除促炎食物一样重要！请记住，任何人都可能对我们进行情感虐待，伴侣、家人、朋友、同事、老板。

情感虐待有时是如此微妙，很难被发现，但你需要记住：你是值得被善意和尊重地对待的！情感虐待的一些迹象包括以下几条。

- 不给予支持。
- 贬低和辱骂。
- 嫉妒。
- 控制行为。
- 不诚实。
- 忽视你的需求或愿望。
- 让你与朋友和家人隔绝。
- 在一起度过一段时间后你会感到筋疲力尽。

不再容忍

你是否觉得自己容忍了生活中很多让你恼火的行为和事情？我们中的许多人都有这样的经历。我们保持沉默，不做回应，也不采取行动去解决这些问题，于是我们感受到的挫败感逐渐增加。比如，可能你会容忍下列情况。

- 地板上的东西杂乱无序。
- 来自亲人的批评。
- 别人迟到或不尊重你的时间。
- 来自同事的消极抵抗的评论。

- 毫无意义、永无止境的会议。
- 别人不认可你的努力。

当我不再接受曾经一直忍受的事情，开始按照自己的方式生活时，生活发生了巨大的改变。你可能会觉得：是啊，水槽里油乎乎的盘子很烦，但也不是什么大事儿。但是如果你细数一天中所经历的所有"小"烦恼，你会发现这些事情会积少成多，很多人可能有几十个、几百个，甚至几千个！久而久之，它们会给我们压力、破坏我们的身体，有时候甚至会让我们彻底崩溃。

把你所有容忍的事情写下来，就可以清理大脑，让你认识到它们对你能量的消耗。这是第一步，可能你现在不愿意或者没办法去改变一些情况，你也可以做这一步。根据你现在想解决的事情制订一个计划。有些可能有简单、直截了当的解决方案。先解决相对容易的问题，然后体会一下解决之后的感觉有多好。其他的问题可能需要更长的时间才能解决，那也没关系，你可以试着一次采取一项行动，让你更接近最终清理掉它们的大目标。一个个、一步步地把你清单上的问题都拿下，把这些压力源从你的日常生活中清除掉。

当然，我们无法摆脱生活中的所有压力源，哪怕只是暂时摆脱，也可能无法做到。我们会时不时地经历挫折。对于那些我们无法改变的情况（我立刻就想到了堵车），可以利用你的"导火索工具箱"来帮助自己放松。

可以用以下表格帮助你完成这个过程。

我一直在容忍的是……	我计划通过以下方法解决这个问题……
我的伴侣对我每周末打扫房子的期待	– 告诉伴侣这个期待让我不堪重负 – 提出分工完成家务的建议 – 提出找清洁服务公司帮忙的建议

换掉消极的自我对话并突破自我设限

你的内心可能住着一个彻头彻尾的残酷批评家。我更喜欢"小精灵"这个词，这个词是由里克·卡森（Rick Carson）提出的，他是《驯服你的小精灵：一种改变我们生活方式的简单方法》（*Taming Your Gremlin: A Surprisingly Simple Method for Get Out Our Way*）一书的作者。这个小精灵总是说很多责备你、让你感到羞愧、觉得很刺耳的话：你做啥啥不行；你不够聪明，不会得到那份工作的；没人会爱你的。我们知道，积极的自我对话、自我同情和肯定可以减少压力的影响，重塑恢复力，帮助我们获得并保持动力，做出必要的改变，实现我们的健康和生活目标。使用宣言会有所帮助，但要彻底战胜小精灵，我们需要从根源入手，突破自我设限。

自我设限是阻碍我们实现人生目标的那些对自己、世界和他人的固有看法。因为我们相信了这些看法，从而限制了自己的潜力，并为自己设置了很多路障，使包括健康在内的目标无法实现。

通常，这些自我设限是在我们孩童时期形成的，我们会受到父母、我们的照顾者、老师、亲戚、朋友、广告和媒体很大程度的影响。童年时期的大脑经常被比作海绵，因为它对外界影响的接受度很高。根据干细胞生物学家、畅销书《信念的力量》（*The Biology of Belief*）作者布鲁斯·利普顿（Bruce Lipton）的研究，6 岁以下的儿童的大脑状态通常是下意识的。虽然他们可以吸收很多所处环境的信息，但还没有能力有意识地评估他们所接受的信息是真是假。我们那时会下意识地接受周围人告诉我们的事情，还没有认知能力去质疑并做出我们自己的决定。

其他人对我们的设限也会损害我们的自我意识和未来的发展。例如，总是被告知自己不擅长演讲的孩子，长大后可能会相信这是真的，他们可能会避开需要给很多人做公共演讲的工作，这限制了他们的机会。因为自己的"演讲问题"，他们不会希望成为一名首席执行官，而是满足于不需要面对公众的工作。当朋友说他们很擅长交流的时候，他们可能会不相信，觉得朋友"只是说说而已"。

有的时候，这些设限可能会帮助你。当你还是个孩子的时候，如果你觉得只有在取得好成绩时父母才会为你感到骄傲，那么你可能就会努力在学校取得优异的成绩。但不利的一面是，你开始认为只有变得"完美"，才能获得他人的爱和认可。作为一个成年人，完美主义心态可能是许多看似无关的问题的根源，比如焦虑、失眠和成为工作狂。

以下是更多关于自我设限的例子。

- 我不够好（聪明、年轻、漂亮、苗条、健康等）。
- 我不讨人喜欢。
- 我不擅长理财。
- 我不值得被爱。
- 我不擅长某事（算数、做饭、交朋友等）。
- 我经常生病。
- 我不知道怎么变得更有条理。

现在我们是成年人了，可以有意识地改变自己的想法，清除这些有害的自我设限，取而代之以更积极和更有力量的信念。意识到这个问题是突破自我设限的第一步，但一个关键的组成部分是"通过思考或解释自我设限可能不是真的来挑战它的存在"。可以进行以下几个步骤来改变你的自我设限。

（1）找到一个自我设限的地方。思考你总是在哪些地方遇到困难，比如，如果你总是有人际关系的问题，那可能就是自我设限。

（2）分析你为什么会有这样的想法。试着找出根源，通常可能是那些会带来痛苦的经历。

（3）给自己一些自我同情。允许自己用善良和同情心来感受与这些设限相关的情绪。

（4）承认这个自我设限会阻碍你前进。思考这些设限是如何影响你的人际关系、职业生涯和恢复健康之旅的。

（5）挑战这个自我设限。它准确吗？合理吗？通过质疑这个设限，你可以认识到它并不是真的，然后可以试着削弱这个设限。

（6）用更积极的信念取代这种自我设限。把住在你内心的批评家给出的设限转变成同样情况下由富有同情心的好朋友会给出的积极信念。我会想象一个富有同情心的楚巴卡（Chewbacca，《星球大战》系列电影中富有力量的角色），会如何回应我内心苛刻的小精灵（我会模仿它们的声音或其他效果），这对我来说很有帮助。不过我也承认，我是有点奇怪。

下面举出一些例子，展示如何用更现实、更有力量的信念来替代有害的自我设限。我鼓励你在努力摆脱这些自我设限的同时，可以认识到虽然暂时还未实现目标，但努力就可以逐渐改变现状。

苛刻的小精灵	富有同情心的楚巴卡
例子：我什么都做不好	我是有能力的，我在努力做到最好
例子：我讨厌我的身体	我和我的身体正在建立一个更健康的关系
例子：我太没条理了	我现在暂时还不够有条理，但我在改进了

找出我们曾认为是"真理"的信念后，就可以开始分析这些信念，减少它

们对我们的影响，并用积极的信念取而代之。这些积极的信念会推动我们朝自己的目标前进。我相信，你可以放下这些自我设限，继续你的改善健康之旅。

　　完成这些个人转变，换掉会给我们带来负面影响的应对机制、情绪和关系，以及自我设限的过程带来的一些困难、让我们感觉不舒服的情绪，但个人转变也是充满希望的，因为有许多治愈方法可以帮助我们释放这些不良情绪。

释放创伤

　　有时，创伤会压在我们身上。如果你经历过任何创伤，通常在专业治疗师的帮助下解决这些创伤对于恢复健康是非常关键的。以下是一些策略，我建议大家与专业治疗师一起参考。

关注创伤的认知行为疗法

　　认知行为疗法是一种谈话疗法，通过挑战和取代那些与创伤相关但无用的负面思维模式、信念和行为来提高生活质量。改变一个人的思维和信念可以带来更好的应对技能和更健康的行为。相关研究也支持使用这种疗法治疗各种创伤，包括性侵犯、交通事故、自然灾害和战争等创伤。

身体体验疗法

　　这种疗法将谈话疗法与身心练习相结合，包括呼吸练习、冥想和其他物理技术，以释放由于过去的创伤而残留在身体中的压力、紧张和其他情绪。身体体验疗法通过各种技术帮助释放储存的能量，缓和应激反应，从而找到创伤症状的根本原因。研究表明，它是治疗创伤后应激障碍（PTSD）的有效方法。

基于神经可塑性的大脑重塑训练计划

　　动态神经重塑系统（Dynamic Neutral Retraining System）和古普塔程序大脑重塑（Gupta Program Brain Retraining）等边缘系统重塑计划利用了大脑改变和适应的能力，运用各种练习和刺激训练大脑，以抛弃有害的旧模式，并创建改善健康的新模式。尝试过这些项目的大多数客户都说项目改变了他们的生活。

眼动脱敏和再加工（EMDR）疗法

基于美国心理学家和教育家弗朗辛·夏皮罗（Francine Shapiro）博士的观察和研究，EMDR 旨在改变创伤记忆在大脑中的存储方式，以减少其生动的记忆和浓烈的情绪，从而减轻压力。这是通过治疗师指导的一系列眼球运动来实现的，与此同时，参与者需要回想那些痛苦的经历。EMDR 方法已被发现与以创伤为重点的认知行为疗法的疗效相同，是一种以循证为基础的治疗 PTSD 的方法，具有长久的益处。侧重治疗创伤的谈话疗法的治疗时间一般需要数年，相比之下 EMDR 起效迅速，可能在两三次治疗后就能看到效果。

EMDR 帮助我处理了过去的几次创伤，包括我之前提到的那次可怕的车祸和一位所爱的人的突然自杀。

在进行了 1 个小时的 EMDR 治疗后，我已经可以完全处理好上次车祸的创伤了，现在还可以在最繁忙的州际公路上开车了。而失去所爱的人则需要整整 2 天的强化治疗，这种治疗被称为诱导性死后沟通（Induced after-death communication, IADC），使用 EMDR 的一个变体来帮助客户与已故的亲人重新建立联系，并开始处理这种悲痛的创伤（在这个治疗之前，我接受了 1 年的悲痛治疗）。

治疗创伤有许多不同类型的疗法可用，这里列举的并不完整。你可以选择一个最吸引你且最适合你的方法。

安全信号 5：重新找回属于自己的空间

对一些人来说，"边界感"这个词有负面含义，意味着我们与周围的人之间有一堵墙。但事实恰恰相反，边界感可以增强人与人之间的关系，方法是建立健康的规则。当我们设定界限时，我们是在保护自己，不让自己暴露在压力之下，同时也尊重他人，让他们知道可以对我们有什么样的期待。这其中最重要的是，我们认识到了自己的价值，我们有权拥有自己的想法、感受、意见、个人空间、朋友、社会活动、精神信仰和财物（包括金钱）。缺乏边界感，特别是缺乏工作和家庭生活之间的界限，会伤害身体和情绪，额外的压力只是其中一个结果。研究表明，模糊的边界感更有可能导致情绪衰竭、不健康的生活方式、幸福感降低和更多家庭冲突。

建立健康的边界

你的边界在哪里结束？我的边界从哪里开始？一旦我们决定放下影响健康的人、事、物，最有效的方法是设立你能够接受和不愿意接受的界限。通常，通过建立或明确我们的时间、个人空间和财物的界限，我们可以消除一些会引起过度应激反应的日常烦扰。事实上，恼怒和怨恨就是在提示我们需要建立边界了，其他迹象包括下列几种。

- 有很多戏剧化的场景。如果频繁出现巨大的变动和冲突，就表示我们需要设定界限了。
- 感到精疲力竭、焦虑或崩溃。
- 需要完成太多任务，被他人的要求压得喘不过气来。

我们目前的边界是根据从出生开始的方方面面塑造的。换言之，边界的建立基于我们成长过程中的家庭状态、生活过的地方、文化和传统，以及我们认为自己是内向、外向，或者是两者兼而有之。但是，即使边界的标准是在童年时期形成的，我们也不必拘泥于这些边界。我们可以随时更改它们，以更好地满足当前的需求。例如，你也许愿意回答同事关于你即将举办的婚礼的事情，但并不愿意和他们讨论你的健康问题。你的边界感会不断变化，这是很自然的过程。

对我们中的一些人来说，设定边界是自然而然的过程，而对另一些人来说却非常艰难。好消息是，这是一项我们所有人都可以在实践中训练和提升的技能。以下是一些练习设定边界的方法。

说"不"

你知道"不"可以成为一个完整的句子吗?和我一起说:"不!"这是非常简短、有效的一句话。在我患上桥本病并开启恢复身体之旅时,学习设定清晰的边界,特别是学会拒绝别人,减轻了我在工作上的压力。我不会再无休止地工作了,而是开始充分利用午休、休假、弹性工作时间、在家办公和公司允许的调休进行休息。我会准时下班。当我自己的工作都忙不过来,别人还要求我承担更多工作的时候,我会说那个神奇的词"不",说完之后感觉简直太好了。我人生中第一次感觉自己达到了生活与工作的美妙平衡。你有权说"不",拥抱这个词吧!

坚定的表达

我们可以用礼貌但坚定的方式表达对边界感的要求。当我们表现得很坚定的时候,并不是在责备或威胁别人,而是明确地表明我们想要什么,不留下探讨的空间。如何才能不咄咄逼人,也不会无意中伤害和对方的关系,但同时又可以非常坚定地表达自己的意思呢?不要责备他人,说一些关于自己和自己感受的内容。

- 咄咄逼人的表达:你得收拾一下你弄乱的这些东西了,帮我收拾屋子。你太懒了!
- 坚定的表达:我每个周末都得一个人打扫整个房间,我觉得太累了。我需要一些时间休息和放松,准备好开始新的一周。这周末你可以帮我打扫一下卧室(或客厅、厨房)吗?

保护你的时间

你是否经常发现自己每天每时每刻都能被找到?因为有了手机和其他设备所带来的"便捷",我们大多数人可以很容易通过短信或电子邮件被联系上,使我们几乎没有了自己的时间。你可以为自己的时间设立边界,同时不需要任何解释。

思考练习：设立边界

利用以下提示完成日记。

1. 我在下面这些地方经历过戏剧化的场景。

_____

_____

_____

_____

_____

2. 我打算通过以下方法设立边界。

_____

_____

_____

_____

_____

3. 我打算设定以下边界，给自己更多的个人时间。

_____

_____

_____

_____

_____

- 安排你独处的时间。把它列在你的日程中，确保那个时段不会受到电话、电脑和访客的打扰。
- 删除手机上所有的社交媒体和电子邮件应用程序，或者把这些程序的通知设为静音。
- 将手机设置为"免打扰"模式（在这个模式中可以进行选择，让那些可以"打扰"你的人联系到你，这样需要你的父母和孩子就不会联系不上你了）。
- 与自己约定，在一天中的某个时间之后，你不再回复电子邮件、短信等。
- 在工作时间外，设置"不在办公室"的自动回复。

当你开始设定或改变边界时，生活中的一些人可能会觉得有些吃惊。这时，多沟通可以帮助减少误会。

要在尊重他人的前提下，清晰、坚定地表达自己的想法。相信我，你练习设定边界越多，就会做得越好。

如果你在设定界限方面遇到困难，或者有人带给你阻碍，可能和一些心理疾病有关，我鼓励你向专业人士寻求帮助。他们可以帮助你找到办法，以最有效的方式让你的边界受到别人的尊重。

设定界限需要付出努力，但一旦设定成功了，可能会改变你的人生！它是自我照顾的一种重要形式，可以去除突破边界导致的戏剧化的场景、愤怒和挫败感，给你制造改善健康和成长的空间。

重塑恢复力的具体方法

- 试着放慢呼吸的节奏，从"直面或逃避"模式转变为一种康复、放松的状态。
- 用更健康的应对机制取代不健康的应对机制，给自己改善健康的空间。
- 练习原谅他人和自己，不再容忍消耗能量的人、事、物，不再为自己设限，释放创伤。

- 抛弃那些不再能帮助你的事物，你能感受到情绪的负担变轻了！

- 给自己留出成长和改善健康的空间，设立一些健康的界限来保护自己的时间。

第八章

回顾总结

目标

● 冷静自信地完成 ATP。

在接下来的几周，给身体发送安全信号不一定必须很艰难或者很复杂。使用第三章的"如果不做计划，我们就是在计划失败"中提到的每周参考安排及本章中的工具和快速参考指南来轻松实施项目的每一步。

今天吃什么

参考下表，确定在项目期间应避免摄入的和需要加入的食物。请记住，本书末尾的食谱也符合项目的指导原则，为每顿饭和零食提供了简单、易于准备的方法。你可以直接照搬，或者根据自己的喜好进行调整（同时也需要和项目指导原则保持一致）。

避免摄入的食物	需要加入的食物
谷物（麸质）	所有肉类
（所有动物的）乳制品	低糖分蔬菜
大豆	低糖分水果
高糖分蔬菜	鸡蛋
高糖分水果	坚果（除了花生）

续表

避免摄入的食物	需要加入的食物
豆类（除了豆角和豌豆蛋白）	种子
精制糖	含淀粉的蔬菜（除了土豆）
海草	黑椒
含辣椒素的辣椒	青椒
酒精	健康的脂肪
蔬菜油、菜籽油、玉米油、大豆油、棉籽油	与项目原则相符的蛋白粉
	甜叶菊、枫糖浆、罗汉果、蜂蜜（限量食用）

以下是遵循 ATP 饮食法的一天参考食谱。

- **开启一天蔬果汁。** 它喝起来像橘子味的奶油冰棒，它的好处包括：（低糖的）有机橙汁提供早上所需的充足糖分和维生素 C，海盐提高皮质醇水平，蛋白粉和高脂肪椰奶可以让血糖平稳一整天。早上起来就可以喝下一杯（如果你在服用甲状腺药物，在服药后 30~60 分钟内喝下即可）。
- **有满足感、易于消化的蔬果汁。** 即使你早上通常不饿，饮用一些好喝、营养丰富和易于消化的蔬果汁可以很容易地让你把一天的能量摄入提前，比如绿色蔬果汁、蓝莓派蔬果汁、肾上腺补药蔬果汁，你也可以自己制作，确保其中包括以下 3 种成分即可。

  - **纤维：** 包括各种低糖蔬菜，如绿叶蔬菜，以及一小份浆果当作抗氧化剂。
  - **脂肪：**（全脂）椰奶和牛油果是不错的选择。
  - **蛋白质：** 添加一份符合项目饮食原则的蛋白粉，支持血糖平衡，达到每天推荐的营养摄入量。

- **营养丰富、可以平衡血糖的午餐（沙拉或汤）。** 午餐可以尽量简单，一大份沙拉或含有大量健康脂肪、纤维和蛋白质的汤都可以。为了减轻压力，我喜欢用下面的"梅森罐做沙拉小妙招（Mason Jar Salad Hack）"来准备和储存我一周要吃的沙拉。
  - **脂肪：** 可以使用特级初榨橄榄油、橄榄、牛油果、坚果、种子和椰子片。
  - **纤维：** 从各种低糖蔬菜中选择，如青椒、黄瓜、西蓝花、绿叶蔬菜、蘑菇、洋葱和西红柿。
  - **蛋白质：** 煮熟的鸡肉或鲑鱼、煮鸡蛋、坚果和种子。

梅森罐做沙拉小妙招

准备约946毫升容量的广口梅森玻璃罐，每个工作日一个，就可以开始放入你切洗好的水果和蔬菜了！

- 第1层（罐底）：日常沙拉酱或其他符合ATP饮食原则的调味料。
- 第2层：质感较硬的蔬菜，如黄瓜丝、青椒或小胡萝卜。
- 第3层：质感较软的蔬菜和水果，如橄榄、小西红柿或蓝莓。
- 第4层（最上层）：坚果或种子，一些绿色蔬菜，椰子片或新鲜香草。

密封并冷藏。每天早上拿一个罐子，同时搭配一些蛋白质或脂肪类食物（可以是切碎的鸡肉或煮鸡蛋；牛油果也是很好的脂肪来源），可以在午餐时享用。

- **晚餐尽量简单、易于消化、让身体感到很舒服，这样就可以好好休息。** 晚餐搭配肉类和蔬菜，可以令人有满足感。晚餐需要和午餐一样有健康的脂肪、纤维和蛋白质。如果你当天还没有吃到十字花科蔬菜，可

以在晚上吃。花椰菜泥是最受欢迎的晚餐配菜。为了节省时间，我的许多食物都可以用慢炖锅或高压锅烹制。

- **正餐之间**。在努力稳定血糖和调节昼夜节律的初期，吃一些富含脂肪和蛋白质的零食会对你有所帮助，包括不含咖啡因和高脂肪的适应原草药拿铁，混合了脂肪、有助于平衡血糖、营养丰富的果汁，还有不含咖啡因的修复茶饮。

    – 富含脂肪和蛋白质的零食（见下文"零食"部分）。

    – 上午和中午可以喝一些不含咖啡因、补充活力的适应原草药拿铁（玛卡拿铁和图尔西茶拿铁）。

    – 营养丰富的果汁，配上一些脂肪（开启一天蔬果汁）。

    – 可以根据你的具体需求，选择一种不含咖啡因的茶（平衡身心的茶饮）。

零食

在手边放一些低碳水化合物的零食是个好主意，这样可以平衡血糖，满足食欲。可以参考附录一的"食谱"部分提到的零食，或者从我喜欢的稳定血糖的脂肪和蛋白质列表中选择几款混合搭配，做自己喜欢的美味零食。

牛油果	坚果（花生除外）
奇亚籽	橄榄油和特级初榨橄榄油
鸡肉	豌豆蛋白粉
椰子	牛肉
椰奶	三文鱼
鸭油	沙丁鱼
鸡蛋	种子

乳清蛋白粉（适合对鸡蛋不敏感的人群）

草饲牛肉	火鸡肉
水解性牛肉蛋白粉	白鲑鱼
羊肉	动物油脂

根据你的皮质醇水平曲线，对项目方案做出相应的调整

在第三章，我分享了如何根据你的症状来做出相应的措施：如果皮质醇水平过低，需要加入提高皮质醇水平的活动；如果皮质醇水平过高，需要进行降低皮质醇水平的活动（不要摄入会提升皮质醇水平的食物）；如果皮质醇水平处于忽高忽低的状态，则需要根据状态灵活调整相应活动。根据你自身的情况，选择以下合适的改善身体的方案。

皮质醇水平过低	皮质醇水平忽高忽低	皮质醇水平过高
在饮食中加入适应原草药甘草（这个也出现在了肾上腺支持补充剂中）、葡萄柚和盐分，可以在早上和下午早些时候保持皮质醇水平、平衡血压	如果你早上或者下午感到疲惫，可以考虑尝试提高皮质醇水平的方法，但如果你有高血压的话，就需要尽量避免	避免在饮食中加入适应原草药甘草（这个也出现在了肾上腺支持补充剂中）、葡萄柚和盐分，因为这些会进一步提升你的皮质醇水平并升高血压
上午和下午多晒太阳，可以自然地提升皮质醇水平	你可能既需要上午和下午多晒太阳，也需要日落后减少接触强光和蓝光，这样可以使皮质醇水平更加正常	日落后减少接触强光和蓝光，避免皮质醇水平增加
避免进行有氧运动，因为皮质醇水平低的人群进行有氧运动后会感到疲惫，进一步降低皮质醇水平	你也许可以进行有氧运动，但需要找到合适的时间进行，因为有氧运动可能会让你更放松、身体更平衡，也可能让你感到更疲惫，具体情况取决于你运动时的皮质醇水平	有氧运动会让你更放松、身体更平衡

肾上腺功能转变方案的"日程安排参考"

参考以下日程安排，它可以帮你选择更合适的时间补充营养和精力，给身体发送安全信号。

食物、补充剂、补水和昼夜节律的安全信号

时间	安全信号
早上7点（或你平时起床的时间）	● 开启一天蔬果汁 ● 每天最好先晒上30分钟的太阳。去散个步，写日记的时候喝点茶或者在户外写，这样比较放松
早上8点，早餐	● 加了蛋白粉的蔬果汁 ● 肾上腺支持补充剂 ● 服用早间剂量的肉碱 ● 电解质 ● 服用早间剂量的布拉氏酵母菌
上午10点	● 拿铁/绿色蔬果汁/零食/花草茶
中午12点，午餐	● 汤或沙拉 ● 在明亮的地方用餐，最好是在户外 ● 中午或者下午去散个步。尽量在白天获得更多光照
下午3点	● 拿铁/绿色蔬果汁/零食/花草茶
晚上6点，晚餐	● 肌醇 ● 服用晚间剂量的肉碱 ● 服用晚间剂量的布拉氏酵母菌
晚上7点，放松平静下来	● 睡前1~2小时（时间越长越好）避免使用电子设备（包括电视、手机和电脑） ● 如果必须使用电子设备，可以调成"夜间"模式，或者佩戴防蓝光眼镜
晚上8点	● 放松的茶饮（有需要的话，零食也可以）
晚上9点，准备睡觉	● 镁补充剂 ● 关掉所有的灯 ● 使用遮光窗帘或百叶窗遮掉来自外部的光。在有灯的电器上贴上黑色胶布，如加湿器、充电器和烟雾探测器 ● 睡觉

补充剂总结

这 6 种补充剂加上蛋白粉是我恢复肾上腺平衡和加速改善健康的首选建议。这些补充剂针对目前最常见的肾上腺失衡问题，含有支持肾上腺的顶级营养物质，并提供多种康复益处。

补充剂	介绍	服用方法	哺乳期妈妈的注意事项
肾上腺支持混合物	混合了适应原草药、维生素和酪氨酸，支持肾上腺功能。 对茄科植物有敏感反应的人，应该避免服用阿什瓦甘达。高血压或高皮质醇水平的人群应避免摄入甘草	每天早餐时服用 1 次。开始服用 1 颗胶囊，逐渐增加到 3 颗。 服用甲状腺药物后 30 分钟到 1 小时再服用这个补充剂	不建议哺乳期妈妈服用。可以单独服用一些适应原草药，如图尔西、长刺天门冬、灵芝、红景天
镁	平衡肾上腺功能，减轻疼痛，带来修复性睡眠。柠檬酸盐有助于顺利排便。 如果出现腹泻症状，需要减少剂量或改为摄入甘氨酸镁	每晚睡前服用 1 茶匙或 2 颗胶囊。 服用甲状腺药物后 4 小时再服用这个补充剂	一般是安全的，但服用前请与医生或助产士确认
布拉酵母菌	帮助减少肠道发炎，改善肠道防御机制。可以用来减少脑雾、调节血糖、减少焦虑和减轻关节疼痛。 患克罗恩病的人群应避免摄入	每天服用 2 颗胶囊，早餐和晚餐各 1 颗。 服用甲状腺药物后 30 分钟到 1 小时再服用这个补充剂	一般是安全的，但服用前请与医生或助产士确认
肌醇	可以帮助调节血糖波动，帮助放松，缓解患有强迫症和多囊卵巢综合征的人群的症状	每天晚餐后服用 1/4 茶匙。 服用甲状腺药物后 30 分钟到 1 小时再服用这个补充剂	一般是安全的，但服用前请与医生或助产士确认

续表

补充剂	介绍	服用方法	哺乳期妈妈的注意事项
电解质	帮助平衡体内的电解质，帮助补水。 富含维生素C的电解质可以支持免疫系统功能，滋养肾上腺；富含D-核糖的电解质，可以提升能量	每天早餐时服用1勺（我喜欢加到蔬果汁里）。 服用甲状腺药物后4小时再服用这个补充剂	一般是安全的，但服用前请与医生或助产士确认
肉碱	可以减轻与甲状腺疾病相关的疲劳症状。 可以平衡血糖，将细胞内的脂肪转化为能量，减少体内的氨含量（高氨含量会带来脑雾）。 建议选择同时含有左旋肉碱和乙酰肉碱的混合物	每天服用2颗胶囊，分别在早餐和晚餐时服用	一般是安全的，但服用前请与医生或助产士确认

蛋白粉

添加蛋白粉可以确保你摄入足够的蛋白质，对身体有好处。哺乳期妈妈通常可以服用蛋白粉，但也请服用前咨询医生或助产士。

重获活力的安全信号

每天都可以试着增加一项（或更多的）帮你重获活力的活动。可以从第3或第4周开始加入以下这些帮你重获活力的活动。

帮你重获活力的活动
□ 写日记。 □ 使用宣言。 □ 做一项让你感受很好的活动。 □ 拥抱自己或者所爱的人。 □ 拥抱宠物、毛绒玩具或用毛毯裹住自己。 □ 做按摩。 □ 做一些让你开怀大笑的事情。 □ 使用有香气、能缓解压力的精油。 □ 听一些能让你放松、振奋精神的音乐。 □ 蒸桑拿放松。 □ 泡个温暖的泻盐浴。 □ 亲近大自然。 □ 绘画、涂色、缝纫、烘焙——进行创作！ □ 进行让你身体感到舒服的运动。 □ 祷告。 □ 大声说出或者默念一些瑜伽咒语。 □ 冥想。

重塑恢复力的安全信号

重塑恢复力是更深层次的改善健康的步骤，项目的时间可能不够用，不过没关系。在这 4 周的时间里，我们的目标是用任何使身体感到舒服的方式，在项目涉及的方面都取得一些进展。

我建议大家每天做一些重获活力的活动，坚持 1 周后增加重塑恢复力的方法。

重塑恢复力的方法
第 1 步：从以下清单中选择一个问题。 □ 我的应对机制对我有帮助吗？ □ 我是否肩负着一些可以被原谅的伤痛？ □ 我是否在容忍一些总是给我负面情绪的行为和情况？ □ 我的内心是否住着一只苛刻的小精灵，总是责备我，让我感到羞愧，让我给自己 　设限？ □ 我是否需要设立一些健康的边界？ □ 创伤是否在影响着我的健康？

续表

重塑恢复力的方法
第2步：选择一个问题去反思，制订计划并采取行动。 □反思：利用你的日记、练习和本书中的"思考练习"来反思你的想法和感受。 □制订计划：制订具体步骤，做出改变。 □采取行动：将你制订的其中一个步骤付诸行动。

肾上腺功能转变方案清单

以下清单可以帮助你追踪项目中所有应完成的事项，确保你不会不小心漏掉什么！

在 ATP 项目中，我做到了……

通过以下方法补充营养

□ 遵循 ATP 饮食法。

□ 摄入 6 种 ATP 核心补充剂，改善健康。

　　□ 肾上腺健康补充剂。

　　□ 柠檬酸镁。

　　□ 布拉氏酵母菌。

　　□ 肌醇。

　　□ 电解质混合物。

　　□ 肉碱。

通过以下方法重获精力

□ 经常补水，保持电解质平衡。

□ 支持线粒体功能。

□ 调节昼夜节律。

通过以下方法重获活力

☐ 用积极的思维模式给自己能量。

☐ 增加更多令人愉悦的活动。

☐ 增加催产素分泌。

☐ 进行创作。

通过以下方法重塑恢复力

☐ 通过建立健康的边界，重新找回属于自己的空间。

☐ 以能够帮助恢复健康的方式锻炼身体。

☐ 放慢呼吸节奏，缓和应激反应。

☐ 在要被导火索引爆时，使用健康的应对机制。

☐ 放下影响健康的沉重负担。

☐ 练习原谅。

☐ 不再容忍让自己烦恼的行为和事物。

☐ 不再进行消极的自我对话，不再给自己设限。

☐ 释放创伤。

具体方法

● 不用担心，在你完成为期 4 周的项目的过程中，你可以随时参考本章
的内容，轻松获得基本信息，确保一切都进入正轨。

第三部分

后续方法和针对后期压力症状的方案

第九章

重新评估，继续前行

在完成为期 4 周的 ATP 后，你的症状会显著减少，甚至完全消失！你会感觉找回了曾经的自己。我希望你精力充沛，感到强壮、自信、平静，感觉真正的你终于回来了！我真诚地希望，你所学到的关于发送身体安全信号来支持平衡压力反应和重塑恢复力的知识，对改善你的健康有所帮助。根据我的经验，大约 80% 的参与者在这 4 周内身体有了改善。

ATP 成功案例

这个项目真的改变了我对能量的看法。我不再感到疲惫了，头脑更清醒了，似乎对压力有了更强的适应能力，我感觉平静多了。对未来有了更多的憧憬，整体上对生活抱有了期待。

——克劳迪娅（Claudia）

我的许多症状都已经解决了。我终于允许自己真正地休息一下了。我已经很多年没有好好休息过了……你只需要几周就可以开启一段治疗之旅。我曾经的愿望变成了现实。我本以为余生将不得不忍受所有这些可怕的症状，但现在我可以看到一条长长的、黑暗隧道尽头的那道光了！

——杰拉尔丁（Geraldine）

ATP 改变了我的生活。曾经如果能睡上五六个小时，我就觉得自己很厉害了。后来我发现每晚都睡不够导致我的肾上腺失衡。现在，我不再有脑雾，也不需要午睡了，不再缺乏能量，也没有胃酸反流了。在这个项目的帮助下，我改变了睡眠模式和饮食习惯，补充剂帮助我解决了胰岛素不耐受和脱水的问题。我强烈推荐这个项目。它改变了我的生活。

——德西蕾（Desiree）

理想情况下，我的目标是让 100% 的参与者的症状获得 100% 的缓解。对很多参与者来说，只要花了足够的时间，ATP 中的基础方案就可以让你 100% 地好起来，准备好以充足的精力和热情面对每一天的生活。

对其他人来说，这些可能是通往健康和治愈之路的第一步。如果你的身体没有很大的改善，或者有一些具体的问题需要更多的治疗，不要放弃，你还可以做更多的事情来让自己更加接近健康。

你现在感觉怎么样

了解你现在的情况可以帮你制订下一步的计划。

你所有的症状都改善了还是消失了？是否有些症状还需要治疗？在你完成为期 4 周的项目后，回顾一下每周追踪症状、评估目前肾上腺健康的"肾上腺评估"（希望你坚持下来了）。希望你的症状数量已经显著减少，甚至完全消失了！其他没解决的症状可以帮你找到更好的治疗方法。

- 如果你的所有症状都已解决，你可能会从本章概述的维护方案中获益最多。
- 如果你仍在经历肾上腺失衡症状，如焦虑、脑雾、抑郁、疲劳、睡眠问题、性欲低下和疼痛，你可能会从专业的医疗支持、针对后期阶段的检查和第十章中列出的针对特定症状的方案中受益最多。
- 如果你的大部分肾上腺失衡症状已经缓解，但你仍然感觉没有回到过去的状态，你可能会从深入探索根本原因、针对后期阶段的检查和专业的医疗支持中获益。可以使用"根据症状制订下一步方案"表格，找到更多探索根本原因和症状解决方案的最佳资源。

你需要知道的是，无论接下来要采取什么方案，你都是有希望恢复健康的！治愈是一段旅程，而不是一场比赛，你可以做很多事情来解决你的所有症状。

基本治愈：肝脏、肾上腺和肠道

在压力下，身体会以可预见的方式出现故障。当我们感到压力时，肾上腺并不是身体唯一受影响的部位。慢性压力会使我们面临更多的肠道功能障碍风险，包括肠道屏障渗漏（漏肠）和微生物群失衡（肠道生物失调），这会损害肠道的排毒能力和从结肠中清除有害废物的能力。这样会损伤肝脏，而肝脏是人体的主要解毒器官，需要额外的支持来改善其功能。有时，改善肾上腺健康后还遗留的症状会告诉我们肝脏或肠道是否需要更多的关注。如果你处于长期压力中，可能需要在90天综合计划中同时解决这两个器官的问题。

你现在已经完成了为期4周的ATP，在《桥本甲状腺炎90天治疗方案（2017）》中，我分享了计划的两个剩余部分：2周的"肝脏支持方案"和6周的"肠道平衡方案"。像ATP一样，这些方案也是综合性的，意味着自主改变生活方式和有针对性地服用补充剂可以解决多种根源和失衡问题，所以你可以立即感受到多种症状有了很大幅度的改善。根据你不同的症状，这两个方案可能会帮你带来明显的改善。

在达到了肾上腺健康的目标后的"维护方案"

无论你是想保持现在的良好感觉，还是想多进行一段时间的 ATP 来改善更多的症状，在日常生活中应用这些策略都会让你从中受益。

许多人说，在参加项目后身体马上就有所改善了。更多的人说，在继续进行项目超过 4 周后，他们变得更有活力、更乐观、更健康了。习惯需要一段时间才能真正得到巩固，有时，根据症状的强度，身体需要更多的时间来重新调整。长期保持一致通常是治愈的关键，长期遵循项目中的方法可能是实现健康目标更好的方法。

补充营养

如果你对 ATP 饮食法感觉还不错，可以继续坚持下去，直到所有症状都消失，再逐渐重新引入之前戒掉的食物。可以参考我写的指南（"如何重新引入之前戒掉的食物"），确定哪些食物会给你带来敏感反应，不要引入那些促炎食物。

如果你觉得 6 种 ATP 补充剂和蛋白粉对你有所帮助，你可以继续服用。你也可能会决定慢慢停用这些补充剂。

重获精力

支持电解质平衡和补水、支持线粒体功能和调节昼夜节律，可以带来能量的提升，这本身就是无须多言的益处。你可以继续坚持饮食法和生活方式，让这些益处持续更长时间。

重获活力

我希望当你意识到积极的思维模式、令人愉快的活动和创作是多么地强大，可以给身心带来重大的改变后，你可以把重获活力的方法变成日常生活中必不可少的一部分。试着保持这些习惯，还可以加入一些对你有所帮助的习惯。

重塑恢复力

在重塑恢复力的同时，你需要持续以善良和同情心对待自己。做出更深层次的转变需要花费时间。用你在过去几周学到的东西来帮助你注意到更多善待自己、释放促炎想法、远离促炎的人和行为的方法。

使用"肾上腺功能转变方案清单"，查看你的进展是否一切顺利!

我们推荐的改善肾上腺的补充剂可以服用多长时间

肾上腺支持混合物：3个月至2年，或在压力增加时根据需要服用。

肉碱：3个月或长期服用，视具体需要而定。

含D-核糖的电解液：可以长期服用。

镁：可以长期服用。

肌醇：6个月或长期，视具体需要而定。

蛋白粉：可以长期服用。

布拉酵母菌：3个月到2年。

如何重新引入之前戒掉的食物

改善肾上腺健康的饮食法是以原始饮食法为基础的，它去掉了损害应激反应和桥本病患者最常见的引起敏感反应的食物。你需要一直遵循这个饮食法，直到所有的症状都得到了缓解，这时，你就可以开始将之前戒掉的食物重新引入饮食中了。

重新引入食物到日常饮食中的最好方法是从引入反应最小的食物开始。我们将帮助你逐一把食物重新引入饮食中，并跟踪你的症状和每新添加一种食物的反应。最好只引入未经加工的食物，这样就可以准确地发现具体食物所带来的反应。例如，如果重新引入比萨，就等于同时引入了谷物和乳制品，以及其他比萨配料，如熟肉。根据下面"第一步"中所列的重新引入的食物，最好只引入其中的一种。我们需要注意的是，大多数人通常都会对比萨中的大豆、乳制品和麸质这 3 种食物产生反应，即便你遵循了我的方案也通常会产生反应，因此我不建议大多数人重新引入这 3 种食物。

常见的食物反应见下表。

常见的食物反应

反应部位	症状
肺部	鼻后滴漏、充血、咳嗽、哮喘
肠道	便秘、腹泻、痉挛、腹胀、恶心、排气、胃酸反流、灼热、打嗝
心脏	脉搏过快、心悸
皮肤	粉刺、湿疹、瘙痒
肌肉	关节痛、刺痛和其他疼痛，肿胀，发麻
大脑	头疼、头晕、脑雾、焦虑、抑郁、疲惫、失眠

第一步

重新引入之前限制摄入的食物时，可按照以下引起最小反应到最大反应的食物的顺序，每次只引入一种。

（1）水果。

（2）土豆。

（3）谷物（荞麦、燕麦、藜麦、大米）。

（4）豆类（如鹰嘴豆、四季豆、黑豆、斑豆、花生等）。

（5）辣椒 / 香料。

（6）玉米。

（7）酒精（烈酒、葡萄酒、苹果酒、无麸质啤酒）。

（8）熟食肉。

（9）酥油（如果要重新引入乳制品）。

（10）高糖甜味剂。

（11）精炼油。

（12）大豆（黄豆、含大豆的添加剂）。

（13）乳制品（如果要重新引入）。

（14）含麸质的谷物（普通小麦、斯佩耳特小麦、卡姆特小麦、法老小麦、硬粒小麦、粗粒小麦、大麦、黑麦、黑小麦、含麸质燕麦、啤酒）。

第二步

在接下来的 4 天里，记录出现的任何症状。

出现任何症状都是一个迹象，表明你目前对重新引入的这种食物敏感，这种食物对你没有好处，最好把它从你的饮食中去掉（不过，在痊愈之后，你也许会在未来成功地重新引入这种食物）。

如果你在 4 天后对重新引入的食物没有反应，可以把它重新添加到饮食中。

第三步

试试"第一步"中所列的下一种食物。

按照这个顺序尝试重新引入食物，你会发现自己对哪些食物有敏感反应，最好在目前阶段避免食用，这样就可以避免它们带来的困扰你的症状。尽管随着治疗过程的推进，这些促炎食物会引起更为轻微的反应或者根本不会引起反应，你也许还是会在饮食中完全避免食用这些食物。当我重新平衡肠道菌群并解决了导致我症状的其他根本原因时，我能够重新引入许多我以前有敏感反应的食物，所以现在我只避免麸质和乳制品。随着时间的推移，我的饮食习惯已经改变了，你的饮食习惯也会改变。

根据症状制订下一步方案

症状	方案
没有症状了，肾上腺功能障碍相关症状都消失了	参见"维护方案"
没有变化，肾上腺功能障碍的常见症状还在： ● 焦虑 ● 脑雾 ● 抑郁 ● 疲惫 ● 失眠和睡眠问题 ● 性欲低下 ● 疼痛	参见第十章"后期压力症状的根本原因和解决方案"
更严重了，出现中毒症状： ● 关节痛 ● 体重增加 ● 对补充剂或药物极度敏感 ● 对化学物质产生敏感反应 ● 盗汗 ● 皮疹、皮肤发痒、粉刺 ● 不耐热	参见《桥本甲状腺炎90天治疗方案（2017）》中的"肝脏支持方案"
出现肠道失衡的症状： ● 关节痛 ● 体重增加 ● 胃酸反流 ● 腹胀 ● 肠易激综合征（IBS） ● 胃痛 ● 被诊断出患有自身免疫性疾病	参见《桥本甲状腺炎90天治疗方案（2017）》中的"肠道平衡方案"

后期肾上腺支持方案

你可能感觉好多了，但还没有100%恢复，肾上腺失衡的一些症状仍然存在，如焦虑、脑雾、抑郁、疲劳、失眠和睡眠问题、性欲低下和疼痛。千万不要气馁！一些更深度的治疗方案也许能给你带来效果。以下是你可以尝试的 3 个方法。你可以选择至少 1 个进行尝试。

方法 1

多进行一段时间的项目。不要气馁！有些人可能需要更长的时间才能感受到项目方案的全部效果，特别是饮食和补充剂的部分。多做一段时间的项目可能会改善那些总是挥之不去的症状。可以用"维护方案"帮助自己改善健康。我还鼓励你尝试一下那些还没试过，但现在对你有所帮助的方法。我认为在这样的过程中你会得到额外的好处！你可以用下面的"ATP 基本方案及其改善的症状"表格和前述的"肾上腺功能转变方案清单"来帮助你发现之前可能遗漏了的方法。

下表总结了可以帮助改善症状的方法。我根据临床经验和研究结果，把有所改善的症状都标注了"+"。

ATP 基本方案及其改善的症状

方法	焦虑	脑雾	疲惫	情绪问题	性欲问题	睡眠问题	疼痛
平衡血糖	+	+	+	+	+	+	
食物敏感性	+	+	+	+			+
高营养密度	+	+	+	+	+	+	+
补水			+	+		+	
减少咖啡因	+			+		+	
支持肾上腺功能	+	+	+	+	+		+
补肉碱		+	+				+
补镁							+
补电解质		+	+			+	+
补肌醇	+				+	+	

续表

方法	焦虑	脑雾	疲惫	情绪问题	性欲问题	睡眠问题	疼痛
补布拉酵母菌	+	+	+	+		+	
支持线粒体功能		+	+	+	+	+	+
保持积极的心态	+		+	+			+
进行令人感到愉悦的活动	+		+	+	+		+
进行纯粹的创作	+	+	+	+	+		
调节昼夜节律	+		+	+		+	
做让你感觉很好地运动	+	+	+	+	+	+	+
放慢呼吸的节奏	+	+	+	+	+	+	+
为导火索制订健康的应对策略	+	+	+	+	+	+	+
放下影响你健康的负担	+	+	+	+	+	+	+
重新找回属于自己的空间	+	+	+	+	+	+	+

方法 2

咨询功能医学从业者。你可能需要寻求一位知识渊博、精通肾上腺问题的功能医学从业者的帮助，让他来检查你的肾上腺，并确定你处于肾上腺功能障碍的哪个阶段。虽然本项目中的方案可以帮助患肾上腺功能障碍的各个阶段的人，但进一步的检查后，你可以根据个人的激素水平和情况确定更加具体的干预措施，如服用激素、药物或补充剂。想了解相关的更多信息，请参阅后文"针对后期压力症状的方案"中的"肾上腺功能障碍检查"部分的内容。

方法 3

阅读第十章"后期压力症状的根本原因和解决方案"中针对具体症状的策略。我们将对你的身体做更深层次的探索，找出具体症状的根源。我们将逐一分析症状，并应用补充项目中现有的一些干预措施，寻找一些潜在的根本原因（以及如何解决这些原因），分析实验室检查，介绍生活方式的改变方法并推荐适合摄入的补充剂。我们可以从最困扰你的症状开始。因为人体的系统是相连的，解决一个症状通常可以缓解其他症状。

如果你还有其他症状：继续探索根本原因

你的康复之旅已经取得了很多进展，身体也明显感觉好多了！但是，还有一些更深层次的症状。虽然 ATP 可以解决应激反应受损的大多数症状，但还是有一些症状与一些潜在问题有关。在许多情况下，这些潜在的问题与肝脏和肠道有关，根据我的经验，在实施了"肝脏支持方案"和"肠道平衡方案"后，一般客户的身体都会有很多改善。这些方案可以在我的书《桥本甲状腺炎 90 天治疗方案（2017）》中找到。在有些情况下，解决这些症状可能需要专业的医疗支持和更多的检查。

想了解相关的信息，请参考"根据症状制订下一步方案"部分的内容。

下一步采取的方案

无论你在康复之旅的哪个阶段，我都希望你对接下来的效果充满信心，并有能力继续控制你的健康和生活！

第十章

后期压力症状的根本原因和解决方案

在过去的几周里，大家已经取得了很大的进步。在 ATP 中，你已经付出了很多努力来修复肾上腺，包括通过几种治疗方式发送身体安全信号，如平衡血糖、适当补水、使用补充剂来支持健康的肠道和线粒体功能等。

这些干预措施中的每一种都可以帮助你缓解许多症状，但如果你已经完成了为期 4 周的 ATP，却仍然有焦虑、脑雾、抑郁、疲劳、睡眠问题、性欲低下和疼痛等症状，我们还有一些别的方法。

在本章中，我们将根据具体症状，深入探讨 ATP 中涵盖的缓解症状的策略，并根据潜在的根本原因提供后期治愈方案，包括医学疗法、饮食、设备、药物和补充剂，以及合适的检查。如有需要，更详细的信息可以在"针对后期压力症状的方案"中找到。

首先，请阅读下面的目录，找到最困扰你的遗留症状，然后阅读该部分。如果你有多个症状，解决一个症状也许有助于缓解其他症状。如果没有帮助的话，请根据需要，寻找每个症状的根本原因和解决方案。

后期压力症状的根本原因和解决方案目录

脑雾与疲劳

我之所以将这两种症状结合起来，是因为它们有着相同的根源和解决方案。你可能有一种或两种症状。以我为例，我一开始觉得疲惫，后来发展成了脑雾。

由于有肾上腺和甲状腺问题，脑雾是我经历过的最具破坏性的症状之一。作为一个在学业上总是表现优异的人，我总是觉得很骄傲，我还能够回忆起多年前那些重要的（有时候已经完全模糊的）事情和细节。疲劳是第二个最具破坏性的症状，因为它阻碍了我实现所有想要实现的目标。

整个ATP中的许多干预措施都有助于减少脑雾和疲劳，例如平衡血糖、避免促炎食物、利用补充剂（如镁、肉碱、布拉氏酵母菌、含有D-核糖的电解质和肾上腺适应原草药）支持线粒体功能。

项目中的更深入改善脑雾和疲劳的其他方法如下。

- 如果你尝试了调节血糖平衡，但仍然感到疲倦，特别是在用餐后，请参考"针对后期压力症状的方案"中"血糖支持"部分的内容了解其他策略。
- 进行有针对性的食物敏感性检查可以帮助你找到促炎的具体食物，其通常是思维迷糊和能量不足的根源。请阅读"检查"中的"食物敏感性检查"部分的内容，查看我推荐的检查种类。
- 摄入太多咖啡因会造成一个恶性循环，先是睡不好觉，然后是疲劳，需要更多的咖啡因，导致睡眠质量不好，如此循环往复。如果你平时在喝咖啡、可可、碳酸饮料、绿茶或红茶，戒掉咖啡因或减少咖啡因的摄入量会很有帮助（请阅读"减少对咖啡因的依赖"部分的内容，获得更多信息）。
- 缺乏B族维生素会导致一系列肾上腺症状。有些肾上腺支持补充剂含有B族维生素，而单独补充B族维生素，如硫胺素（维生素B_1）和维生素B_6，可能会对你有所帮助。更多信息请参考"针对后期压力症状的方案"中"营养素"部分的内容。

- 如果你尝试了调节昼夜节律平衡和睡眠卫生策略，但没有什么效果，可以考虑增加蓝光疗法来帮助调节睡眠周期，并查看本章中"失眠和睡眠问题"部分的内容，了解更多潜在的根本原因。

脑雾和疲劳的其他潜在根源

甲状腺激素失衡

甲状腺激素不处于最佳范围内会导致脑雾和疲劳等症状。关于如何优化甲状腺激素水平的更多信息，请阅读"针对后期压力症状的方案"中"甲状腺激素"部分的内容。

铜中毒

过量的铜会导致疲劳和脑雾，应该进行检查，特别是如果你有皮肤问题或伤口愈合不良等情况时。请参考"针对后期压力症状的方案"中的"铜中毒"部分的内容。

环境毒素

包括重金属在内的各种毒素会导致疲劳和认知困难，这时可以进行肝脏支持或毒素检查（参见"检查"部分的内容）。

肠道失衡／感染

肠道细菌失衡或肠道感染可能是你脑雾和焦虑的根源。许多肠道病原体分泌神经毒性物质，包括过量的氨、幽门螺杆菌、梭状芽孢杆菌、念珠菌和SIBO，它们都会导致脑雾和疲劳。像贾第虫和人芽囊原虫这样的寄生虫也与脑雾和疲劳有关。清除这些感染则需要针对具体病原体的干预措施。粪便综合分析检查、SIBO 呼气检查和有机酸检查可以确定常见的感染。消灭病原体的相关方法可以在《桥本甲状腺炎 90 天治疗方案（2017）》中的"后期方案"部分找到。

铁中毒

过量的铁具有极强的毒性，可能是疲劳和认知功能受损的根源。想了解更多信息，请阅读"针对后期压力症状的方案"中的"铁中毒"部分的内容。

胃酸与消化酶过低

缺乏胃酸和消化功能不佳会导致认知功能不佳和精力不足。想了解更多的信息和选择，请参考"针对后期压力症状的方案"中的"酶"部分的内容。

线粒体功能障碍

如果线粒体受损或功能不佳，我们就会有疲劳和脑雾等症状。可以进行"有机酸检查"，检查是否有线粒体功能障碍，并确定进一步的方案。

霉菌

如果你的症状开始于搬家或换办公室的时候，或者在家或办公室被水淹了之后，那么很可能霉菌是脑雾和疲劳的根源。想了解检查体内或家中是否有霉菌的方法，请阅读"霉菌检查"部分的内容。

营养缺乏

核黄素、硫胺素、叶酸（维生素 B_9）、铁、维生素 B_{12} 和维生素 D 缺乏可能是脑雾和疲劳的根源。想了解更多相关信息，请阅读"针对后期压力症状的方案"中"营养素"部分的内容。

再次激活的人类疱疹病毒（EBV）

引起单核细胞增多症的人类疱疹病毒在最初感染后可以在宿主体内继续存在，并可以唤醒和重新激活自己，甚至在最初激活多年后也可以再次被激活。这种病毒引发的症状包括极度疲劳、喉咙痛、皮疹、头痛、扁桃体和淋巴结肿大。血液检查可以测出一个人是否感染这种病毒。想了解更多信息，请参考"检查"中"再次激活的 EBV"部分的内容。

关于脑雾和疲劳的实验室检查总结

- 粪便综合分析检查。
- 铜中毒检查。
- 食品敏感性检查。
- 甲状腺全面检查。
- 有机酸检查。
- 基础营养素检查。
- 环境毒素检查。
- 霉菌毒素检查。
- 再次激活的 EBV 检查。
- SIBO 呼气检查。

应对脑雾和疲劳的干预措施

减少与毒素的接触

如果你的疲劳症状没有得到缓解，减少暴露在有毒素的环境中尤其重要。方法包括使用空气净化器，饮用过滤水，停止使用含有石化产品的化妆品，避免防腐剂和添加剂，停止使用刺激性清洁剂和气雾剂，以及清除家中的霉菌。每天服用 1800 毫克的 N- 乙酰 - 半胱氨酸（NAC）也可能是有帮助的，这是一种改善肝脏排毒功能的补充剂。

尝试生酮饮食法

有人发现，高脂肪、低碳水化合物的生酮饮食法让身体分解脂肪作为燃料，而非依赖碳水化合物，可以帮助稳定血糖，保持较低的胰岛素水平，同时为大脑提供另一种燃料来源，也可以减少炎症。生酮饮食法应该能给你提供更多的能量，让大脑更加清醒。感到更疲倦的一个常见原因是消化酶缺乏。想了解更多信息，请阅读"针对后期压力症状的方案"中"酶"的部分。

解决睡眠不足的问题

睡眠不足会导致脑雾和疲劳。如果你正在经历与睡眠不足有关的脑雾，试试我的"拯救疲劳的妈妈方案"（对疲劳的爸爸和非父母的照顾者也适用）。这些干预措施可以最大限度地提高睡眠质量，提高一天中的能量水平。如果你不是在哺乳期，也可以参考"针对后期压力症状的方案"中有关甘氨酸的信息。

记得咨询你的医生，观察你的宝宝的反应。以下建议通常被认为对哺乳期妈妈及哺乳的过程是安全的。

- 早上多晒太阳。
- 向孩子的祖父母寻求帮助。
- 肉碱、胆碱、ω-3 脂肪酸和硫胺素可以帮助妈妈们在睡眠不足时恢复大脑和能量水平，也有助于哺乳（使用前一定要咨询儿科医生）。
- 维生素 B_{12} 和铁蛋白通常在分娩后和哺乳期间消耗殆尽。
- 尝试用温和的哺乳友好型适应原草药和 B 族维生素来替代肾上腺的 ABC 组合。
  - 灵芝，蘑菇热可可加灵芝（每天一包）。
  - 红景天是一种温和的适应原草药，通常被认为对哺乳期妈妈是安全的。
  - 图尔西茶是我哺乳期间的首选适应原草药。它还起到催乳剂的作用，在需要的时候可以帮助提高皮质醇水平。每天 1~2 个茶包。
  - 长刺天门冬，每天服用 2 次，每次 1~2 粒。
  - B 族维生素胶囊，每天服用 1 粒，或根据需要单独服用 B 族维生素中的一种（维生素 B_6 每天服用不得超过 50 毫克）。

线粒体和睡眠支持

辅酶 Q-10、铜、黄腐酸、锰、N- 乙酰 - 半胱氨酸、ω-3 脂肪酸、孕酮、硒、维生素 D_3、维生素 E 和锌可以提升能量、改善大脑功能。

神经递质

促进多巴胺分泌的酪氨酸和维生素 B_6 可以帮助有脑雾和疲劳症状的人缓解症状。有关使用氨基酸的更多信息，请阅读朱莉娅·罗斯（Julia Ross）的《情绪治疗》（*The Mood Cure*）一书。

益智药

益智药涵盖了药物、补充剂和其他物质，有时也被称为"智能药物"或"认知增强剂"，可以提升认知能力。我喜欢用苯硫胺、胆碱、甘氨酸、狮鬃菇、酪氨酸、ω-3 脂肪酸和三甲基甘氨酸（TMG）缓解脑雾。

我想强调的是，硫胺素（维生素 B_1）的脂溶形式苯硫胺是一种重要的营养物质。在我发表了一篇关于使用维生素 B_1 改善疲劳的文章后，一位读者给我写信说，她因疲劳和脑雾等症状无法正常生活和工作十余年了。她服用维生素 B_1 补充剂几周后，能够做一些兼职的工作了。当疲惫和脑雾逐渐改善后，她可以重返全职岗位了！

有关更多推荐的产品和剂量，请参考"针对后期压力症状的方案"中的"营养素"和"精选草药"部分的内容。

失眠和睡眠问题

在我确诊桥本病之前、成为一名新手妈妈后，我都在与睡眠问题做斗争。我深知高质量的睡眠对我的健康有多么重要。作为一名从事功能医学工作的药剂师，我还知道有清晰的科学依据表明睡眠是健康和治愈的基础。

整个 ATP 中的许多干预措施应该有助于改善你的睡眠周期，包括稳定血糖、适当补水、调节昼夜节律、释放创伤，以及补充适应原草药、镁和肌醇。

项目中更深入改善睡眠的方式包括：

● 如果你已经尝试了平衡血糖，但仍然会在凌晨两三点之间醒来、感到焦虑、需要吃点零食才能睡着，那你需要试试更深入的血糖平衡方法。

补充铬可能会对你有所帮助（参见"针对后期压力症状的方案"中"营养素"部分的内容，获得更多策略）。

● 如果你还没有找到适合你的茶饮，试试各种不含咖啡因的、放松身心的茶饮（见"平衡身心的茶饮"）。

● 戒掉咖啡因。我曾经认为自己的睡眠总是很浅，直到我每天不再喝6~7杯红茶，而是改为只在早晨喝2杯红茶，我惊喜地发现夜里我不会再被轻易吵醒了！

● B族维生素缺乏会导致一系列肾上腺症状。有些肾上腺支持补充剂含有B族维生素，你可能会发现单独补充B族维生素（如维生素B_1和维生素B_6）是有益的。想了解更多信息，请参考"针对后期压力症状的方案"中"营养素"部分的内容。

● 换一种镁补充剂。我们需要注意的是，柠檬酸镁会给一些人群带来睡眠问题（对有的人来说，甘氨酸镁会带来睡眠问题）。

● 失眠和睡眠问题，特别是与情绪症状相关的问题，可能是由创伤引起的，使用创伤缓解疗法也许可以帮助你解决睡眠问题。

失眠和睡眠问题的其他潜在根源

铜中毒

过量的铜会导致情绪激动、思绪紊乱、躁动不安和失眠。参见"针对后期压力症状的方案"中"铜中毒"部分的内容。

皮质醇水平曲线颠倒

后期肾上腺检查可以确定项目中的干预措施能否扭转夜间皮质醇水平的升高。参见"针对后期压力症状的方案"中"肾上腺功能障碍"部分的内容。

肠道失衡／感染

肠道细菌失衡或肠道感染可能是夜间频繁醒来的根源。许多肠道病原体

（如幽门螺杆菌）会分泌神经毒性物质，包括过量的氨，这可能会导致频繁的夜醒。可以用鸟氨酸清除氨，让你整晚都能睡个好觉，直到感染症状消失。要清除这些感染则需要针对具体病原体的干预措施。粪便综合分析、SIBO 呼气检查和有机酸检查可以确定常见的感染。消灭病原体的相关方法可以在我的书《桥本甲状腺炎 90 天治疗方案（2017）》中的"后期方案"部分找到。

激素失衡

雌激素水平偏高或孕酮水平低可能是一些女性失眠的根源，特别是 35 岁以上的女性。有关调节雌激素和孕酮激素的更多信息，参见"针对后期压力症状的方案"中"女性激素失衡"部分的内容。

铁中毒

过量的铁会导致失眠和睡眠障碍。想了解更多信息，请阅读"针对后期压力症状的方案"中的"铁中毒"部分的内容。

霉菌

处于有霉菌的环境中、接触霉菌毒素会导致睡眠问题和夜间频繁醒来。有关检查体内或家中是否有霉菌的方法，请阅读"检查"中"霉菌检查"部分的内容。

营养缺乏

解决叶酸（维生素 B_9）、铁、维生素 B_{12} 和其他维生素的缺乏问题可以改善睡眠。想了解更多相关信息，请阅读"针对后期压力症状的方案"中"营养素"部分的内容。

吡咯尿症（Pyroluria）

吡咯尿症与几种睡眠障碍有关。想了解更多相关信息，请阅读"针对后期压力症状的方案"中"吡咯尿症"部分的内容。

睡眠呼吸暂停综合征

睡眠呼吸暂停综合征是一种慢性疾病，通常是睡醒后精神不佳、睡眠碎片化的根源，症状包括打鼾声大、睡眠时喘不过气、醒来时喉咙痛或口腔非常干燥、早晨头痛、睡眠质量差和白天过度困倦。如果你有睡眠问题，并怀疑可能患有睡眠呼吸暂停综合征，请咨询医生。

治疗睡眠呼吸暂停综合征的方法是使用 CPAP（持续气道正压通气）机器，有人也发现了使用下颌前伸装置的效果。需要注意的是，在某些情况下，睡眠呼吸暂停综合征可能是线粒体问题造成的。这类病例在提供线粒体功能支持措施后，症状得到了解决，措施包括服用高剂量的维生素 B_1 等。

再次激活的 EBV 也可能导致睡眠呼吸暂停综合征。想获得更多指导，请参见"针对后期压力症状的方案"中"营养素"部分的内容。

甲状腺激素失衡

失眠和躁动的症状可能是由格雷夫斯病引起的甲状腺过度活跃或过度服用甲状腺激素引起的。有关调节甲状腺激素水平的更多信息，请参见"针对后期压力症状的方案"中"甲状腺激素"部分的内容。

关于失眠和睡眠问题的实验室检查总结

- 肾上腺功能障碍检查。
- 粪便综合检查。
- 铜中毒检查。
- 女性激素检查。
- 甲状腺全面检查。
- 有机酸检查。
- 基础营养素检查。
- 霉菌毒素检查。

应对失眠和睡眠问题的干预措施

神经递质

改善情绪的神经递质，如多巴胺（我们的"快乐激素"）和血清素（一种减压激素），有助于保持镇静、减少紧张和焦虑的情绪。我推荐补充5-羟基色氨酸（5-HTP）和 γ-氨基丁酸。有关使用氨基酸的更多信息，请阅读朱莉娅·罗斯的《情绪治疗》一书。

支持睡眠的营养素

可以考虑补充胆碱、甘氨酸和 ω-3 脂肪酸，以改善睡眠质量。

褪黑素

这种睡眠周期激素可以帮助你恢复昼夜节律。可以服用立即释放的褪黑素应对失眠，也可以服用延迟释放的褪黑素应对半夜突然醒来的情况。开始服用时剂量可以较小，慢慢增加到 0.5~5 毫克比较合适。

甘氨酸

如果你总是睡不好，可以在睡前服用甘氨酸补充剂，以获得质量更高、更深层次的睡眠。

最近的一项研究发现，甘氨酸（一种非必需氨基酸）可以从主观和客观两方面改善失眠者的睡眠质量，减少白天的困倦和疲惫。可以尝试每天服用 3 克甘氨酸粉。

有关更多推荐的产品和剂量，请参考"针对后期压力症状的方案"中的"营养素"和"精选草药"部分的内容。

性欲低下

很多因素都可能会降低一个人的性欲，包括我们在 ATP 中经常提到的一个因素——慢性压力。我们所有的激素系统都是相连的，所以即使是某个地方的微小变化也可能会影响到其他地方。

回到我们之前提到的安全理论，我们的思想和身体也需要感到安全才能享受性生活。当肾上腺功能障碍发生时，身体认为自己处于生存模式，而不是健康生活模式，因此，肾上腺可以从看似不需要运行的系统（如身体的生殖系统）中转移激素（如孕酮），以补充生存所需的激素，如皮质醇。这是符合逻辑的。我们如果处于生存模式，身体压力太大，无精力关注生育，所以不需要性欲。用来支持肾上腺功能的一切方法，包括改善睡眠质量、增加催产素释放、通过放松的日常活动来减压，也有助于女性激素的平衡和性欲的提升。性欲与情绪、睡眠、疼痛和精力水平密切相关，所以有时我们需要最后再来改善性欲。

这可能是一个很难讨论的话题，但请记住，你可以使用一些策略来帮助自己提高性欲。如果在完成了本书中的其他方案后，你觉得性欲低下仍然是一个问题，我鼓励你尝试一些新的策略。

项目中更深入改善性欲的方式包括以下内容。

- 血糖波动会导致激素失衡，从而影响性欲。如果你已经平衡了血糖，但仍在与激素失衡做斗争，请参见"针对后期压力症状的方案"中"血糖支持"部分的内容，了解更多的策略。
- 炎症通常是疼痛的根源，骨盆等部位的疼痛可能导致性欲低下。有关减少炎症和缓解疼痛的更多策略，请参考本章中的"疼痛"部分的内容。
- B 族维生素缺乏会导致一系列肾上腺症状。一些肾上腺支持补充剂含有 B 族维生素，但你可能会发现单独补充 B 族维生素，如维生素 B_1 和维生素 B_6 是有益的。想了解更多信息，请参考"针对后期压力症状的方案"中"营养素"部分的内容。
- 脱氢表雄酮（DHEA）缺乏可能导致性欲低下。服用褪黑素（可以带来充足的睡眠）、镁补充剂（或泡泻盐浴）、甘草，以及冥想可以自然地提升 DHEA 水平。

- 人际关系中的压力和创伤会导致性欲问题。你需要找一位专业人士，帮助你克服让你感到不安全的感觉和经历，因为这些可能导致性欲低下。

性欲低下的其他潜在根源

DHEA 缺乏

DHEA 水平随着年龄的增长而下降。除了增加 DHEA 的自然疗法外，你还可以补充低剂量的 DHEA。我更喜欢外用的含 DHEA 的乳膏，它可以用作润滑剂，也可以直接涂在外阴、阴蒂和周围皮肤上，帮助阴道修复、保湿，防止漏尿，提升性感受。

需要注意的是，有些人体内可能会出现将 DHEA 过度转化为睾酮和雌激素的情况，破坏这两种激素的平衡。对一些人来说，DHEA 还会转化为雄激素，导致粉刺、脱发、情绪波动和面部毛发生长，灵芝和锌可能有助于解决这些问题。虽然 DHEA 在美国和其他几个国家可以在没有处方的情况下使用，但我建议你在医生的指导下使用，以确保剂量合适。请参考"检查"中"肾上腺功能障碍检查"部分的内容，了解我推荐的肾上腺激素检查。

催乳素升高

乳房压痛、哺乳／怀孕期间之外的乳汁分泌、男性乳房增大、性欲问题、粉刺、毛发过多、不孕不育、月经不调，这些都可能是催乳素升高的迹象。催乳素升高与自身免疫性疾病和 HPA 轴功能障碍有关。在某些情况下，催乳素升高可能是由于垂体上长了一个小的良性肿瘤，称为催乳素瘤。要使催乳素水平正常化，可以采取以下措施。

- 每天服用 2 次 150 毫克的维生素 B_6（可以缩小催乳素瘤）。
- 每天服用 2 次穗花牡荆胶囊，每次 1 粒。
- 在某些情况下，每天服用 500~1500 毫克酪氨酸。

女性激素失衡

月经不调、持续腹胀、频繁的情绪波动、月经过多、脑雾、睡眠困难和性欲低下都是女性激素失衡的迹象。女性激素失衡，如雌激素过多或孕酮激素过低，可能会导致性欲下降。检测激素水平可能会有所帮助，在孕酮水平较低的情况下，补充口服或外用拥有生物同质性的孕酮。阅读"检查"中"女性激素"部分的内容，了解我推荐的检查；参考"针对后期压力症状的方案"中"女性激素失衡"部分的内容，了解更多相关信息。

铁中毒

过多的铁可能会导致性欲下降，对男性尤其如此。想了解更多相关信息，请参阅"针对后期压力症状的方案"中"铁中毒"部分的内容。

低睾酮

睾酮疗法是女性性欲低下的另一种潜在治疗方法，可以增加阴道润滑性，提高性唤起能力，提高性欲。

用药

包括 SSRI（选择性血清素再摄取抑制剂）、避孕药、抗抑郁药等在内的药物都可能导致性欲低下。与医生讨论改用安非他酮之类可以增强性欲的抗抑郁药，并考虑改用非激素避孕药。我建议你阅读乔伦娜·布赖滕（Jolene Brighten）的书《药物之外》（*Beyond the Pill*）。

营养缺乏

与性欲低下相关的营养缺乏包括缺铁（铁蛋白）和缺锌。请参考"针对后期压力症状的方案"中"营养素"部分的内容。

多囊卵巢综合征

许多患有多囊卵巢综合征的女性都说有性欲低下的症状。阅读艾米·梅德林（Amy Medling）的书《治愈多囊卵巢综合征》（*Healing PCOS*），获得更多指导。

与更年期有关的生理变化

如果你处于绝经后期，除了这本书中的干预措施，你可以考虑使用激素疗法，如服用拥有生物同质性的激素，可以缓解潮热和阴道干燥等症状，这些都可能会影响性欲。

甲状腺激素失衡

甲状腺激素失衡会导致其他激素的释放，并让男性和女性出现性功能障碍和性欲低下等情况。恢复甲状腺激素水平可以提高性欲。有关如何优化甲状腺水平的更多信息，请阅读"针对后期压力症状的方案"中"甲状腺激素"部分的内容。

关于性欲低下的实验室检查总结

- 甲状腺全面检查。
- 营养素检查。
- 女性激素检查。
- 霉菌毒素检查。
- 肠道感染检查。
- 功能医学肾上腺检查。
- 肾上腺激素检查。
- 催乳素检查。

应对性欲低下的干预措施

与你的伴侣沟通

重要的是，你和你的伴侣要明白发生了什么，明白这是可以改善的，而且这些与你们的关系无关（或有关）。

和你的医生谈谈

你需要让医生知道你（或你的伴侣）是否有性欲低下的症状，因为这可能是甲状腺疾病的症状，也可能是其他健康问题的症状，包括慢性疼痛、抑郁症、高血压、糖尿病和心血管疾病。

种子饮食法

种子饮食法是一种平衡雌激素和孕酮的饮食方法。

- 在整个周期的前半部分（第1~14天），吃特定的种子来帮助身体产生雌激素：每天吃2汤匙新鲜的（未烘焙的）亚麻籽或南瓜子。
- 在周期的后半部分（第15~28天），吃富含锌和维生素E的种子，帮助分泌孕酮：每天吃2汤匙新鲜的（未烘焙的）葵花子或芝麻。

围绝经期（绝经前的过渡时期，至少1年完全没有月经）或绝经期的女性也可以使用这种方法来调节激素平衡。你可以自己准备种子，我喜欢在沙拉和蔬果汁中放入营养丰富的混合种子。

穗花牡荆

研究人员认为，穗花牡荆可以降低催乳素水平，从而提升性欲。

催乳素有助于重新平衡其他激素，包括雌激素和孕酮。它已被证明可以改善经前期综合征（PMS）的症状，如抑郁、焦虑、渴望、情绪波动、头痛和乳房压痛等。

玛卡

秘鲁的适应原草药玛卡可以帮助改善身体的应激反应和肾上腺健康。它还可以帮助提高性欲，缓解可能会影响性欲的更年期症状，如盗汗和潮热。

长刺天门冬

这是对性欲最有帮助的适应原草药之一。

摄入补充剂，减少炎症

可以通过摄入 N- 乙酰 – 半胱氨酸和姜黄素来减少炎症，帮助缓解疼痛，包括阴道和盆腔部位的疼痛。

有关更多推荐的产品和剂量，请参考"针对后期压力症状的方案"中的"营养素"和"精选草药"部分的内容。

情绪障碍：焦虑、抑郁、不堪重负、易怒和情绪波动

情绪不稳定，无论是焦虑、抑郁、不堪重负、易怒还是情绪波动，都是肾上腺功能障碍的常见症状。我知道焦虑和不堪重负的感觉有多可怕，而焦虑会引起肾上腺功能障碍的恶性循环。

在很大程度上，这些症状就像我们经历的大多数其他症状一样，是我们身体或生活中某种东西失衡的迹象。根据我的经验，我们通常可以通过平衡血糖、解决营养缺乏或过剩、减少炎症、调节激素平衡来稳定情绪。

我们在 ATP 中解决了情绪问题的常见原因，因此大多数完成项目的人说，在 4 周内，与情绪相关的症状明显减少了。

注意：如果你目前正在服用抗抑郁或抗焦虑的处方药物，在没有医生或治疗师指导的情况下，不要停止服药。

项目中更深入改善情绪的方式包括以下几种。

- 如果你已经平衡了血糖，但仍在经历情绪波动、焦虑或精神紧张等症状，请参见"针对后期压力症状的方案"中"血糖支持"部分的内容，了解更多的策略。L- 谷氨酰胺和氨基 – 硝酸甘油有助于治疗由血糖问题引起的焦虑。

- 促炎食物会导致情绪失衡。如果你有焦虑症，有一种食物可以考虑马上戒掉，那就是坚果。我不能 100% 确定坚果中的什么成分导致了这种反应（可能是铜含量高、ω-6 脂肪酸含量高、草酸盐含量高或脂肪

吸收不良），但我见过许多客户吃坚果时出现情绪反应，尤其是杏仁。可以尝试减少食物种类的饮食法，或者做食物敏感性检查，找到让你产生不良反应的食物。

- 如果你平时经常喝含咖啡因的饮料，包括咖啡、碳酸饮料、绿茶和红茶，戒掉咖啡因或减少咖啡因的摄入量有助于缓解焦虑、情绪波动和易怒等症状。有些人甚至会对可可产生反应。

- B 族维生素缺乏会导致一系列肾上腺症状。有些肾上腺支持补充剂含有 B 族维生素，但单独补充 B 族维生素，如维生素 B_1 和维生素 B_6，可能对你有所帮助。有关更多信息，请参考"针对后期压力症状的方案"中"营养素"部分的内容。

- 可以尝试在调节昼夜节律平衡策略中加入蓝光疗法。它可以帮助治疗季节性情感障碍（SAD），可以带来更加积极的情绪并缓解抑郁的症状。

- 我们谈到了进行创作所带来的治愈力量。如果你热爱艺术，可以更加深入地研究艺术疗法，联系受过训练的治疗师，接受艺术疗法的治疗，这种疗法被发现可以显著减少创伤症状，并降低经历过创伤的成年人的抑郁水平。

情绪障碍的其他潜在根源

铜中毒

过量的铜可能是焦虑、思绪紊乱、情绪波动、疲劳和失眠的根源。想了解更多信息，参见"针对后期压力症状的方案"中"铜中毒"部分的内容。

女性激素失衡

雌激素水平偏高或孕酮水平低可能会导致许多症状，如易怒、情绪不稳定、抑郁。检测激素水平可能会有所帮助。如果检查结果显示孕酮水平过低，口服或外用拥有生物同质性的孕酮可以帮助缓解情绪。阅读"检查"中"女性激素"部分的内容，了解我推荐的检查；参考"针对后期压力症状的方案"

中"女性激素失衡"部分的内容，了解更多相关信息。

肠道失衡／感染

肠道细菌的失衡以及各种感染都会导致情绪问题。值得注意的是，肠道中梭状芽孢杆菌和酵母菌的过度生长与自闭症、抑郁症、焦虑、情绪波动和精神分裂症等各种情绪相关的疾病有关。链球菌的过度生长与强迫症有关。可以进行有机酸检查，确定你是否有梭状芽孢杆菌或酵母菌方面的问题，或进行肠道健康检查，如GI-MAP（肠道微生物组测序检测），以确定你的症状是否是由链球菌导致的。

铁中毒

过量的铁会导致易怒和抑郁。想了解更多信息，请阅读"针对后期压力症状的方案"中的"铁中毒"部分的内容。

霉菌

情绪问题和接触霉菌毒素之间有很大的联系。关于检查体内或家中是否有霉菌的方法，请阅读"检查"中"霉菌检查"部分的内容。

营养缺乏

解决以下营养素的缺乏问题可能会改善情绪：ω-3脂肪酸、叶酸（维生素 B_9）、铁、维生素 B_{12} 和维生素 D。想了解关于检查的更多信息，请阅读"针对后期压力症状的方案"中"营养素"部分的内容。

吡咯尿症

社交焦虑的症状与吡咯尿症有关。想了解更多相关信息，请阅读"针对后期压力症状的方案"中"吡咯尿症"部分的内容。

甲状腺激素失衡

甲状腺激素水平不处于最佳范围内会导致焦虑、抑郁和易怒等症状。有关如何优化甲状腺激素水平的更多信息，请阅读"针对后期压力症状的方案"

中"甲状腺激素"部分的内容。

关于情绪障碍的实验室检查总结

- 甲状腺全面检查。
- 铜中毒检查。
- 食品敏感性检查。
- 营养素检查。
- 女性激素检查。
- 霉菌毒素检查。
- 肠道感染检查。
- 有机酸检查（肠道感染）。
- 功能医学肾上腺检查。
- 肾上腺激素检查。
- 催乳素检查。
- 吡咯尿症检查。

应对情绪障碍的干预措施

有针对性的顺势疗法

巴赫花精（Bach flower）疗法是顺势疗法的一种。可以试试混合花卉的巴赫花精疗法，它可以帮助平缓情绪。

瑜伽

哈他瑜伽和阴瑜伽等较温和的瑜伽被证明可以镇静神经系统、放松精神、缓解抑郁症状。

神经递质

有焦虑、抑郁、情绪波动和其他情绪失衡的人通常会缺乏可以提升情绪的神经递质，如多巴胺和血清素。促进神经递质产生的补充剂可能会有所帮助，包括 5- 羟基色氨酸和 γ－氨基丁酸、酪氨酸和维生素 B_6。想了解有关使用氨基酸的更多信息，请阅读朱莉娅·罗斯的《情绪治疗》一书。

营养锂（乳酸锂）

这是一种重要的微量营养素，临床使用历史悠久。这种营养素可以促进多巴胺和血清素的活性，带来健康的情绪和行为，尤其对缓解易怒特别有帮助。

治疗强迫症

如果检查肠道时发现链球菌过度生长，可以使用黄连素，以重新平衡这种细菌，这通常可以缓解强迫症。要治疗强迫症，还可以摄入肌醇（强迫症患者可以每天摄入不超过 18 克），起始剂量可以是每天 3 克，分 3 次服用。此外，N- 乙酰－半胱氨酸对有些人群也有帮助。

ω－3 脂肪酸和锌

两者都可以通过减少炎症来帮助平缓情绪。

有关更多推荐的产品和剂量，请参考"针对后期压力症状的方案"中的"营养素"和"精选草药"部分的内容。

疼痛

作为一名药剂师，我明白止痛药和其他传统疗法在恰当的情况下使用是有其价值的，但我也明白，找出疼痛的根本原因并用自然疗法治疗这些导火索，可以更加有效地解决疼痛的问题，同时不会产生传统方法带来的副作用。炎症往往是疼痛的根源，几个自然疗法已被证明可以有效地缓解炎症，从而在促进愈合的同时可以减轻疼痛。

无论你处于康复之旅的哪个阶段，我都想告诉你，你不会被困于充满痛苦的生活中，你也无须遭受那些成瘾药物的副作用。疼痛管理有许多自然的解决方案，可以让你感觉更好，让你享受生活。

整个 ATP 中的许多干预措施，例如平衡血糖、不吃反应性食物、补充镁和 B 族维生素，以及增加催产素都是为了减少炎症和缓解疼痛。

项目中更深入减轻疼痛的方式包括以下几种。

- 如果你已经尝试了平衡血糖，但仍有血糖波动和"饿极成怒"的情况，请参见"针对后期压力症状的方案"中"血糖支持"部分的内容，了解更多的策略。
- B 族维生素缺乏会导致一系列肾上腺症状。一些肾上腺支持补充剂含有 B 族维生素，但你可能会发现单独补充 B 族维生素，如维生素 B_1 和维生素 B_6 是有益的。想了解更多信息，请参考"针对后期压力症状的方案"中"营养素"部分的内容。
- 按摩是一种有益的抚触方式，可以促进催产素的分泌，对你的情绪和缓解疼痛都有好处。尝试其他缓解疼痛的治疗性锻炼形式，如脊椎按摩、罗尔夫治疗法（这是一种身体结构的整合疗法，通过上手调整身体软组织来保持身体平衡、改善体态）、物理治疗法、骨科手法治疗（医生用伸展、温和的压力和阻力来移动患者的肌肉和关节），以及颅骶疗法（使用温和的压力来调整头骨、骨盆部分和脊柱的关节）。

疼痛的其他潜在根源

肠道失衡／感染

肠道细菌失衡或肠道感染可能是疼痛的根源。克雷伯菌、变形杆菌和柠檬酸杆菌是与疼痛相关的潜在病原体。清除这些感染需要针对具体病原体的干预措施。粪便综合分析检查、SIBO 呼气检查和有机酸检查可以确定常见的感染。病原体相关的方法可以在《桥本甲状腺炎 90 天治疗方案（2017）》中的"后期方案"部分找到。

促炎食物

会带来不良反应的食物会导致疼痛的症状。以下是几种常见的引起疼痛的食物组，可以在 2 周内戒掉，以判断这些食物是否会给你带来不良反应。

- 草酸盐。
- 低短链碳水化合物（FODMAP）。
- 茄科植物（包括适应原草药阿什瓦甘达）。
- 水杨酸酯。

进行有针对性的食物敏感性检查可以发现导致慢性炎症的具体诱因。请阅读"检查"中的"食物敏感性检查"部分的内容，查看我推荐的检查种类。

铁中毒

胃痛和关节痛是铁摄入过多的两个早期症状。想了解更多信息，请阅读"针对后期压力症状的方案"中的"铁中毒"部分的内容。

甲状腺激素失衡

甲状腺功能减退和甲状腺功能亢进与疼痛有关。关于如何优化甲状腺激素水平的更多信息，请阅读"针对后期压力症状的方案"中"甲状腺激素"部分的内容。

关于疼痛的实验室检查总结

- 粪便综合分析检查。
- 食品敏感性检查。
- 基础营养素检查。
- 有机酸检查。
- SIBO 呼气检查。
- 甲状腺全面检查。

应对疼痛的干预措施

健康的饮食

对于一些类型的疼痛，生酮饮食法会有所帮助。对于其他类型的疼痛，低短链碳水化合物饮食、自身免疫性原始饮食法和低草酸饮食可以缓解。

针灸

研究支持用针灸来缓解疼痛。作为成瘾阿片类药物的替代治疗，针灸在西方越来越受欢迎。几项研究的结果表明，针灸有助于缓解慢性疼痛，如腰痛、颈痛和骨关节炎痛。它还被证明可以减少紧张性头痛的频率，并预防偏头痛。

冷激光疗法

冷激光疗法也被称为低强度激光疗法（LLLT），它用特定波长的光作用于皮肤组织，帮助加速愈合过程，从而有助于消除炎症和疼痛。

富含血小板的血浆注射（PRP）

PRP 疗法是近年来出现的一种很有前途的慢性疼痛治疗方法，甚至可以在手术后用于加速愈合的速度。PRP 有益于关节炎、坐骨神经疼痛、肌腱炎、腕管和肌肉骨骼疼痛的患者。

B 族维生素

每天摄入 600~1800 毫克的维生素 B_1 可以帮助缓解纤维肌痛引起的疼痛，每天摄入 100~200 毫克的维生素 B_6 可以缓解腕管综合征。

神经递质

GABA（γ- 氨基丁酸）促进生长激素的产生（GABA 也是我们的"冷静"神经递质，有助于放松肌肉）；5- 羟基色氨酸促进血清素的产生，二者都可以缓解疼痛。[低血清素一直以来被认为是疼痛的原因，帕罗西汀等选择性血清素再摄取抑制剂（SSRI）等药物一直通过提高血清素水平来缓解疼痛。]想了解有关使用神经递质的更多信息，请阅读朱莉娅·罗斯的《情绪治疗》一书。

ω–3 脂肪酸

ω–3 脂肪酸是对抗疼痛的强大盟友，有助于降低导致慢性炎症的氧化应激。

全身性酶

在治疗膝关节炎的疼痛方面，全身性酶已被证明与非类固醇双氯芬酸一样有效，但副作用要少得多。

三甲基甘氨酸（TMG）

三甲基甘氨酸（TMG）可以分解蛋白质，从而帮助消化和减少肠道炎症。它还有助于分解导致炎症的同型半胱氨酸。此外，它还可以增加 S- 腺苷甲硫氨酸（SAMe）的数量，这是一种自然产生的物质，具有提振情绪和缓解情绪的特性。

姜黄

姜黄素是姜黄中的活性成分，已被发现可以减少克罗恩病、溃疡性结肠炎和肠易激综合征等各种胃肠道疾病的炎症，并可减轻类风湿关节炎的关节炎症。

有关更多推荐的产品和剂量，请参考"针对后期压力症状的方案"中的"营养素"和"精选草药"部分的内容。

作者注

我真诚地希望你现在感觉更轻松、更有活力，压力也更小！遵循 ATP 的基本方案和第三部分中的额外策略（如果有需要的话），你已经向身体发送了大量的安全信号，以促进休息和康复。祝贺你取得了成功！你可能还需要更多的治疗才能消除所有的症状，千万不要灰心丧气。只需要更加深入、更有耐心地挖掘症状的根源，你就能消灭掉所有的症状。我想让你知道，当你采取下一步行动来改善健康并重新找回自我时，我会在这里支持你。

我很荣幸你愿意把健康托付给我，并允许我参与这段旅程。我喜欢听到来自社区的反馈，分享应对肾上腺失衡和桥本病的最新研究和解决方案，并给大家提供很多支持。我祝愿你在康复之旅中继续取得成功！

伊莎贝拉·温兹（Izabella Wentz）

药剂学博士，美国顾问药剂师协会（American Society of Consultant Pharmacists）会员

食 谱

饮品

蔬果汁

汤 / 沙拉

零食

饮 品

开启一天蔬果汁
1 人份

开启一天蔬果汁用富含维生素 C 的橙汁和海盐来提高早上的血糖和皮质醇水平，同时将它们与脂肪、蛋白质结合起来，以确保一天中能量保持平稳。更棒的是，它的味道像橙子味的奶油冰棒。

1/2 杯 ^① 鲜榨橙汁

1/4 杯罐装全脂椰奶

1/2 份 ^② 符合项目要求的蛋白粉

1/4~1/2 茶匙 ^③ 海盐或喜马拉雅粉盐

将橙汁、椰奶、蛋白粉和盐放入搅拌机搅拌，直到起泡、口感顺滑。

注：① 1 杯约等于 240 毫升。

② 1 份约等于 30 克。

③ 1 茶匙约等于 5 毫升。

备注

开始时，放 1/4 茶匙海盐。如果你还想加更多的海盐，那就再加 1/4 茶匙。

虽然橙汁含糖量很高，但促进释放催产素的脂肪和无污染的蛋白质有助于抵消人们只喝橙汁时产生的糖分激增。橙汁也是维生素 C（改善肾上腺功能的 ABC 组合中的一部分）的重要来源。

对柑橘有敏感反应的人群可以用以下富含维生素 C 的果汁或水果替代橙汁：

1/2 杯酸樱桃汁（在大多数健康食品超市都能买到，需要买不含添加糖的产品）

1/2 杯针叶樱桃汁（可能比较难找到）

1 个或 3 杯有机草莓（混合 1/4 杯水）

1 个有机猕猴桃（混合 1/4 杯水）

符合生酮饮食法的开启一天蔬果汁做法：

如果你正在尝试生酮饮食法，可以参考以下我设计的开启一天蔬果汁的几个调整版做法。

开启一天蔬果汁——生酮饮食版 1

1 人份

1 份调味电解质混合物 *

1/2 杯水

1/4 杯罐装全脂椰奶

1/2 份符合项目要求的蛋白粉

1/4~1/2 茶匙海盐

将电解质混合物、水、椰奶、蛋白粉和海盐放入搅拌机搅拌，直到起泡、口感顺滑。

＊这将满足你一天的电解质需求，因此不需要再摄入额外的电解质补充剂。

开启一天蔬果汁——生酮饮食版 2

1 人份

1 茶匙卡姆果粉

1/2 杯水

1/4 杯罐装全脂椰奶

1/2 份符合项目要求的蛋白粉

将卡姆果粉、水、椰奶、蛋白粉放入搅拌机搅拌，直到起泡、口感顺滑。

脂肪绿色蔬果汁

1 人份

这种绿色蔬果汁富含易消化的营养物质和提升能量的脂肪，是上午或下午的美味零食。

6~7 根小胡萝卜

1 个青苹果

3~4 根芹菜茎

1 根小黄瓜

3 杯切碎的羽衣甘蓝

1 个去皮有机青柠

1 汤匙[①]熔化的椰子油或中链甘油三酯（MCT）油

海盐或喜马拉雅粉盐调味

1. 将胡萝卜、苹果、芹菜、黄瓜、羽衣甘蓝和青柠榨汁。

2. 榨汁后，加入熔化的油和海盐，搅拌混合即可。

备注

如果你没有榨汁机，可以把油和盐以外的所有配料加 1~2 杯过滤水混合在一起，然后推入细孔筛子或坚果榨汁袋中榨汁，再加入油和盐搅拌即可。

请注意，如果你以前从未用过 MCT 油，但有兴趣尝试的话，最开始的用量要小。MCT 油可以起到通便的作用，我们可不想你在 ATP 项目中总把裤子弄脏！要想加入 MCT 油，可以从 1/4 茶匙开始，然后慢慢增加 1/4 茶匙的量，直到达到适合的量。

玛卡拿铁

1 人份

来一杯温热的玛卡拿铁，配上可以平衡血糖的肉桂，开启新的一天的。玛卡是我最喜欢的适应原草药之一，可以帮助改善能量、情绪和性欲。难怪这种饮品获得了"恢复性欲的小助手"的绰号！

1 汤匙玛卡粉

1 汤匙罐装全脂椰奶

1 茶匙磨碎的肉桂，可以加更多以装饰饮品（可选）

1 杯热水

甜叶菊调味（可选）

注：① 1 汤匙约等于 15 毫升。

1. 将玛卡粉、椰奶、肉桂、热水和甜叶菊（如果选择加入的话）放入搅拌机搅拌。

2. 如果需要的话，可以在上面多放一些肉桂。

备注

玛卡是一种适应原草药，可以帮助稳定肾上腺。然而，它可能会对不同的人产生不同的影响，因此，食用时最好从 1 茶匙开始，确定耐受程度后，再逐步增加到 1 汤匙的推荐剂量。

水疗饮品

8 人份

如果你已经厌倦了白开水，可以添加一些水果、蔬菜和香草来提升白开水的味道。不一定要穿水疗浴袍。

1 罐 ① 过滤水

1 杯切碎或切片的水果或蔬菜

新鲜香草

你可以选择你喜欢的任意组合，只要食物符合项目要求，总量是 1 杯水果和 (或) 蔬菜即可。以下是我最喜欢的几种组合。

组合 1：草莓、黄瓜和薄荷

组合 2：柠檬和青柠

组合 3：罗勒和橙子

注：① 1 罐约为 400 毫升。

1. 把你喜欢的水果、蔬菜或香草切成小块。
2. 将所有配料放入大水壶中。
3. 可以全天啜饮。

纯享饮品

可制作 3 杯浓缩汁

纯享饮品是一种混合了高浓度的盐和过滤水的补水饮品。高品质、最低程度加工的海盐富含钠和微量矿物质。

1 杯喜马拉雅粉盐或凯尔特海盐，如果需要还可以多加
1 个带盖的大梅森罐
3 杯过滤水

1. 在梅森罐中加入盐，然后在罐子里装满过滤水。
2. 把梅森罐盖上盖子轻轻摇动，放置过夜。
3. 如果罐子里还剩一些盐，就可以开始饮用"纯享饮品"了。如果罐子里没有盐了，就再加一些盐，一次 1/4 杯，让其溶于水中。继续加入 1/4 杯盐，直到罐子底部出现一些沉淀物为止。
4. 准备饮用时，在一杯水中加入 1 茶匙"纯享饮品"，空腹饮用，或在服用甲状腺药物 30~60 分钟后空腹饮用。
5. 如果发生排毒的副作用，可以先从 1/4 茶匙"纯享饮品"开始，慢慢加到 1 茶匙。

备注

室温保存即可。由于盐的抗菌和抗真菌特性，这种混合物可以长期保存。不要使用金属器皿盛放"纯享饮品"，因为盐会与金属发生反应。

如果你担心摄入的盐分太多，请饮用前务必与医疗从业者沟通。

图尔西茶拿铁

1 人份

当我想要一款味美的饮品让我放松的时候，我会选择它。适应原草药图尔西能够对情绪和整体压力水平起到神奇的调节作用，而好的脂肪和蛋白质使图尔西茶拿铁成为一种富含营养、有满足感同时可以平衡血糖的饮品。

1 个玫瑰图尔西茶茶包

1 杯热过滤水

2 汤匙罐装全脂椰奶

1 茶匙肉桂粉

1 勺 [①] 胶原蛋白粉

少量海盐或喜马拉雅粉盐

甜叶菊调味（可选）

1. 用热水泡茶，泡 3~5 分钟，然后取出茶包。

2. 在搅拌机里加入椰奶、肉桂粉、胶原蛋白粉、盐和甜叶菊（如果选择加入的话），以及泡好的图尔西茶。

3. 充分搅拌所有配料。

蔬果汁

肾上腺补药蔬果汁

1 人份

在这种清爽的蔬果汁中，橙子富含修复肾上腺所需的维生素 C 和易消化

注： ① 1 勺约等于 15 克。

的纤维，而蛋白粉和椰奶中的脂肪有助于防止血糖波动。加入富含电解质的
椰子水和盐，就可以做出这种功能强大的补水饮品。

1/2 杯椰子水

1/4 杯罐装全脂椰奶

1 个小的有机橙子，去皮切碎

1 根非常小的黄瓜

1 根中等大小的胡萝卜

1/2 茶匙不含酒精的香草精或香草豆

1/4 茶匙海盐或喜马拉雅粉盐

1 份符合项目要求的蛋白粉

甜叶菊调味（可选）

在高速搅拌机中加入椰子水、椰奶、橙子、黄瓜、胡萝卜、香草、盐、
蛋白粉和甜叶菊（如果选择加入的话），搅拌至口感顺滑即可。

蓝莓派蔬果汁

1 人份

我的蓝莓派蔬果汁含有平衡血糖和抗氧化的蓝莓，好的脂肪和蛋白质、
纤维，富含营养的绿叶蔬菜，给人体补水的椰子水和盐，以及温补的肉桂和
香草。我将最喜欢的甜点之一中的美味、改善肾上腺功能的配料制成了富含
营养、令人有满足感的蔬果汁，适合在早餐时饮用或者在任何时候当零食。

1/2 杯罐装全脂椰奶

1/4 杯椰子水

1/2 杯有机蓝莓

1 把小菠菜

1 根非常小的黄瓜

少量海盐

少量碎肉桂

1/2 茶匙不含酒精的香草精或香草豆

1 份符合项目要求的蛋白粉

甜叶菊调味（可选）

在高速搅拌机中加入椰奶、椰子水、蓝莓、菠菜、黄瓜、盐、肉桂、香草、蛋白粉和甜叶菊（如果选择加入的话），搅拌至口感顺滑即可。

解决根源的绿色蔬果汁

1 人份

解决根源的绿色蔬果汁含有支持肾上腺功能的丰富营养，因其中的牛油果和椰奶含有好的脂肪，这款饮品有助于平衡血糖和减少炎症，可以作为早餐，给我们带来充沛的精力！

1/2 杯绿叶蔬菜

1 根小胡萝卜

1/3 个熟透的牛油果

1/2 根芹菜茎

1 根黄瓜

2 汤匙新鲜罗勒

2/3 杯罐装全脂椰奶

1 勺符合项目要求的蛋白粉

在高速搅拌机中加入绿叶蔬菜、胡萝卜、牛油果、芹菜、黄瓜、罗勒、椰奶和蛋白粉，搅拌至口感顺滑即可。

汤 / 沙拉

日常沙拉酱

可制作 1/2 杯

这种制作过程超级简单又味美的酱汁富含健康脂肪和一定剂量的维生素 C，可以洒在沙拉、烤蔬菜等任何菜品上！

1/4 杯特级初榨橄榄油
1/4 杯有机柠檬，现挤出柠檬汁
1 汤匙干罗勒叶（或其他香草）

1. 在小碗里混合橄榄油、柠檬汁和干罗勒叶（或其他香草）。
2. 放入冰箱冷藏，吃的时候取出即可。

骨头汤

8 人份

骨头汤是一种富含营养、滋补身体的食物，富含促进肠道愈合的矿物质和氨基酸。我喜欢一次做出很多份，并将多出来的部分放到 1 人份容器中冷冻（可以在冰箱里保存长达 3 个月），这样我手边总会有一些骨头汤可以用来制作热饮、煮汤或炖菜。

4~5 个鸡腿

1 汤匙苹果醋

2 根芹菜茎

1 个洋葱

6~8 根胡萝卜

纯净水

海盐或喜马拉雅粉盐调味

现磨黑胡椒调味（如果身体可以耐受的话）

慢炖锅做法

1. 将鸡腿、苹果醋和所有蔬菜放入慢炖锅中。

2. 加满纯净水，盖上盖子，用高火煮 8~12 个小时。

3. 用盐和黑胡椒（如果身体可以耐受的话）调味。

4. 过滤掉杂质，把汤倒入梅森罐中，放入冰箱冷藏。在使用或冷冻前，去掉凝固的脂肪。

普通锅做法

1. 把鸡腿、苹果醋和所有蔬菜放在汤锅里。

2. 加满纯净水。

3. 用大火煮沸，将火调至中低火，慢炖 8~12 个小时。

4. 用盐和黑胡椒（如果身体可以耐受的话）调味。

5. 过滤掉杂质，把汤倒入梅森罐中，放入冰箱冷藏。在使用或冷冻前，去掉凝固的脂肪。

高压锅做法

1. 将鸡腿、苹果醋和所有蔬菜放入高压锅中。

2.加入纯净水至锅容量的 2/3 处。

3.按下"手动操作"按钮，将压力设置为"高"，将烹饪时间设置为 90 分钟。

4.用盐和黑胡椒（如果身体可以耐受的话）调味。

5.过滤掉杂质，把汤倒入梅森罐中，放入冰箱冷藏。在使用或冷冻前，去掉凝固的脂肪。

椰奶罗勒牛肉汤

4 人份

这道味美的泰式风味汤可以点亮你的每一个工作日！花椰菜富含纤维和维生素 C，椰奶作为甜美的奶油汤底，富含好的脂肪。

1 汤匙特级初榨橄榄油

2 瓣大蒜，切碎

约 450 克牛肉馅

1 棵大花椰菜，切成小块

4 杯骨头汤

1 罐（400 毫升）全脂椰奶

1 杯切碎的芹菜

1/4 杯切碎的新鲜罗勒

海盐或喜马拉雅粉盐调味

现磨黑胡椒（如果身体可以耐受的话）调味

1.在大锅里用中火加热橄榄油。

2.把大蒜放到锅里，炒 2 分钟；然后加入牛肉馅和花椰菜，炒 5 分钟，直到牛肉变成棕色。

3. 在锅里加入骨头汤、椰奶、芹菜、罗勒、盐和黑胡椒（如果身体可以耐受的话），搅拌均匀。

4. 盖上盖子，调至小火。用文火炖 20 分钟，直到牛肉煮透、蔬菜变软。

5. 趁热食用。

大葱菠菜火鸡汤

4 人份

在寒冷的日子里，或当你想用简单味美的汤滋养身体的时候，大葱菠菜火鸡汤都是完美的选择。菠菜是我最喜欢的绿叶蔬菜之一，富含铁、维生素 C、钾和镁，而大葱是一种很好的抗氧化剂，可以改善肠道健康，也为浓稠的骨头汤增添了更香甜、更细腻的葱味。

1/4 杯椰子油

1 根大葱，切成丁

4 杯骨头汤

3 杯火鸡肉馅，炒至棕色

海盐或喜马拉雅粉盐调味

现磨黑胡椒（如果身体可以耐受的话）调味

1 茶匙鼠尾草

4 杯菠菜

1. 在大锅里用中火加热 2 汤匙椰子油。加入大葱，炒 5 分钟。

2. 加入剩下的 2 汤匙椰子油，然后加入骨头汤、火鸡肉馅、盐、黑胡椒（如果身体可以耐受的话）和鼠尾草。调至大火，把汤煮开。

3. 调至小火，盖上锅盖。用文火炖汤 30 分钟，至蔬菜变得略软。

4. 汤煮好后，关火，加入菠菜搅拌，至菠菜变软。

5. 趁热食用。

丸子蘑菇汤

4 人份

这款汤含有多种维生素和矿物质，如铁、B 族维生素、维生素 C、镁和纤维。点缀以大葱，相当于添加可以抗炎的抗氧化剂！

约 450 克牛肉馅

2 汤匙椰子粉

海盐或喜马拉雅粉盐调味

现磨黑胡椒（如果身体可以耐受的话）调味

1/2 茶匙干百里香叶

1/2 汤匙椰子油

2 杯蘑菇片

1 根芹菜茎，切碎

1 杯花椰菜

1/4 杯切碎的大葱，可以多一些，用于点缀

4 杯骨头汤

1 罐（400 毫升）全脂椰奶

2 杯切碎的小菠菜

1. 在大碗里混合牛肉馅、椰子粉、盐、黑胡椒（如果身体可以耐受的话）和百里香，做成丸子。

2. 在大锅里用中火加热椰子油。加入丸子，每一面各煎 2 分钟，直到变

成棕色。

3. 加入蘑菇、芹菜、花椰菜和大葱，继续炒，直到蔬菜变软，略呈棕色。

4. 加入骨头汤和椰奶，煮至沸腾，然后将中火调至小火。

5. 再炖 20 分钟，直到丸子中间没有粉色、蔬菜变软。

6. 关火，加入切碎的菠菜，搅拌至菠菜变软。

7. 用余下的大葱点缀，趁热食用。

羽衣甘蓝黄瓜鸡肉沙拉

4 人份

羽衣甘蓝黄瓜鸡肉沙拉是传统鸡肉沙拉的健康改良版，使用少量的椰奶替代蛋黄酱，带来浓郁的质地，而黄瓜则增加了口感并帮助补水。羽衣甘蓝富含维生素 A、维生素 C、钙、镁和 B 族维生素，是地球上最有营养的食物之一。将沙拉冷藏或在室温下放置一段时间后再上桌，可以使羽衣甘蓝变嫩，口味可以融合得更佳。

约 200 克煮熟的鸡肉馅

2 杯切碎的羽衣甘蓝

2 汤匙切碎的新鲜欧芹

2 杯切碎的黄瓜

1/4 杯现挤的柠檬汁

2 茶匙苹果醋

2 汤匙罐装全脂椰奶

1 汤匙熔化的椰子油

1/4 杯切碎的红洋葱

海盐或喜马拉雅粉盐调味

现磨黑胡椒（如果身体可以耐受的话）调味

1. 在大碗里混合鸡肉馅、羽衣甘蓝、欧芹和黄瓜，制成沙拉。

2. 在小碗里放入柠檬汁、苹果醋、椰奶、椰子油、红洋葱、盐和黑胡椒（如果身体可以耐受的话）并搅拌，制成调味汁。

3. 把调味汁倒在沙拉上，然后搅拌。

4. 冷藏后或常温食用皆可。

三文鱼抱子甘蓝沙拉

4 人份

这种口味清淡、色泽鲜亮的沙拉味道丰富，其中的柠檬汁和莳萝可以支持消化系统的健康。三文鱼富含 ω-3 脂肪酸，是蛋白质的重要来源，抱子甘蓝富含维生素 C 和叶酸。

2 杯抱子甘蓝丝

2 杯煮熟的三文鱼片

2 汤匙现挤的柠檬汁

2 汤匙特级初榨橄榄油

1 汤匙切碎的新鲜莳萝叶或 1 茶匙干莳萝叶

1 根切碎的小葱

海盐或喜马拉雅粉盐调味

现磨黑胡椒（如果身体可以耐受的话）调味

在一个大碗里混合抱子甘蓝、三文鱼、柠檬汁、橄榄油、莳萝、葱、盐和黑胡椒（如果身体可以耐受的话）。立即可以食用。

晚 餐

南瓜"意面"和火鸡肉丸

4 人份

如果你很想吃意大利面和肉丸，但不想经历传统的做法所带来的血糖暴跌和饭后犯困的话，可以试试这个版本的做法。椰子氨基酸粉有助于支持健康的肠道和平稳的情绪。你还可以用西葫芦替代南瓜，将其螺旋切丝，制成"面条"，换换口味！

约 450 克火鸡肉馅

海盐或喜马拉雅粉盐调味

现磨黑胡椒（如果身体可以耐受的话）调味

1/2 茶匙切碎的新鲜香菜或欧芹

1 个切碎的小洋葱

1 茶匙现挤青柠汁

1 汤匙切碎的新鲜鼠尾草

1/4 杯椰子油

1/4 杯椰子氨基酸粉

1 个去皮去籽的大南瓜，螺旋切丝，制成"面条"

1. 在大碗里，把火鸡肉馅、盐、黑胡椒（如果身体可以耐受的话）、香菜或欧芹、洋葱、青柠汁和鼠尾草混合均匀，做成肉丸。

2. 在大平底锅里，用中火加热 2 汤匙椰子油。将肉丸放入油中，每面各煎 2 分钟，直到变成棕色。

3. 把椰子氨基酸粉倒在肉丸上。盖上锅盖，把火调到最小。用文火炖 10

分钟，直到肉丸中间不再是粉色的。

4. 在另一个平底锅中加热剩余的 2 汤匙椰子油，把南瓜"面"炒 3 分钟。

5. 把肉丸放在"面条"上，趁热食用。如果需要的话，可以多倒一些酱汁。

迷迭香鸡腿配绿蔬

4 人份

迷迭香鸡腿配温暖的绿色蔬菜是一道味美可口的菜肴，不到 30 分钟就可以做好。其中的绿色蔬菜含有多种维生素和矿物质，可以支持肾上腺和肠道的平衡。迷迭香可以增加柠檬的香气，也可以增强免疫系统的功能！

约 450 克去骨去皮鸡腿

2 茶匙特级初榨橄榄油

海盐或喜马拉雅粉盐调味

现磨黑胡椒（如果身体可以耐受的话）调味

1 汤匙切碎的新鲜迷迭香

2 汤匙椰子氨基酸粉

1 瓣大蒜，切碎

1 汤匙椰子油

2 根切碎的大葱

3 杯切碎的羽衣甘蓝

2 杯切碎的大芥蓝

1. 将烤箱预热至 190℃。

2. 在大碗里，把鸡腿、橄榄油、盐、黑胡椒（如果身体可以耐受的话）、迷迭香、椰子氨基酸粉和大蒜混合均匀。

3. 把碗中的食材倒入大烤盘中，并用锡纸盖好。

4. 将烤盘放入烤箱中烤 10 分钟。

5. 揭开锡纸，搅拌，再烤 10 分钟，直到鸡腿熟透。

6. 在大平底锅里用中火加热椰子油。加入大葱、羽衣甘蓝和大芥蓝，盖上锅盖，煮 5 分钟，直到蔬菜变软。

7. 鸡腿和绿蔬一起趁热食用。

香肠羽衣甘蓝"意面"炖菜

4 人份

炖菜可以很好地将多种修复身体的营养食材融到一起！吃过这顿令人有满足感的大餐后，你就不会再怀念真正的意面了。金丝南瓜提升了炖菜的口感，提供了丰富的纤维和泛酸。泛酸是一种 B 族维生素，可以改善肾上腺功能。

1 个中等大小的金丝南瓜

1 汤匙椰子油

海盐或喜马拉雅粉盐调味

现磨黑胡椒（如果身体可以耐受的话）调味

约 450 克不含麸质、不含硝酸盐的猪肉香肠

1/2 杯红洋葱片

1 瓣大蒜，切碎

2 茶匙意大利香草调味料

5 片切碎的去茎羽衣甘蓝叶

1/3 杯骨头汤

1/2 杯罐装全脂椰奶

1. 将烤箱预热至 204℃。

2. 在大切菜板上，把南瓜纵向切成两半，把种子挖出来扔掉。

3. 将南瓜切开的那面朝上，放在烤盘上。抹上椰子油，撒上盐和黑胡椒（如果身体可以耐受的话）。

4. 在烤箱里烤 45 分钟，直到你可以用叉子轻松戳开南瓜为止。将南瓜冷却到温度适中。用叉子将南瓜内部刮成丝。

5. 用中火加热大平底锅，将香肠放入锅中煎至棕色。煎熟后，把香肠放到一边备用。

6. 在平底锅中加入红洋葱，炒 3 分钟。然后加入大蒜、意大利香草调味料和羽衣甘蓝，再炒 3 分钟，至羽衣甘蓝变得略软。

7. 倒入骨头汤和椰奶，慢炖 3 分钟后关火。

8. 把煎熟的香肠和南瓜放在平底锅里，搅拌均匀。

9. 把锅放入烤箱，烤 15 分钟，不盖锡纸，直到顶部略呈棕色。

西葫芦虾仁串

4 人份

西葫芦虾仁串是我烧烤时的最爱。将虾和蔬菜腌制至少 15 分钟（不超过 30 分钟）会更加入味。加一点柠檬，添加柑橘风味，并增加维生素 C！

约 450 克虾仁

1 杯切碎的西葫芦

1 个（任何颜色的）大彩椒，切成厚片

1 个大红洋葱，切成块

1 杯对半切开的蘑菇

2 汤匙椰子氨基酸粉

1 瓣大蒜，切碎

1 汤匙特级初榨橄榄油

海盐或喜马拉雅粉盐调味

现磨黑胡椒（如果身体可以耐受的话）调味

2 汤匙牛油果油

1. 将烤架开到中火。

2. 在大碗里，把虾仁、西葫芦、彩椒、红洋葱和蘑菇，以及椰子氨基酸粉、大蒜、橄榄油、盐、黑胡椒（如果身体可以耐受的话）、牛油果油混合均匀，腌制 15 分钟。

3. 将虾仁和其他蔬菜交替穿在签子上。把剩下的腌料扔掉。

4. 把烤串放在预热好的烤架上，每面烤 5 分钟（或更长时间），直到虾仁完全熟透（颜色不再是透明的）、蔬菜变软为止。

5. 趁热食用。

备注

如果使用的是木签子，在穿食材前需要把签子在水中浸泡 30 分钟。

牛油果火鸡卷饼

4 人份

大芥蓝富含营养，不含麸质，是这个新鲜味美、富含 B 族维生素的牛油果火鸡卷饼的完美"饼皮"。牛油果富含健康的不饱和脂肪酸和叶酸。

1 汤匙特级初榨橄榄油或椰子油

约 450 克火鸡肉馅

1 个小洋葱，切成丁

1/2 杯切碎的蘑菇

海盐或喜马拉雅粉盐调味

现磨黑胡椒（如果身体可以耐受的话）调味

1 瓣大蒜，切碎

4 大片芥蓝叶

3 汤匙切碎的新鲜香菜

1 个大牛油果，切片

1 个青柠，切成块

1. 用中火加热大平底锅，加入油。

2. 在平底锅中加入火鸡肉馅、洋葱、蘑菇、盐、黑胡椒（如果身体可以耐受的话）和大蒜，炒 10 分钟，直到肉馅熟透、蔬菜变软。

3. 用勺子将炒好的肉、菜放入大芥蓝叶中，撒上香菜，放上牛油果。

4. 挤一些青柠汁到肉和牛油果上。

5. 卷起大芥蓝叶即可享用。

早餐火鸡肠

4 人份

不要被这个名字误导了。我的早餐火鸡肠也可以成为简单、令人有满足感的午餐和晚餐！可以把小菠菜换成其他绿叶蔬菜，比如瑞士甜菜，来改变口味。

约 450 克火鸡肉馅

2 茶匙鼠尾草粉

1 茶匙切碎的新鲜迷迭香

1 茶匙切碎的新鲜百里香

1/2 茶匙蒜粉

1/2 茶匙肉桂粉

海盐或喜马拉雅粉盐调味

现磨黑胡椒（如果身体可以耐受的话）调味

2 汤匙椰子油

4 杯小菠菜

1. 在中碗里，把火鸡肉馅、鼠尾草粉、迷迭香、百里香、蒜粉、肉桂粉、盐和黑胡椒（如果身体可以耐受的话）混合在一起。冷藏至少 30 分钟，让肉馅的质地变硬一些。

2. 肉馅冷藏后，会变成肉饼，把肉饼放到盘子里。

3. 在大平底锅里，用中火加热椰子油。油热后加入肉饼，每面煎 5 分钟，或者煎至肉饼中间不再是粉色的。

4. 加入小菠菜，炒至变软即可。

5. 趁热食用。

丰盛的炖牛肉

8 人份

这样丰盛的炖牛肉可以做出 8 人份，适合在接下来的几天继续吃，也可以冷冻在冰箱里慢慢吃完。还有一个好处是，这种炖菜一般隔夜后会更好吃，因为菜会更加入味！

1/4 杯葛粉

海盐或喜马拉雅粉盐调味

约 900 克牛肉块

2 汤匙椰子油

2 根大胡萝卜，切成丁

1 个大洋葱，切片

3 根芹菜茎，切碎

2 根欧洲萝卜，去皮，切碎

约 200 克蘑菇，切片

1 茶匙干牛至叶

1 茶匙干欧芹叶

1/2 茶匙干百里香叶

3~4 杯骨头汤

1. 在浅碗中将葛粉和盐混合，给每块牛肉都均匀撒上薄薄一层。

2. 在大平底锅中用中火加热椰子油，并将牛肉分批煎成棕色。

3. 将牛肉放入慢炖锅中，加入胡萝卜、洋葱、芹菜、欧洲萝卜、蘑菇、牛至、欧芹和百里香，搅拌均匀。

4. 倒入骨头汤，没过食材（如果还有骨头汤未用，可以放到杯子里加热享用）。

5. 用小火煮 8 个小时，或者直到达到理想的软嫩程度。

6. 也可以用高压锅的炒菜模式炒牛肉，然后加入蔬菜和骨头汤，至锅容量的 2/3。按下"手动操作"按钮，将压力设置为"高"，将烹饪时间设置为 45 分钟。

古巴传统炖菜"旧衣服"

8 人份

这道古巴名菜"旧衣服（ropa vieja）"传统上是用牛肉丝制作的。我也很喜欢用水牛牛排来替代牛肉丝。北美野牛肉现在也越来越容易买到，价格也比较合理，它富含蛋白质、铁、锌、硒和 B 族维生素，大家也可以试试看！

680 克无骨牛肉或水牛牛排

1 杯切成片的洋葱

1/2 杯西红柿丁

1 汤匙番茄酱

1 汤匙特级初榨橄榄油

1 汤匙苹果醋

1 汤匙切碎的大蒜

1 茶匙孜然末（如果身体可以耐受的话）

1 片月桂叶

1/2 茶匙海盐或喜马拉雅粉盐

1/4 杯去核青橄榄

1/3 杯新鲜香菜

1 杯骨头汤

1. 将牛肉、洋葱、西红柿丁、番茄酱、橄榄油、苹果醋、大蒜、孜然末（如果身体可以耐受的话）、月桂叶、盐、青橄榄、香菜和骨头汤放入慢炖锅中，小火煮 8~10 个小时，直到牛肉变得软嫩。（或者将所有食材放入高压锅中，调成"手动"，压力设置为"高"，烹饪时间设置为 50 分钟。）

2. 将牛肉从慢炖锅（或高压锅）中取出，用两个叉子切碎。把月桂叶捞出丢掉。

3. 如果锅里的汤汁太多，可调到高火，打开锅盖收汁（或者用高压锅的炒菜模式收汁）。

4. 趁热享用。

波兰猎人炖肉

6 人份

波兰猎人炖肉（Bigos）被认为是波兰国菜，波兰人通常在寒冷的冬天享用这道菜。但你可以在任何需要更多营养的时候享用这道丰盛的菜肴。每个波兰家庭都有自己的做法，有的会加入一些野味，如兔肉，有的会加入梅子。但这道菜一般都会用到多种肉类、蔬菜和香料，与卷心菜一起炖煮而成，卷心菜是关键食材。传统上，波兰猎人炖肉可以直接在炉子上做成，但我会用慢炖锅来做。我喜欢一次做很多，然后可以吃上好几天。

2 罐酸菜或 1 个大卷心菜，切碎（约 6 杯）

2 杯切碎的蔬菜（可选），如芹菜、西蓝花、胡萝卜

450 克无骨鸡胸肉块

450 克火鸡肉、牛肉或猪肉肉馅

1 汤匙干罗勒叶

1 汤匙辣椒粉（如果身体可以耐受的话）

1 茶匙海盐或喜马拉雅粉盐

1 片月桂叶

1 杯水

1. 将酸菜、蔬菜（如果想加入的话）、鸡胸肉、肉馅、罗勒叶、辣椒粉

（如果身体可以耐受的话）、盐、月桂叶和水放入慢炖锅中搅拌，然后用小火煮 6~8 个小时。把月桂叶捞出丢掉。

2. 趁热享用。

印度风味烤鸡

4~6 人份

这款美味的慢炖锅版印度风味烤鸡会是我们工作日晚餐和聚会的最爱。姜黄粉和咖喱粉中的姜黄素具有改善肠道健康、支持肝脏和消炎的功效。

1 只鸡，切成小块，或者 8 个鸡腿

1 茶匙姜黄粉

1 茶匙辣椒粉（如果身体可以耐受的话）

1 茶匙咖喱粉（如果身体可以耐受的话）

1 茶匙蒜粉

1 茶匙海盐或喜马拉雅粉盐

1/2 茶匙现磨黑胡椒（如果身体可以耐受的话）

2 杯罐装全脂椰奶

1. 将鸡肉、姜黄粉、辣椒粉（如果身体可以耐受的话）、咖喱粉（如果身体可以耐受的话）、蒜粉、盐、黑胡椒（如果身体可以耐受的话）和椰奶放入慢炖锅中，小火煮 6~8 个小时，直到鸡肉完全煮熟。

2. 趁热享用。

樱桃手撕猪肉

8 人份

富含抗氧化剂和有消炎功效的酸樱桃与猪肉是完美的组合，再搭配上烤西蓝花或花椰菜泥，这顿美味餐食会给你留下深刻的印象。

1.4~1.8 千克无骨猪排或鸡肉

1 杯冰冻去核酸樱桃

6 瓣大蒜

1/2 杯椰子氨基酸粉

1/2 杯苹果醋

1 杯樱桃汁

1/3 杯枫糖浆

1. 将肉、酸樱桃和大蒜放入慢炖锅中。

2. 在大碗里，把椰子氨基酸粉、苹果醋、樱桃汁和枫糖浆混合均匀，倒在肉上。

3. 盖上锅盖，用大火煮 5~6 个小时，或用小火煮 10~12 个小时，直到肉完全煮熟、变软。

4. 趁热享用。

丰盛的鸡汤

8 人份

我这款丰盛的鸡汤可以给你一个由内而外的拥抱！这道汤里有许多蔬菜和鸡块，即使不放面条也令人很有满足感。不过如果你想吃面条的话，可以加入一些西葫芦面条，以增加膳食纤维和营养。

2 汤匙椰子油

1 个大洋葱，切碎

1 片月桂叶

2 瓣大蒜

海盐或喜马拉雅粉盐调味

现磨黑胡椒（如果身体可以耐受的话）调味

8 杯骨头汤

约 450 克鸡肉

3 棵大头菜，切碎

1 大棵芹菜，切碎

4 根胡萝卜，切碎

1. 在大锅里，用中大火加热椰子油，然后加入洋葱、月桂叶、大蒜、盐和黑胡椒（如果身体可以耐受的话），炒 5~7 分钟，直到洋葱变成棕色。

2. 把炒好的洋葱放到慢炖锅里，再加入骨头汤、鸡肉、大头菜、芹菜和胡萝卜。

3. 调至小火，慢炖 6~8 个小时。

4. 把鸡肉去骨，然后把肉放回汤中。把骨头和月桂叶丢掉。

5. 用盐和黑胡椒（如果身体可以耐受的话）调味，趁热享用。

亚洲风味芝麻烤牛肉

8 人份

只要多费一点点工夫，这道亚洲风味芝麻烤牛肉就能比任何外卖都要好吃，口感软嫩。可以增强免疫力的芝麻让食物吃起来脆脆的，而温补、辛辣的生姜则能帮助消化。

1 份牛肉（约 1.4 千克）

1 汤匙切碎的鲜姜

海盐或喜马拉雅粉盐调味

现磨黑胡椒（如果身体可以耐受的话）调味

2 茶匙芝麻

2 汤匙现挤青柠汁

2 汤匙青柠皮

1 茶匙麻油

3/4 杯骨头汤

2 杯蒸熟的胡萝卜

2 杯蒸熟的小白菜

1. 把牛肉放在一个大号食品袋中。

2. 在小碗里，将姜、盐、黑胡椒（如果身体可以耐受的话）、芝麻、青柠汁、青柠皮、麻油和骨头汤混合在一起，搅拌均匀，制成酱汁。

3. 将酱汁倒入装牛肉的食品袋中并密封，挤出多余的空气。把食品袋翻过来，让牛肉均匀浸泡在酱汁中。

4. 将食品袋冷藏 2 个小时。

5. 把食品袋里的东西倒进慢炖锅里，加入胡萝卜和小白菜。

6. 盖上锅盖，用小火煮 6~9 个小时，直到牛肉变得软烂。

7. 用刀和叉子把牛肉切成小块，和蔬菜一起享用。

慢炖鸡配烤欧洲萝卜

8 人份

没有什么比用香味扑鼻的香草调味的金灿灿的慢炖鸡更适合做全家晚餐的了。欧洲萝卜富含维生素 C，可以增强免疫力，且不会像土豆那样引起血糖波动。

1 只去掉内脏的整鸡

3 汤匙椰子油

海盐或喜马拉雅粉盐调味

现磨黑胡椒（如果身体可以耐受的话）调味

2 汤匙切碎的新鲜鼠尾草

2 汤匙切碎的新鲜迷迭香

1 个柠檬，切成四等份

3 杯切碎的新鲜欧洲萝卜

1. 把鸡放在大菜板上。

2. 将鸡皮和鸡肉分开。

3. 将 2 汤匙椰子油与盐、黑胡椒（如果身体可以耐受的话）、鼠尾草和迷迭香放入小碗中，搅拌成糊状酱汁。

4. 把糊状酱汁抹在鸡皮下方，将鸡皮盖回鸡肉上。

5. 将 1/4 的柠檬挤汁洒入鸡的腹腔内，将挤压过的柠檬放置在腹腔内。

6. 把鸡放在慢炖锅里，盖上锅盖，用小火煮 6 个小时，或者至骨肉分离、熟透为止。

7. 让鸡肉稍微冷却，然后把鸡骨头取出来。把鸡肉放到一边，保持温度。

8. 将烤箱预热到 190 ℃。

9. 在烤盘上铺上烘焙纸，放到一边备用。

10. 把欧洲萝卜和剩下的 1 汤匙椰子油一起放入大碗里搅拌，用盐和黑胡椒（如果身体可以耐受的话）调味。

11. 把调过味的欧洲萝卜泥放在准备好的烤盘上，均匀摊开。

12. 将烤盘放入烤箱烘烤 20 分钟，中途打开烤箱翻动萝卜泥，直到萝卜泥烤得又干又脆。

13. 和鸡肉一起趁热食用。

慢炖伦敦烤肉配大头菜芝麻菜沙拉

6~8 人份

富含铁元素的软嫩牛肉与这款味道浓郁的沙拉中微辣的芝麻菜是完美的搭配。

1 份（0.7 千克）伦敦烤肉

1 汤匙特级初榨橄榄油

1/4 杯椰子氨基酸粉

2 瓣大蒜，去皮，切碎

1 汤匙磨碎的新鲜生姜

海盐或喜马拉雅粉盐调味

现磨黑胡椒（如果身体可以耐受的话）调味

1/4 杯骨头汤

1 杯切成小块的大头菜

1 杯切好的芝麻菜

1/4 杯现挤青柠汁

2 汤匙切碎的新鲜罗勒

1. 把肉放在大号食品自封袋中。

2. 在中等大小的碗里，将橄榄油、椰子氨基酸粉、大蒜、生姜、盐和黑胡椒（如果身体可以耐受的话）搅拌均匀，制成腌料。

3. 把腌料倒在肉上，把食品袋封好口。

4. 将肉冷藏至少 2 小时。

5. 把肉和骨头汤放到大慢炖锅里。

6. 盖上锅盖，用小火煮 6~8 个小时，直到肉质变嫩。

7. 在最后 1 个小时内加入大头菜。

8. 将肉冷却，然后切片。

9. 在中等大小的碗里，把牛肉、大头菜和芝麻菜搅拌均匀。

10. 在小碗里，把青柠汁、罗勒和大蒜搅拌，做成酱汁，然后加入盐和黑胡椒（如果身体可以耐受的话）调味。

11. 将酱汁倒在沙拉上，搅拌均匀后即可上桌食用。

配 菜

肉桂苹果炒卷心菜

4 人份

快手炒菜制作快捷、简单，可以当作任何一顿正餐的配菜。卷心菜是一款百搭配菜，也是帮助身体排毒的十字花科植物！这道配菜结合了温补、促进血糖平衡的肉桂和富含纤维的苹果。

1 汤匙椰子油

1 个小卷心菜（任何品种都可以），去芯，切片

2 根胡萝卜，去皮，磨碎

2 个大洋葱，去皮，切片

1 个苹果，去核，切丝

1 茶匙姜黄粉

1 茶匙肉桂粉

1/2 茶匙姜末

海盐调味

现磨黑胡椒（如果身体可以耐受的话）调味

1/2 个有机柠檬，现挤出柠檬汁

1. 在大平底锅里，用中火加热椰子油。

2. 加入卷心菜、胡萝卜和洋葱炒 15 分钟，或者炒至蔬菜发软。

3. 加入苹果、姜黄粉、肉桂粉、姜末、盐和黑胡椒（如果身体可以耐受的话），再炒 5~7 分钟，直到苹果变软。

4. 加入柠檬汁，搅拌均匀。

5. 冷食、热食皆可。

烤西蓝花

4 人份

西蓝花是一种营养丰富的食物，富含纤维、维生素 C 和叶酸，我喜欢把它加到任何一餐中，以增加维生素和矿物质。烤制的烹饪方法可以提升食物的味道，并可以烤出酥脆的口感！

1 棵西蓝花，去芯，掰开

2 汤匙特级初榨橄榄油

海盐或喜马拉雅粉盐调味

现磨黑胡椒（如果身体可以耐受的话）调味

1 个有机柠檬，现挤出柠檬汁

1. 将烤箱预热至 176 ℃。
2. 在烤盘上铺上烘焙纸（可能需要用到 2 个烤盘）。
3. 把西蓝花放在烤盘的中间，淋上橄榄油。
4. 撒上盐和黑胡椒（如果身体可以耐受的话），然后搅拌均匀。
5. 将西蓝花均匀铺在烤盘上。
6. 烤 20 分钟，或者烤至西蓝花边缘呈棕色。
7. 从烤箱中取出，洒上柠檬汁。

花椰菜泥

4 人份

如果你正在寻找一种更健康的食物代替土豆泥，可以来了解一下这款口感柔滑细腻的花椰菜泥。椰奶提供了健康的脂肪和丝滑口感；而花椰菜富含纤维、维生素 C 和 B 族维生素，可以帮助身体排毒，其温和的味道与任何香料或香草都可以搭配。

1 棵花椰菜

1/3 杯罐装全脂椰奶

海盐、喜马拉雅粉盐或松露海盐调味

1/4 杯切碎的新鲜香葱、欧芹或莳萝，还可以多准备一些，最后撒在上面

1. 将花椰菜蒸至软烂。
2. 把花椰菜切成小块，加入高速搅拌机中搅拌，或者把花椰菜放在碗里

捣碎。

3. 加入椰奶、盐和其他香草调料，搅拌均匀。

4. 在上面撒上新鲜的香草。

黄瓜番茄沙拉

4 人份

清淡爽口的黄瓜番茄沙拉是我夏季野餐时桌上的固定菜品，那时番茄最美味。

1 根大黄瓜，切片，每片再切成 4 等份。

2 杯切成片的小番茄（如果比较大，可以把每片切成 4 等份）。

1/4 杯特级初榨橄榄油

1/8 杯苹果醋

海盐或喜马拉雅粉盐调味

现磨黑胡椒（如果身体可以耐受的话）调味

1 汤匙混合香草（如欧芹、牛至和迷迭香）

1. 把黄瓜和番茄放在中碗里。

2. 将橄榄油、苹果醋、盐、黑胡椒（如果身体可以耐受的话）和香草搅拌均匀，制成沙拉酱。

3. 把沙拉酱倒在蔬菜上即可享用。

烤根菜

8 人份

这道经典的配菜永远不会变得无聊，因为有无数种香草和蔬菜的组合方式。烤制是一种简单的烹饪方法，我们可以同时准备很多蔬菜，一次做出一周的量，慢慢吃完。

1 把切碎的小萝卜

4 个小红薯，洗净，切碎

4 棵中等大小的甜菜，去皮，切成小块

1 个小南瓜，去皮去子，切成小块

1 棵西蓝花，切成小块

200 克抱子甘蓝，对半切开

2 汤匙熔化的椰子油或牛油果油

1 汤匙香草

海盐或喜马拉雅粉盐调味

现磨黑胡椒（如果身体可以耐受的话）调味

1. 将烤箱预热至 204 ℃。

2. 在大碗里，把小萝卜、红薯、甜菜、南瓜、西蓝花、抱子甘蓝和油混合，搅拌均匀。

3. 加入香草、盐和黑胡椒（如果身体可以耐受的话），然后搅拌均匀。

4. 在烤盘上（可能需要用到 2 个烤盘）均匀摆好蔬菜，烤至蔬菜完全熟透（可能需要 1~2 小时，取决于你想要的软度）。

备注

你可以根据自己的喜好添加或去掉一些蔬菜。

炒菠菜

2 人份

炒菠菜是一道营养丰富的美味配菜，很快就可以做好。需要注意的是，不要把菠菜炒过了，也不要忘了加一点柠檬汁，这样可以增加维生素 C，并帮助身体排毒！

1 汤匙特级初榨橄榄油

2 瓣大蒜，切碎

300 克菠菜叶

海盐或喜马拉雅粉盐调味

现磨黑胡椒（如果身体可以耐受的话）调味

1/2 个柠檬，现挤出柠檬汁

1. 将大平底锅用中火加热，加入橄榄油。

2. 加入大蒜，炒 1 分钟。

3. 加入菠菜，炒 2 分钟，或直到菠菜变软。

4. 在菠菜上撒上盐、黑胡椒（如果身体可以耐受的话），挤上柠檬汁，然后趁热享用。

零　食

培根、蘑菇和鸡蛋松饼

6 人份

鸡蛋不是只能在早餐吃！这款松饼中有富含蛋白质的鸡蛋、培根和富含硒的蘑菇，在一天中的任何时候都是会给人带来满足感的零食，而且很方便随身携带。

约 200 克切碎的培根

1.5 杯切碎的蘑菇

2 汤匙切碎的葱花

1/2 茶匙切碎的新鲜百里香

6 个鸡蛋，打散

海盐或喜马拉雅粉盐调味

现磨黑胡椒（如果身体可以耐受的话）调味

1. 将烤箱预热至 176 ℃。

2. 将大平底锅用中火加热，加入培根、蘑菇、葱花和百里香。

3. 炒 5~10 分钟，直到培根变脆、蔬菜变软。

4. 将一匙炒好的培根和蔬菜放入制作松饼的烤盘纸托中（应该可以放 10~12 个纸托）。

5. 将打散的蛋液均匀地倒在每个纸托上。用盐和黑胡椒（如果身体可以耐受的话）调味。

6. 放入烤箱烤 10 分钟，直到鸡蛋变硬。

7. 趁热享用。

奇亚籽布丁

4 人份

奇亚籽布丁富含蛋白质、纤维和健康的脂肪，是一种绵密润滑、制作简单的零食。

1 杯罐装全脂椰奶

2 汤匙奇亚籽

1/2 杯切好的草莓和覆盆子（或其他你喜欢的水果）

甜叶菊调味（可选）

1. 将椰奶、奇亚籽、草莓、覆盆子和甜叶菊（如果选择加入的话）混合在小号梅森罐或 4 个小甜点杯里。

2. 冷藏 4 个小时，直到布丁质地变硬。

熟食肉卷 / 青椒三明治

1 人份

有时候你就是想吃个三明治！大芥蓝叶和红椒是富含营养、不含麸质的"面包"，会给人带来满足感。

1 大片芥蓝叶 /1 个大青椒

不含亚硝酸盐和添加剂的多种切片熟食肉或新鲜烹制的鸡肉、火鸡肉、牛肉

你喜欢的绿色蔬菜，如沙拉菜苗

你喜欢的调料，如芥末酱或牛油果酱

大芥蓝叶卷

1. 将肉和蔬菜铺在一大片大芥蓝叶上，铺满，撒上调料。

2. 把所有食材卷起来。

青椒三明治

1. 把青椒切成两半，然后去籽。

2. 在半个青椒中加入肉、蔬菜和调料。

3. 把另一半青椒盖在上面，往下压平。（青椒有一点裂开也没关系！）

改善肾上腺功能版"魔鬼蛋"

6 人份

如果你喜欢浓厚绵密的蛋黄酱，那你一定会喜欢符合原始饮食法要求的版本，它用牛油果油等脂肪替代植物油制成。这款蛋黄酱可以从超市购买，也可以在家自制，它能增加"魔鬼蛋"的丰富口感和口味。姜黄粉可以提升色泽，还可以改善肠道健康！

3 个鸡蛋煮熟去壳，切成两半

1 汤匙符合原始饮食法要求的蛋黄酱

1/2 茶匙姜黄粉

海盐或喜马拉雅粉盐调味

现磨黑胡椒（如果身体可以耐受的话）调味

切碎的香葱，用于点缀

1. 从煮熟的鸡蛋中挖出蛋黄放在小碗里，把蛋白放在一边。

2. 在蛋黄中加入蛋黄酱、姜黄粉、盐和黑胡椒（如果身体可以耐受的话），用勺子混合均匀。

3. 用勺子将蛋黄混合物盛到蛋白里，上面撒上香葱。

4. 直接食用即可。

牛油果酱和蔬菜沙拉

4 人份

这道松软爽口的菜肴富含好的脂肪，是保持血糖稳定的美味零食。

1/2 杯切成丁的牛油果

1/8 杯切成丁的红洋葱

2 汤匙现挤青柠汁

2 汤匙特级初榨橄榄油

多种蔬菜（如胡萝卜、黄瓜、芹菜茎和甜椒）

1. 在大碗里混合牛油果、红洋葱、青柠汁和橄榄油，捣成牛油果酱。

2. 切好蔬菜，和牛油果酱一起食用。

肝酱

8 人份

动物肝脏提供丰富的铁元素和维生素 A，可以促进肾上腺功能。但它并不是大多数人喜欢的食物。即使你以前不喜欢吃动物肝脏，我也鼓励你试一下这道在家就可以制作的肝酱。它味道浓郁，可以盖住肝脏本身的一些味道。

450 克切成块的牛肝、鸡肝或猪肝

1 个洋葱，切碎

1 汤匙鸭油或椰子油

1 汤匙来自椰奶的椰脂

1 瓣大蒜，碾碎

1/4 杯切碎的新鲜罗勒

4 茶匙苹果醋

1/2 个柠檬，现挤出柠檬汁

1 汤匙肉桂粉

海盐或喜马拉雅粉盐调味

现磨黑胡椒（如果身体可以耐受的话）调味

酸黄瓜，用于点缀

1. 将肝脏和洋葱、鸭油（或椰子油）一起放入平底锅中，煎至熟透，这个过程需要 5~7 分钟。

2. 将肝脏和洋葱与椰脂、大蒜、罗勒、苹果醋、柠檬汁、肉桂粉、盐和黑胡椒一起放入食物料理机中，搅拌至质地顺滑。

3. 将混合物捏成球状，冷藏 1 小时。

4. 把混合物切成厚片，用酸黄瓜点缀。

针对后期压力症状的方案

肾上腺功能障碍检查

　　本项目中的方案有益于肾上腺功能障碍的每个阶段和症状，但如果你还有一些遗留的症状，或者对项目中的某些方案不耐受，那么进一步的检查可以帮助你找到其他潜在原因，确定干预措施，从而更有针对性地应对你的激素水平和情况。

综合激素干尿检查（DUTCH）

这项检查通过尿液来评估肾上腺功能。我很喜欢这项检查，因为它会收集一天中的 4~5 个样本来测量皮质醇水平，可以清楚地看出每天皮质醇水平的变化模式。另一个好处是，你无须暂停服用任何补充剂或暂停任何方案就可以进行这项检查。

ZRT 实验室的肾上腺应激反应检查

这项检查检测一天中的 4 个皮质醇指数、皮质醇总量和脱氢表雄酮（DHEA）水平。需要暂停摄入咖啡因和一些补充剂才能得出准确的数值。

更多支持肾上腺功能障碍不同阶段的干预方法

在考虑摄入以下补充剂之前，请咨询专业的医疗从业者，因为有一些补充剂可能并不适合你，适当的剂量和持续观察症状也至关重要。

补充孕烯醇酮

孕烯醇酮被称为"母体激素"，是肾上腺产生的所有其他激素的前体，可以帮助维持皮质醇水平。禁忌证：激素依赖型癌症或肿瘤病史，甲状腺功能亢进症。

补充孕酮

孕酮是一种关键的女性激素，可以帮助备孕和安胎、代谢脂肪，并保持稳定情绪。它对大脑有镇静作用，并能促进睡眠。补充生物同质性或天然的孕酮可以帮助孕酮含量较低的人群。你可以检测激素水平、咨询医生，了解适合你的剂量。

补充 DHEA 或 7- 酮基（7-Keto）

被推崇为"青春激素"的 DHEA 是雌激素和睾酮的前体。禁忌证：激素依赖型癌症、肿瘤、雌激素过盛、DHEA 过高、高睾酮或甲亢。服用过量或转化为其他雄激素可能会导致粉刺，在这种情况下，可以减少剂量或停止使用。

补充氢化可的松

这种处方药可以在需要补充皮质醇时服用，氢化可的松可以在体内转化为皮质醇。氢化可的松可以治疗肾上腺功能障碍的第三阶段（皮质醇扁平时期），这个阶段患者的皮质醇总量会低于 15nmol/L。服用这种药有一些注意事项和副作用，如肾上腺／垂体抑制。

补充肾上腺和垂体腺提取物

在一些情况下，肾上腺和垂体的腺体提取物可以支持和调节肾上腺功能。全腺体提取物含有肾上腺素。有肾上腺／垂体抑制的风险。

补充甘草根滴剂（不是不含甘草根的甘草或 DGL）

这种滴剂可以通过延长皮质醇的寿命来帮助提高皮质醇的水平。禁忌证：高血压。

补充磷脂酰丝氨酸

这种补充剂可以帮助清除体内的皮质醇，抑制过度活跃的肾上腺产生过多的皮质醇。禁忌证：肾上腺疲劳的第三阶段。

血糖支持

相关的应激症状：
- 脑雾与疲劳（BFF）。
- 失眠和睡眠问题（ISI）。
- 性欲低下（L）。
- 情绪障碍（M）。

●疼痛（P）。

补充剂支持

强迫症患者可以每天摄入不超过 18 克肌醇。起始剂量可以是每天 3 克，分 3 次服用。

补充额外的氨基酸可以帮助平衡血糖和缓解焦虑症状。可以每天服用 3 次氨基 - 硝酸甘油。也有人用 L- 谷氨酰胺治疗低血糖（起始剂量为每天 500 毫克）。

黄连素和铬也被发现有助于稳定血糖。

反应性低血糖检查

你可以用无须处方即可购买的血糖检测试剂盒轻松测出自己是否患有反应性低血糖，这种试剂盒只需戳一下手指就可以采集血液样本。请按照以下步骤来测试自己对食物的反应。

●禁食至少 10 个小时后（比如早上刚起床的时候），在吃一天的第一顿饭之前测血糖。
●按照正常情况下的碳水摄入量吃一顿饭。
●把这一餐的食物记录在日志中。
●每隔 30 分钟重复测试一次，总共 4 个小时。
●如有必要，重复上述步骤来测试自己对其他食物的反应。

多年来，我发现了一件令人惊讶的事情：不同的食物可能会让我们产生不同的反应。我怀疑在很大程度上这与我们独特的遗传、健康状况、消化酶和营养素有关，这些因素决定了我们如何"处理"每一种独特的食物分子。

如果血糖水平在这 4 个小时内的任何时候降到 0.7 克 / 升以下，这表示你可能患有反应性低血糖。如果是这样的话，请咨询医生，讨论治疗方案。

为了获得更详细的实时读数，医生可能会开出处方，让你购买血糖持续检测器。检测器的传感器放在皮肤下或粘在手臂后面，每5~15分钟自动收集血糖水平数据。读数会发送到监测器，你和医生都可以查看，从而确定导致血糖波动的原因，做出更合理的决定应对这些波动。对许多通过其他干预措施也难以稳定血糖的人来说，以下这个方法带来了很大的改变。

血糖支持补充剂

补充剂	症状	剂量和注意事项
氨基酸	M	每天服用3次氨基-硝酸甘油（Amino-NR）
黄连素	ISI, M	按照包装说明服用
铬	ISI, M	每天摄入600微克
L-谷氨酰胺	M	每天摄入500毫克

酶

相关的应激症状：

- 脑雾与疲劳（BFF）。
- 疼痛（P）。

缺乏酶会使消化各种食物和代谢产物变得困难，这可能会引发一系列消化问题，包括漏肠、食物敏感、营养缺乏，以及与肾上腺症状相关的多种炎症，如脑雾、疲劳、失眠和睡眠问题。

发现我的胃酸不足时对我来说是一个重大的顿悟时刻。我开始服用甜菜碱和胃蛋白酶后，长达10年的虚弱疲劳几乎在一夜之间就消失了，我从每晚睡11~12个小时变成每晚睡8个小时。我马上就发现我休息得更好了，精力也更充沛了，因为我可以更好地消化食物了。以下6种酶可以让我们有更好的消化能力。

广谱酶

全身酶

全身酶，也被称为蛋白水解酶，有消炎止痛的功效，可以加速组织修复，充当自然免疫调节器，并帮助分解自身免疫出现问题时会导致炎症的肠道病原体和自组织抗体。

这类补充剂不能与食物同时摄入，需要至少在用餐前 45 分钟或在用餐后 1.5 小时空腹服用，否则，它们将在消化过程中被消耗，而不会进入血液中作用于循环免疫系统。

大多数全身酶的服用说明都建议每天服用 6 粒胶囊和 1 杯水（约 240 毫升）。

如果没有见效，临床医生有时让患者在急性阶段服用 5~10 粒胶囊，每天 3 次，以有效地调节免疫系统。如果起始剂量没有效果，我建议你和医生谈谈摄入更高剂量的可能性。

广谱消化酶

广谱消化酶含有多种成分，可促进多种营养物质的分解，包括纤维、淀粉、脂肪和蛋白质。

这种补充剂可能含有来自植物、动物或草药的酶，可以促进自然消化酶活性和胆汁流动。

草药配方可以提供温和但普遍有效的消化支持，对于那些觉得盐酸过于刺激或不能服用动物来源的酶的人群来说，草药配方会是一个很好的选择。

针对具体食物的酶

消化蛋白质的酶：甜菜碱和胃蛋白酶

胃酸少会使蛋白质更难消化，导致一系列的症状（包括脑雾、抑郁、疲劳、失眠和睡眠问题、疼痛等），以及食物敏感性的发展和肠道微生物群的失衡。

胃酸少可能是因为肾上腺问题耗尽了体内的氯化物（从而开始了恶性循环）、营养缺乏（如硫胺素）、素食主义饮食或纯素食饮食方式，以及幽门螺杆菌等感染（这样的感染会中和掉胃酸）。

为了改善胃酸少的问题，促进良好的消化和营养吸收，我建议补充甜菜碱和胃蛋白酶。甜菜碱盐酸盐（也称为盐酸甜菜碱，是常见的营养添加剂，与甜菜碱功能相同）和胃蛋白酶是胃液中天然存在的成分，可以分解蛋白质，使含有蛋白质的食物中的营养素和氨基酸有较高的生物利用度。

甜菜碱和胃蛋白酶应与富含蛋白质的膳食一起摄入，起始剂量为每餐1粒胶囊。

之后每一餐应该增加1粒胶囊，直到感受到胃酸过多的症状（打嗝、胃部灼热或变暖等），那时你可以在之前的剂量的基础上减少1粒。

在一杯水中混合一茶匙小苏打可以缓解胃酸过多时的症状。

服用剂量示例：

第1餐：服用1粒胶囊，没有任何症状。

第2餐：服用2粒胶囊，没有任何症状。

第3餐：服用3粒胶囊，没有任何症状。

第4餐：服用4粒胶囊，感到不适。

适当的剂量：3粒胶囊。

消化脂肪的酶：胰酶和可以分泌胆汁的酶

脂肪消化不良、脂肪吸收不良的一些迹象和症状包括频繁腹泻、进食后排气和腹胀、胃痛、抽筋、大便难闻黏稠、体重减轻，以及粪便检查测出来的粪便弹性蛋白酶偏低。

你还可能出现一些症状，与必需脂肪酸缺乏以及脂溶性维生素（维生素A、维生素D、维生素E和维生素K）缺乏有关。

胰腺酶（淀粉酶、脂肪酶和蛋白水解酶）或胆汁缺乏可导致脂肪吸收不良。

- 可以使用胰酶、加了牛胆汁的酶，以及专门改善胆囊功能的酶。
- 对轻度缺乏胰酶的人群，小剂量的胰酶加牛胆汁可能会有所帮助。
- 当胰酶严重不足时，可能需要更大剂量的补充剂。
- 对于有胆囊症或已切除胆囊的患者，建议摄入改善胆汁的牛胆汁混合物。

消化纤维的酶：植物酶

纤维消化障碍的症状包括：摄入蔬菜和水果后腹部不适（如腹胀），粪便中有未消化的植物纤维。

补充植物酶有助于缓解餐后（尤其是在吃了大量生蔬菜后）排气和腹胀、便秘和只摄入少量食物就有饱腹感，以及身体无法分解和吸收纤维蔬菜中的营养时可能出现的营养缺乏症状，包括疲劳、脱发、肌肉疼痛和自身免疫状态。

消化麸质／乳制品的酶：乳糖酶

乳糖酶是一种帮助分解麸质（小麦中的主要反应蛋白）和酪蛋白（乳制品中的主要反应蛋白）的消化酶的混合物。当少量麸质或乳制品被意外摄入时，这种酶可以最大限度地减少反应。

- 对乳糖不耐受的人群来说，乳糖酶可以防止乳制品中的乳糖所带来的反应。

酶的补充剂	使用方法
全身酶（蛋白水解酶），天然免疫调节剂	至少在用餐前 45 分钟或餐后 1.5 小时后空腹服用

续表

酶的补充剂	使用方法
广谱消化酶，促进纤维、淀粉和脂肪的消化	随餐服用
含胃蛋白酶的甜菜碱、蛋白质消化酶	与富含蛋白质的食物一起摄入
胰酶，支持脂肪消化和营养物质的健康吸收	与富含脂肪的食物一起摄入。在胰酶分泌严重不足的阶段，患者需要根据体重摄入较高剂量的补充剂，在每餐和零食之间服用多个药片
加了牛胆汁、支持胆囊的酶	与富含脂肪的食物一起摄入
植物酶，支持水果和蔬菜的消化	与富含纤维的蔬菜等食物一起摄入
麸质 / 乳制品的消化酶，有助于最大限度地减少对少量麸质和乳制品的反应	在意外摄入麸质 / 乳制品时摄入

激素

女性激素失衡

相关的应激症状：

- 脑雾与疲劳（BFF）。

- 失眠和睡眠问题（ISI）。

- 性欲低下（L）。

- 情绪障碍（M）。

雌激素是女性主要的性激素，它可以调节性发育、生殖健康和月经周期，同时帮助包括大脑在内的几乎所有器官发挥最佳功能。雌激素还有助于调节几种可以让人感觉良好的神经递质，如 5- 羟色胺和多巴胺。

孕酮是另一种关键的女性性激素，它可以帮助备孕和安胎、代谢脂肪，并保持稳定的情绪。它对大脑有镇静作用，并能促进睡眠。当雌激素和孕酮这两种激素同时作用时效果最好，就像舞伴一样可以共同保持平衡。

当没有足够的孕酮来平衡雌激素时，常见的失衡状况就会出现。当这种情况发生时，身体会进入一种雌激素过多的高度炎症状态，会出现以下症状。

- 焦虑、易怒和情绪波动。
- 肌瘤。
- 潮热。
- 乳房肿块和纤维囊性乳房。
- 月经过多或绝经后出血。
- 月经不规律、量少或月经不来。
- 经前期综合征（PMS）或经前焦虑症（PMDD）症状恶化。

导致雌激素过多的因素有很多，包括压力、肝功能受损和肠道不健康，女性在围绝经期和绝经期孕酮水平自然下降的时候尤其容易出现雌激素过多的状况。

如果你测过了激素水平，发现孕酮水平较低（更多信息参见"检查"的部分），可以补充外用生物同质性或天然的孕酮，在皮肤上涂抹乳霜、凝胶或油，可以帮助缓解雌激素过多带来的症状，让你拥有更平静、更放松的心态和更好的睡眠。

补充剂	症状	剂量和注意事项
雌激素	BFF, ISI, L, M	与医生沟通合适的剂量

想获得更多指导，可以参考玛格达莱娜·威泽拉基（Magdalena Wszelaki）的著作《实现激素平衡、应对雌激素过多的烹饪方法》（*Cooking for Hormone Balance and Overcoming Estrogen Dominance*）。

甲状腺激素

相关的应激症状：

- 脑雾与疲劳（BFF）。
- 失眠和睡眠问题（ISI）。
- 性欲低下（L）。
- 情绪障碍（M）。
- 疼痛（P）。

甲状腺激素失衡会导致一系列问题，最常见的两种甲状腺疾病是：

- 格雷夫斯病，甲状腺分泌过多甲状腺激素（这是甲状腺功能亢进症的主要病因）。
- 桥本病，甲状腺分泌太少甲状腺激素（这是甲状腺功能减退症的主要病因）。

甲状腺功能减退症的常见症状	甲状腺功能亢进症的常见症状
畏寒	焦虑
便秘	眼球凸出
抑郁症	疲劳
皮肤干燥	脱发
疲劳	心悸
健忘	不耐热
脱发	食量增加
关节痛	易怒
失去目标	月经紊乱
性欲低下	肌肉萎缩和疼痛
月经不调	睡眠障碍
肌肉痉挛	震颤
僵硬	体重减轻

虽然甲状腺功能亢进症的症状（如焦虑、易怒、失眠和心悸）通常被归因于格雷夫斯病，但是我们要注意的是，当服用过量的甲状腺激素时和桥本

病早期阶段，也会出现这些症状。

在桥本病的早期阶段，当甲状腺受到免疫系统的攻击时，甲状腺细胞被分解，并将甲状腺激素释放到血液中，这会导致甲状腺激素激增（或称为甲毒症或桥毒症的一过性甲亢），以及情绪变化，继而出现甲减。

相反，甲状腺功能减退症与脑雾、抑郁、疲劳、性欲低下和疼痛等症状有关。

此外，即使甲状腺激素正常，因为格雷夫斯病和桥本病都是自身免疫性炎症，甲状腺抗体失衡和炎症也会导致许多症状。

我的一些有甲状腺问题的客户说，当他们的甲状腺激素水平和甲状腺抗体失衡时，他们会感到情绪低落、焦虑和易怒。这种情况比较常见。

医生并不总会给患者做甲状腺全面检查，也不一定能准确地阐释检查结果。

我在下页的表格中列出了甲状腺全面检查的具体项目，还有参考范围。

检查项目	标准参考范围	最佳参考范围
TSH	0.4~5.5 μIU/ml	0.5~2 μIU/ml 老年人：0.5~2.5 μIU/ml
游离 T4	9~23 pmol/L	15~23 pmol/L
游离 T3	3~7 pmol/L	5~7 pmol/L
反 T3	11~21 ng/dL	11~18 ng/dL
TPOAb	<35 IU/ml	<2 IU/ml
TgAb	<35 IU/ml	<2 IU/ml

TSH。如果你的 TSH 升高，这可能意味着你需要和医生探讨开始服用甲状腺激素或增加摄入量了。

如果你在服用甲状腺激素，但 TSH 水平较低，则需要和医生探讨降低甲状腺激素的剂量了。

如果你的 TSH 低于 0.4 μIU/ml 或你有甲状腺功能亢进症的症状（并且没有服用任何甲状腺激素），你可能还需要检查格雷夫斯病抗体：TSH 抗体（有时称为 TSH 受体抗体）和 TBII（促甲状腺激素结合抑制免疫球蛋白）。

T3 和反 T3。活性甲状腺激素 T3 不足或过量也可能导致情绪障碍、疲劳、脑雾和疼痛等问题。

如果你的 T3 太低，或者反 T3 太高，你需要和医生谈谈更换甲状腺激素（或调整剂量）的可能。

最常见的甲状腺激素只含有 T4，这是一种可以在体内转化为 T3 的促激素。不幸的是，由于遗传或个人的原因，一些人无法将 T4 转换为 T3。幸运的是，我们可以选择含有 T3 的激素。通过在疗程中加入含有 T3 的激素可以应对抑郁症。

高 T3 会带来疼痛的症状，包括腕管综合征，这可能意味着你需要降低甲状腺激素的剂量。

甲状腺抗体升高。补充硒可以帮助减少抗体，并且可以有效治疗焦虑和强迫症。一项研究发现，为甲状腺抗体升高的人补充硒，在 3 个月内，甲状腺抗体可以减少 40%。我的许多客户说，他们感受到了一种新的平静。

2013 年的另一项小规模研究和 2017 年的后续研究表明，同时使用硒和肌醇可以显著改善甲状腺抗体升高和高 TSH 的问题。

如果你正在服用 ATP 补充剂，可以把肌醇换成含有硒和肌醇的补充剂，或每天按照项目要求摄入肌醇时添加 200~400 微克的硒蛋氨酸。

我建立了一个网站，用于帮助人们改善激素水平，并缓解桥本病、甲减的症状。我还写了一本关于如何优化甲状腺激素水平的电子书，书名是《优化甲状腺激素水平》（*Optimizing Thyroid Hormones*）。

欢迎大家阅读我的 3 本关于桥本病的书，了解患上桥本病的根本原因、治疗方案，以及更多原始人饮食法食谱，重新获得甲状腺的健康。

《桥本甲状腺炎的自我治疗（2013）》，作者：伊莎贝拉·温兹

《桥本甲状腺炎 90 天治疗方案（2017）》，作者：伊莎贝拉·温兹

《桥本甲状腺炎90天营养方案》(*Hashimoto's Food Pharmacology: Nutrition Protocols and Healing Recipes to Take Charge of Your Thyroid Health*)，作者：伊莎贝拉·温兹

营养素指南

铜中毒

相关的应激症状：

- 脑雾与疲劳（BFF）。
- 失眠和睡眠问题（ISI）。
- 情绪障碍（M）。

我们的身体需要一定量的铜才能保持健康。体内的铜太少是有害的，可能是因为我们没有摄入足够的铜或没有很好地吸收铜；体内的铜太多也是有害的，可能是摄入了过多的铜或没有很好地排毒而导致的。

我们身体吸收的大部分铜来自膳食。高铜食物包括贝类、牡蛎、坚果、种子和巧克力。我们还可以从水（饮用水，甚至洗澡水）和铜制物品（如铜制管道、铜制厨具）中吸收铜。某些药物（口服避孕药、抗酸剂、富含铜的复合维生素）、过量的雌激素（自然激素水平过高、雌激素过多或肉类、塑料和个人护理产品中含有过多人造雌激素）、铜宫内节育器和缺锌会引起我们铜吸收过量。

如果摄入了太多的铜或没有顺利把铜排出体内（由于胆囊、肝脏受损或其他问题，如肾上腺功能障碍或缺锌），就可能发生铜中毒。许多肾上腺功能障碍的人肝脏充血，这可能是铜中毒最常见的根本原因之一。

铜中毒的常见症状有以下几点。

- 焦虑。

- 疲劳。

- 易怒、抑郁。

- 情绪不稳定，短时间内出现情绪起伏，并伴有情绪的夸张变化（前一分钟还在笑，下一分钟就会哭或大发脾气）。

- 思绪紊乱。

- 失眠（即使极度疲劳也无法入睡）。

- 头发略带橙色或红色。

- 粉刺。

- 注意力不集中。

- 皮疹。

- 伤口愈合不佳。

- 经常患感冒／流感。

- 经前期综合征（PMS）症状。

- 指甲上有白色斑点。

- 想吃富含铜的食物（如巧克力）。

- 面部有黑色斑点，特别是在怀孕期间（雌激素水平高的时候）。

检查

有几种检查可以做。锌和铜的血清检查通常很容易做，只要找到会解读检查结果的人即可。

血检

- 低碱性磷酸酶表示可能有锌缺乏症。

- 血浆锌或血清锌。

- 血清铜。

检查	参考范围	理想范围
血浆锌或血清锌	56~134 µg/dL	120~130 µg/dL
血清铜	72~166 µg/dL	72~120 µg/dL

尿检

用 DMPS/DMSA 进行的 Genova Diagnostics 全面尿液元素分析可测试铜含量是否升高了。

头发检查（组织矿物质分析）

铜升高可能会直接表现出来；也可能不会表现出来，铜含量数值看起来正常，但结果显示高钙含量和低锌铜比（低于 6 : 1），或高钙和高汞。

饮食建议

一般来说，你需要在饮食中避免富含铜的食物，包括高锌食物，因为锌会减少人体对铜的吸收和利用。

- 高铜食物（需要避免）：动物器官（如肝脏）、牡蛎、螺旋藻、香菇、坚果和种子、豆腐、红薯、龙虾、绿叶蔬菜、巧克力、牛油果、啤酒、红茶和咖啡。
- 消耗锌的食物（需要避免）：乳制品、小麦、谷物、干果、啤酒、含酒精饮料。
- 高锌食物：非动物器官的肉类、鸡蛋。

补充剂建议

同样，请与你的医生沟通，根据个人需求确定适当的补充剂和剂量。

想获得更多关于铜中毒的指导，欢迎阅读安·露易丝·吉特尔曼（Ann Louise Gittleman）的著作《我为什么这么累？》（*Why Am I So Tired?*）。

铁中毒

相关的应激症状：

- 脑雾与疲劳（BFF）。
- 失眠和睡眠问题（ISI）。
- 性欲低下（L）。
- 情绪障碍（M）。
- 疼痛（P）。

女性体内铁蛋白含量超过 200 ng/mL（男性超过 300 ng/mL）可能是铁中毒的一个表现。

- 铁中毒的症状包括极度疲劳、虚弱、心悸或心律不齐、关节疼痛、胃痛、易怒和抑郁。
- 铁中毒更常见于男性，绝经后的女性，携带 1、2、3、4 型血色素沉着症基因的人群，以及生活在海拔 1500 米以上的人群。
- 铁中毒也可能是炎症的迹象，解决炎症的根源会有所帮助。
- 坚持每隔几个月进行一次治疗性静脉切开术，将铁蛋白水平降低到最佳水平，这是治疗的标准。
- 对于居住在高海拔地区的病例，搬到零海拔地区后 3~6 个月可以治愈。
- IP6（六磷酸肌醇）补充剂可以降低铁蛋白含量，减少对治疗性静脉切开术的需要（可能需要同时补充钙和锌，因为 IP6 会降低其含量）。剂量因人而异。
- 水飞蓟可以保护肝脏免受过量的铁造成的损害。
- 减少膳食中铁的摄入量，摄入富含铁的食物的同时摄入植酸盐和草酸盐会有所帮助，但通常无法改善铁中毒，而且还会影响锌和钙等其他营养物质的吸收。

营养素

营养缺乏的症状

缺乏的营养素	肾上腺症状	其他症状
维生素 A	L	皮肤干燥，皮肤发痒，夜盲，生育问题，频繁感染
维生素 B_1（硫胺素）	BFF, P	疲劳，低血压，肾上腺问题
维生素 B_2（核黄素）	BFF, P, ISI	嘴角破皮，嘴唇干裂，口腔溃疡，疲劳，偏头痛，焦虑，缺铁性贫血
维生素 B_6/P5P	M, L, P	皮疹，嘴唇干裂和酸痛，舌头发炎，焦虑，抑郁，易怒，疲劳，手脚疼痛
维生素 B_{12}	BFF, ISI, M	疲劳，抑郁，神经问题，脑雾，四肢刺痛，神经损伤，消化不良，癫痫，贫血
维生素 C	BFF, ISI	免疫力差，解毒能力差
铜	BFF	疲劳，虚弱，经常生病，记忆力差
维生素 D	BFF	自身免疫力低下，疲劳，骨痛，经常生病或感染，肌肉疼痛和虚弱，抑郁
铁蛋白 / 铁	BFF, ISI, M	脱发，呼吸暂停，疲劳，贫血，情绪波动
维生素 B_9（叶酸）	BFF, ISI, M	胎儿出生缺陷，舌头有裂纹，贫血，脑雾，抑郁，疲劳，失眠，能量低，肌肉无力，月经过多，多次流产，鼻子下有鲜红色的皮疹
镁	BFF, P, ISI	头痛，便秘，疼痛，失眠，肌肉痉挛，焦虑，胃酸反流
ω-3	M, BFF, P	皮肤干燥，湿疹，情绪问题，头皮屑，身体僵硬
硒	M, BFF	焦虑，脱发
锌	M	体重减轻，脑雾，伤口愈合能力不佳，腹泻，食欲不振

需要通过检查检测的营养素

很多营养素都可以通过症状判断是否缺乏，从而摄入相应的补充剂。

我建议你请医生评估你对脂溶性维生素（维生素 A、维生素 D、维生素 E、维生素 K）、铜和铁蛋白的需求，因为这些物质可能会累积到有毒的水平。检查维生素 B_{12} 的水平很重要，因为从检查结果可以看出是否有需要解决的根本问题（恶性贫血、饮食问题、SIBO、幽门螺杆菌），并可以确保口服剂量是足够的。

维生素 A、维生素 E 和维生素 K 不是常规检查的一部分，但血液中的维生素 B_{12}、铜、铁蛋白和维生素 D 的检查可以由医生安排。虽然在补充叶酸（具有最高生物利用度的甲基叶酸盐）之前不需要测同型半胱氨酸或亚甲基四氢叶酸还原酶（*MTHFR*）基因，但这些检查有助于确定服药剂量，以及是否有必要采取额外的干预措施。

营养素	检查	剂量和注意事项
维生素 B_{12}	维生素 B_{12}（钴胺素） 标准参考范围：200~900 pg/ml 最佳参考范围：700~800 pg/ml	维生素 B_{12} 舌下含服片，连续10天，每天在舌下含 5000 微克，接下来的 4 周，每周 1 次在舌下含 5000 微克，获得维护效果（如果你有 *COMT V158M* 基因突变或线粒体问题，腺苷/羟基维生素 B_{12} 液体效果更好）
铁	铁蛋白（铁储存蛋白） 标准参考范围：12~150 pg/ml 最佳参考范围：90~110 pg/ml	遵循包装上的说明或听从医生的建议。铁补充剂是容易服用过量的补充剂
维生素 D	25-羟基维生素 D 标准参考范围：30~100 pg/ml 最佳参考范围：60~80 pg/ml	每天服用 5000 到 10 000IU，开始服用 3~6 个月后进行复查

不需要通过检查检测的营养素

营养系	适用症状	剂量和注意事项
B 族维生素	BFF, M, P	根据包装上的说明或询问医生
胆碱	BFF, ISI	胞二磷胆碱，每天 500~2000 毫克
铬	ISI	每天 600 微克
辅酶 Q10	BFF, P	每天 200~500 毫克
D-核糖	BFF, P	每天 0.25~15 克

续表

补充剂	症状	剂量和注意事项
月见草油	M，L	每天服用 2 次，每次 500 毫克
硒	BFF，M	硒是一种治疗范围很窄的营养素，因此剂量必须恰到好处，以确保疗效、预防中毒。每天 200~400 微克的剂量对大多数人来说是安全和有益的，但超过 800 微克的剂量会产生毒性
维生素 B_1（硫胺素）	BFF，ISI，P	每天 600 毫克。如果体重超过 60 千克，则需要增加剂量。尽管 600 毫克是一个很好的起始剂量，但发表在《替代与补充医学杂志》（*Journal of Alternative and Complementary Medicine*）上的一项关于维生素 B_1 对克罗恩病和溃疡性结肠炎患者影响的研究发现，有效剂量从每天 600~1500 毫克不等，具体取决于患者的体型。高剂量可能会带来可逆剂量的不良反应，包括心跳过速。我鼓励你与医生沟通，根据需求确定合适的剂量
三甲基甘氨酸(TMG)	BFF，P	每天 2.5 克
维生素 B_6	BFF，ISI，L，M，P	吡哆醛 -5- 磷酸（P5P，维生素 B_6 的活性形式），每天服用 50~200 毫克；吡哆醇形式的维生素 B_6，每天服用不要超过 300 毫克
维生素 C	BFF，L，M	每天 500~3000 毫克
维生素 E	BFF	根据包装上的说明或询问医生
锌	L，M	吡啶甲酸锌（Zinc Picolinate），每天服用 30 毫克（需要医生的指导才能摄入更大的剂量）

吡咯尿症

相关的应激症状：

- 脑雾与疲劳（BFF）。
- 失眠和睡眠问题（ISI）。
- 情绪障碍（M）。

吡咯尿症是生活方式导致的一种血红蛋白合成异常症，血红蛋白是与红细胞中的铁结合的一种蛋白质，导致产生过多的羟基血红蛋白 -2- 酮（HPL），也被称为"吡咯"。目前的文献表明，吡咯可以与锌和维生素 B_6 结合，使其通过尿液被大量排出体外，因此需要额外补充。

吡咯尿症可导致下列情况。

- 害羞。
- 内向。
- 社交焦虑。
- 疲劳。
- 抑郁症。
- 手脚冰冷。
- 发量变少或过早出现白发。
- 晨间便秘。
- 早晨恶心或食欲不振。
- 记不住梦。
- 做奇怪的梦或噩梦。
- 抑郁症。
- 面部浮肿。
- 缺铁性贫血或铁蛋白含量过低。

尿检会有所帮助。然而，吡咯尿症专家特鲁迪·斯科特说检查结果可能会出现假阴性，所以她还会依靠其他评估结果和对补充剂的反应进行判断。

饮食建议

一般来说，你的饮食需要避免高铜食物（因为患有吡咯尿症的人锌水平往往很低，铜的水平会升高），还需要避免那些消耗锌和维生素 B_6 的食物，包括富含花生四烯酸的食物，花生四烯酸是一种基本的 ω-6 脂肪酸，虽然很多吡咯尿症患者的 ω-6 脂肪酸含量都很低。

- 避免高铜食物，包括动物肝脏等动物器官、牡蛎、螺旋藻、香菇、坚果和种子、豆腐、红薯、龙虾、绿叶蔬菜、巧克力、牛油果、啤酒、红茶和咖啡。

- 避免消耗锌和维生素 B₆ 的食物，包括乳制品、小麦、谷物、干果、啤酒和酒精。

补充剂建议

先尝试以下补充剂。

- 吡啶甲酸锌：早餐时服用 30 毫克（随餐服用）。
- 维生素 B₆（吡哆醇）：100 毫克的维生素 B₆；或 50 毫克的 P5P。
- 月见草油：每天 1300 毫克，有助于改善锌的吸收。

在接下来的 4 周里，每周评估一下身体的反应。如果起始剂量让你感觉还不错，且焦虑消失了，你可以继续按照这个剂量服用。

- 如果（硫酸锌液体检查的）锌水平没有上升，可以把吡啶甲酸锌的剂量增加到每天 60 毫克。
- 每周评估回忆梦境的情况，如果需要，可以把维生素 B₆ 的剂量每周增加 100~500 毫克。理想状态是做令你感到愉快的梦，醒来后还想回到梦境中，并在晚些时候还能记起这个梦。
- 如果你的感觉和回忆梦境的情况都没有改善，在维生素 B₆ 的剂量达到每天 300 毫克后，可以换为 P5P，这是维生素 B₆ 的活性形式。

请阅读特鲁迪·斯科特的《抗焦虑食物解决方案》（*The Anti-amxiety Food Solution*），获得更多相关信息。

益生菌

相关的应激症状

- 脑雾与疲劳（BFF）。
- 失眠和睡眠问题（ISI）。
- 情绪障碍（M）。

建议将有益的布拉氏酵母菌作为 ATP 的一部分。还有一些其他类型的益生菌，也会有所帮助。

基于乳杆菌的大剂量多菌种益生菌

我建议服用多菌种益生菌和各种乳杆菌、双歧杆菌，在一些情况下，还可以服用有益的链球菌，而不是只含有一种乳杆菌的单菌型益生菌。

- 如果你患有 SIBO，需要避免使用高剂量的菌株益生菌，因为 SIBO 可能是由各种细菌的过度生长而引起的，包括乳杆菌和链球菌。
- 如果你有强迫症的倾向，应避免使用含有益生菌菌株的益生菌，理论上，它们会带来更多强迫症的症状。
- 重要的是要注意到，超市里购买的益生菌的剂量往往太低，无法改善健康状况，因此可能需要摄入更高的剂量，但需要从较低的剂量开始服用，再慢慢增加剂量。
- 如果你从来没有服用过益生菌，可以从 100 亿 CFU 的益生菌开始，然后逐渐增加到更高的剂量，如 500 亿 CFU。

土壤基益生菌

土壤基益生菌的成分为天然成分，以孢子为基础，并具有独特的作用机制，可以直接调节肠道微生物群。

- 以孢子为基础的益生菌可以改善各种自身免疫性疾病的症状，并可以减少过敏和哮喘的症状。
- 它们还具有促进乳杆菌菌落生长的能力，因此可与乳杆菌益生菌同时使用，或替代乳杆菌益生菌。
- 与乳杆菌益生菌不同，芽孢益生菌可以促进其他有益菌群的生长，从而缓解 SIBO 症状并增加肠道多样性。

请记住，开始的时候益生菌的剂量一定要低，再慢慢增加剂量。如果肠道菌群的变化太快，你可能会出现更多的症状。

附 录 三

如何调整项目方案

敏感食物替代指南

如果你对 ATP 饮食中的食物有敏感性反应，可以用以下替代方案。

可能会带来敏感反应的常见食物	可替代的食物
牛油果	奇亚籽，椰子油，特级初榨橄榄油
奇亚籽	明胶，牛油果（可以用来制作蔬果汁）
椰子粉（含增稠剂）	葛粉，木薯粉
椰奶	坚果和植物奶
椰子油	牛油果油，特级初榨橄榄油，草饲动物脂肪，棕榈油和起酥油（来自可持续种植园）
鸡蛋	水解牛肉蛋白粉，豌豆蛋白粉，亚麻籽，奇亚籽
发酵椰子水	椰子水，气泡水
柠檬	青柠或 1 茶匙苹果醋（混入 1 杯水中）
坚果奶	椰奶
开启一天蔬果汁中的有机橙汁	1/2 杯酸樱桃汁，1/2 杯针叶樱桃汁（可能不太好买到），1/3 杯有机草莓（与 1/4 杯水混合），1 个有机猕猴桃（与 1/4 杯水混合）
甜叶菊	蜂蜜，枫糖浆，罗汉果（少量）

适用于敏感人群、需要缓慢添加的补充剂指南

如果对补充剂敏感，我建议你一次服用一种补充剂，每3~7天尝试一种，以确保对补充剂的耐受性。你可以从第一种补充剂开始，从最低的剂量开始，然后每天增加剂量，直到达到目标剂量或身体可以耐受的剂量。在换到下一个补充剂之前，需要连续3天服用目标剂量。这就是为什么新的补充剂需要长达7天的时间才能完全引入。

符合 ATP 饮食法要求的蛋白粉

- 一开始摄入半份，持续3天。
- 如果感觉不舒服，就找一种能耐受的蛋白粉替换掉无法耐受的蛋白粉。可以参考"选择蛋白粉"部分的内容，获得更多指导。
- 如果感觉不错，第2天的剂量可以增加到1份。
- 如果感觉不舒服，第3天的剂量回到半份。

电解液混合物

- 从 1/2 勺的剂量开始，持续3天。
- 如果感觉不舒服则不再服用。
- 如果感觉不错，第2天的剂量可以加到1勺。
- 如果感觉不舒服，第3天的剂量回到 1/2 勺。

柠檬酸镁

如果服用的是粉末：

- 从睡前 1/4 茶匙的剂量开始，持续3天。

- 如果感觉不舒服则不再服用。
- 如果感觉不错，第 2 天的剂量加到 1/2 茶匙。
- 如果感觉不错，第 3 天的剂量加到 1 茶匙。
- 如果感觉不舒服，减少到前一天感觉不错时服用的剂量。

如果服用的是胶囊：

- 睡前服用 1 粒胶囊，连续服用 3 天。
- 如果感觉不舒服则不再服用。
- 如果感觉不错，第 2 天的剂量增加到 2 粒。
- 如果感觉不舒服，第 3 天的剂量减少到 1 粒。

肉碱混合物

- 随早餐服用 1 粒胶囊，为期 3 天。
- 如果感觉不舒服则不再服用。
- 如果感觉不错，在第 2 天的晚餐中加 1 粒胶囊。
- 如果感觉不错，第 3 天早餐时吃两粒，晚餐时吃 1 粒。
- 如果感觉不错，第 4 天早餐时吃两粒，晚餐时吃 2 粒。
- 如果感觉不舒服，减少到前一天感觉不错时服用的剂量。

肾上腺支持补充剂

- 开始时随早餐服用 1 粒胶囊，连续 3 天。
- 如果感觉不舒服则不再服用，回到"补充剂亮点 1：肾上腺支持混合物胶囊"，获得更多指导，找到对你更有效的替代混合物。
- 如果感觉不错，第 2 天早餐时吃 2 粒胶囊。

- 如果感觉不错，第 3 天早餐时吃 3 粒胶囊。
- 如果感觉不舒服，减少到前一天感觉不错时服用的剂量。

肌醇

- 开始时，随晚餐服用 1/8 茶匙，持续 3 天。
- 如果感觉不舒服则不再服用。
- 如果感觉不错，第 2 天晚餐时服用 1/4 茶匙。
- 如果感觉不舒服，第 3 天晚餐时减少到 1/8 茶匙的剂量。

布拉酵母菌

- 开始时随早餐服用 1/2 粒胶囊，持续 3 天。
- 如果感觉不舒服则不再服用。
- 如果感觉不错，第 2 天早餐时剂量增加到 1 粒。
- 如果感觉不错，在第 3 天晚餐时加 1 粒胶囊。
- 如果感觉不舒服，减少到前一天感觉不错时服用的剂量。

有不良反应的迹象

一般来说，补充剂带来的任何变化都应该是积极的。当身体发生变化时，可能会出现一些轻微的不适症状，但这些症状应该都在可以忍受的范围内，并在几天内消退。这时需要聆听你的身体发出的信号。如果症状无法缓解，就停止使用补充剂。

如果出现以下任何不良反应，请立即停止服用补充剂，并与医生沟通。

- 呕吐。

- 皮疹或皮肤瘙痒。

- 流血，流鼻血。

- 呼吸急促，气喘。

- 突发 / 严重的头痛。

- 突发 / 严重的肿胀。

检　查

检查的疾病或项目	推荐的检查
艾迪生病	● 血液中钠、钾、皮质醇水平的检查，促肾上腺皮质激素刺激检查，21 种羟基酶抗体（肾上腺抗体）检查 ● 肾上腺成像
肾上腺功能障碍	● 精度分析的 DUTCH Plus 检查（综合激素干尿检查，Dried Urine Test for Comprehensive Hormones） ● 肾上腺应激反应检查（Aderenal Stress Test Kit）
粪便综合分析检查，可以测出微生物失调、幽门螺杆菌和链球菌等致病菌，以及人芽囊原虫等寄生虫	● GI-Map 检查 ● 粪便综合分析检查 ● GI 效果综合粪便检查（GI Effects Comprehensive Profile-Stool） ● Gut Zoomer 3.0 检查
铜中毒	● 血清铜 ● 血浆锌或血清锌
再次激活的 EBV	● EBV 病毒早期抗原检查
女性激素	● 血检：孕酮（月经周期第 21 天时做检测）、睾酮和雌二醇 ● 精度分析的 DUTCH 完整检查（综合激素干尿检查，Dried Urine Test for Comprehensive Hormones）
基础营养素检查	● CBC（全血细胞计数） 请注意，CBC 检查结果上出现的低碱性磷酸酶可能代表锌水平低。 　● 综合代谢检查（CMP） 　● 铁蛋白 　● 同型半胱氨酸 　● 维生素 B_{12} 　● 1，25- 双羟基维生素 D

续表

检查的疾病或项目	推荐的检查

霉菌	● 身体定值
	  ● 有机酸检查（Organic Acids Test）
	  ● 霉菌检查（MycoTOX Profile）
	● 家庭检查
	  ● 免疫溶解检查
	  ● ERMI 检查

有机酸检查可以测出酵母菌、霉菌、念珠菌和梭状芽孢杆菌的代谢物、氨升高、神经递质代谢物、核黄素缺乏、线粒体问题和许多其他的根源问题	● 有机酸检查（Organic Acids Test）
SIBO（小肠细菌过度生长）	● 呼气检查
毒性	● TOX 检查 ● 草甘膦检查 ● 头发金属检查

致　谢

　　我深知治愈的过程需要依靠大家的力量，我非常感谢在过去几年里支持过我的所有美好的人们！

　　我的丈夫迈克尔（Michael）：我很幸运，你是我的灵魂伴侣；我很幸运，可以爱你，可以和你一起生活。谢谢你一直信任我，也感谢你在我的交稿截止日期之前照顾我们的儿子。

　　我的儿子迪米特里（Dimitry）：感谢你成为我最伟大的老师，为我们的生活带来了如此多的温暖、乐趣、快乐、爱和欢笑！

　　我的母亲玛尔塔（Marta）和父亲亚当（Adam）：你们一直不离不弃地支持着我，你们代表了支持儿女的父母的典范，我希望我也能对我的迪米特里做到这样！我无法表达对你们的感谢！

　　我的兄弟罗伯特（Robert）和妯娌阿曼达·诺沃萨兹基（Amanda Nowosadzki）：感谢你们在我生命中的存在！我爱你们！

　　朱莉娅·帕斯托雷（Julia Pastore）：感谢你神奇般地把肾上腺功能转变项目变成一本会带来真实改变的、通俗易懂的书。我感谢你的聪明才智，感谢你的指导、耐心、对细节的关注，以及为了这本书所付出的心血。这本书完成了，我们还要一起合作完成 17 本。

　　我有幸认识了世界上最好的治疗师，他们中的许多人帮助我成为治疗师。

　　药剂师卡特·布莱克（Carter Black）：感谢你向一位持怀疑态度的药剂师展示肾上腺疲劳的治疗方法是有帮助的，并让我踏上改善肾上腺功能的旅程。我也感谢我们所有的合作！

　　肾上腺健康领域的先驱们在我的这本书成形前就分享了他们所掌握的很

多知识，包括我的导师丹·卡利什博士和已故的威廉·G.蒂明斯博士、詹姆斯·L.威尔森博士、玛塞勒·皮克、托马斯·吉利亚姆博士、艾伦·克里斯蒂安松和凯莉·琼斯（Carrie Jones）。感谢你们传授所学！

我的导师和业务教练，JJ·维珍和卡尔·克鲁梅纳赫（Karl Krummenacher）：感谢你们告诉我该如何创立一家公司，既能帮助他人，又能让自己保持健康！

我的健康伙伴和专家们，史蒂夫·赖特（Steve Wright）、玛格达莱娜·威泽拉基（Magdalena Wszelaki）、黛比和罗伊·斯坦博克（Debbie and Roy Steinbock）、希拉·基尔巴恩（Sheila Kilbane）、克里斯汀·马伦（Christine Maren）、佩曼·卡特莱（Pejman Katerai）、吉尔·卡纳汉（Jill Carnahan）、大卫·图斯克（David Tusek）、埃琳娜·科尔斯（Elena Koles）、妮可·伯肯斯（Nicole Beurkens）、克里斯塔·奥雷奇奥（Christa Orecchio）、凯蒂·威尔斯（Katie Wells）、詹姆斯·马斯克尔（James Maskell）、戴夫·阿斯佩里（Dave Asprey）、特鲁迪·斯科特、乔伦娜·布赖滕（Jolene Brighten）、艾米·梅德林（Amy Medling）、布莱恩·莫尔（Brian Mowll）、罗宾·奥彭肖（Robyn Openshaw）、伊莉莎·宋（Elisa Song）、本·林奇（Ben Lynch）、玛丽莎·斯奈德（Mariza Snyder）、里塔马里·洛斯卡佐（Ritamarie Loscalzo）、阿蒂·惠滕（Ari Whitten）、考特尼·亨特（Courtney Hunt）、奥斯卡·谢勒赫（Oscar Sellerach）和唐娜·盖茨（Donna Gates），你们中的一些人在我和我的家人感到恐惧和迷茫的时候为我们提供关于健康的建议，你们中的一些人担任着我的良师益友的身份，与我畅谈，在社交媒体上支持过我，这对我来说意义重大！在我成长过程中的脆弱时刻，是你们的智慧帮助我从生存模式走到了恢复健康时期，并帮助我坚定了我对肾上腺功能转变这个问题的想法。请继续发出你们的光芒，因为你们可以带来非凡的改变！

我出色的团队：

布莱特妮（Brittany）：感谢你帮我把脑海中的治疗肾上腺的拼图整理成

现实世界中可行的方案，感谢你优雅地、充满勇气和决心地处理所有的大小项目！

斯蒂芬妮（Stephanie）：感谢你在截止日期前在项目食谱和饮食计划部分为我提供了专业的指导，并且全程都带着微笑！

蒂娜（Tina）：感谢你与整个世界分享你的多维度天赋，比如像忍者一样管理项目的能力和你的艺术天赋！

克莉丝汀（Christine）、罗宾（Robin）、凯蒂（Katie）和明迪（Mindy）：感谢你们完成客户服务、社交媒体和网站的相关工作，为客户提供想要的资料！

蒂齐亚纳（Tiziana）：感谢你以如此多的爱和关怀照顾我们的 ATP 参与者。

蕾妮（Renee）：感谢你参与编辑过程，为文稿的修改提出宝贵意见，也感谢你在工作中的灵活度。

莎拉（Sarah）、黛安（Diane）和克里斯汀（Christin）：我很欣赏你们的文字水平、工作能力和鼓舞人心的文案。

戴夫（Dave）：感谢你绘制配图，让我们书中的内容更加吸引人、更令人难忘！

我的文学代理人塞莱斯特·费恩（Celeste Fine）和约翰·马斯（John Maas），以及 Park & Fine 公司的其他出色团队成员：感谢你们一如既往的支持和指导。

整个 Avery 才华横溢的团队，特别是露西亚·沃森（Lucia Watson）和苏西·斯沃茨（Suzy Swartz）：感谢你们将本书推广到全世界！

感谢迪米特里有趣、有爱心的保姆——迪安娜（Deanna，迪米特里喜欢叫她 Durda），是你激励我重返艺术治疗，并让我有时间在科罗拉多州的时候就开始创建 ATP。还要感谢迪米特里出色的幼儿园老师们，是你们让我从"半退休"的状态中走出来，在我撰写初稿的时候，你们教会了迪米特里说西班牙语和汉语。感谢你们的教育和关怀，让我有机会与世界分享我得到的知识、散播我得到的关怀!

　　最后，感谢我的客户和读者，感谢你们把健康托付给我! 我很自豪能成为你们疗愈之旅的一部分，每个成功案例都会让我热泪盈眶! 记住，你可以变得更好!